2024

합격 선배들의 맥 one pick!

# 퍼시픽 작업치료사 국시대비 개념서

# OCCUPATIONAL THERAPY

## 아동작업치료

3

V·O·L·U·M·E



Pacific Books

# 작업치료사 국가시험
# 시험시간표 및 합격기준

## 시험과목

| 시험종별 | 시험 과목 수 | 문제수 | 배점 | 총점 | 문제형식 |
|---|---|---|---|---|---|
| 필기 | 3 | 190 | 1점/1문제 | 190점 | 객관식 5지선다형 |
| 실기 | 1 | 50 | 1점/1문제 | 50점 | 객관식 5지선다형 |

## 시험시간표

| 구분 | 시험과목(문제수) | 교시별 문제수 | 시험형식 | 입장시간 | 시험시간 |
|---|---|---|---|---|---|
| 1교시 | 1. 작업치료학 기초 (70)<br>2. 의료관계법규 (20) | 90 | 객관식 | ~08:30 | 09:00~10:10<br>(70분) |
| 2교시 | 1. 작업치료학 (100) | 100 | 객관식 | ~10:30 | 10:40~12:20<br>(100분) |
| 3교시 | 1. 실기시험 (50) | 50 | 객관식 | ~12:40 | 12:50~13:55<br>(65분) |

* 의료관계법규 : 「의료법」, 「의료기사 등에 관한 법률」, 「장애인복지법」, 「정신건강증진 및 정신질환자 복지서비스 지원에 관한 법률」, 「노인복지법」과 그 시행령 및 시행규칙

## 합격기준

- 필기시험에 있어서는 매 과목 만점의 40퍼센트 이상, 전과목 총점의 60퍼센트 이상 득점한 자를 합격자로 하고, 실기 시험에 있어서는 만점의 60퍼센트 이상 득점한자를 합격자로 합니다.
- 응시자격이 없는 것으로 확인된 경우에는 합격자 발표 이후에도 합격을 취소 합니다.

# 머·리·말

작업치료 분야는 그 어떤 영역보다 광범위하고 다차원적인 분야이다. 의학, 심리학, 사회학 등 인간 관련 다영역적 학문으로 매우 다양하고 복합적 성격을 지닌 학문이다. 국내 작업치료 역사는 한국전쟁을 시작으로 이미 반세기가 지났으며, 매우 다양한 분야로 진출하고 있다. 반면, 국내 작업치료의 교육 현실은 예전보다 많이 발전하였으나 전공 교육과정에 필요한 교재는 여전히 부족한 상태이며, 이로 인해 국가시험을 준비해야 하는 재학생들에게 큰 부담이 되고 있다. 이에 본 교재는 부족한 교육과정을 보충하고 중요한 내용들을 요약정리하므로 보다 쉽게 작업치료사 국가고시를 준비할 수 있도록 구성하였다.

최근 국가시험은 보다 전문적이고, 과학적이며, 다양한 문제들이 출제되는 경향을 보이고 있다. 과거 출간된 서적들 대부분이 암기형 문제 풀이식으로 구성되어 있어 국가시험을 준비하는 학생들에게 큰 도움을 주지 못했던 반면, 본 서적은 다양한 분야의 실기형·사례형 문제들을 탑재하는 동시에 풍부한 해설을 통해 체계적이고, 논리적 학습이 가능하도록 편집하였다.

본 교재는 학생들의 이해도를 높이기 위해 구체적이고, 보다 체계적인 해설과 매뉴얼을 제공하고 있으며, 실전 문제와 같은 문제들을 통해 국시 및 임상대비 능력을 극대화하고자 하였다. 국시에 필요한 전공과목의 체계적인 정리는 학생들 스스로 학습이 가능하도록 하였으며, 출제 비중이 높은 이론과 실기, 그에 따른 해설을 통해 학생들의 학습효과를 극대화하여 국가시험에 대한 자신감을 높여주고자 한다.

작업치료사 국가시험을 준비하는 모든 학생들에게 등대와 같은 교재가 되기를 희망하며…

2024년 4월

작업치료 국시연구회

# CONTENTS

CONTENTS

CONTENTS

CONTENTS

CONTENTS

CHAPTER 14 기 타 _291

OCCUPATIONAL THERAPY

1

C·H·A·P·T·E·R

# 아동작업치료의 개관

2024 OCCUPATIONAL THERAPY

OCCUPATIONAL THERAPY

꼭!
알고 넘어가기!!

- 아동기에 대한 이해가 필요하다.
- 임상적 추론의 종류와 내용을 이해해야 한다.
- 아동작업 치료의 목표와 치료전략을 이해한다.

## 1.1 개요

| | |
|---|---|
| 작업치료사 | • 아동의 기술(skills), 활동(activities), 작업(occupation)을 분석하고 치료하는 전문가<br>• 아동의 작업과 환경과의 상호작용을 분석하고, 치료중재를 개발하는 전문가<br>• 수행평가 시 제한점들이 어떤 문제와 관련이 있는지를 판단하는 전문가<br>– 아동에게 내재된 능력을 파악함<br>– 외부적 환경요소를 분석함<br>– 아동의 능력과 활동 사이의 괴리감을 분석함<br>• 환경, 작업, 사람 사이의 요소 적합성을 결정하는 전문가<br>– 상호관계 분석을 통해 임상적 결정을 함<br>• 체계적으로 작업수행 및 사회참여를 분석하는 전문가<br>– 아동이 원하고, 아동에게 의미 있는 것이 무엇인지를 확인함 |
| 아동기 | • 그 자체만으로도 의미가 있는 시기<br>• 미래지향적인 시기<br>• 희망적이고, 즐거운 시기<br>• 언제나 새로움이 시작되는 시기 |
| 작업치료의 내용 | • 수행과 참여를 증진시킴<br>• 적응적 행동과 재활공학을 통해 제한점들을 보상함<br>• 교육을 통해 아동의 참여를 촉진하고, 장애를 예방함 |

## 1.2 임상적 추론(Clinical reasoning)

- 추론의 역할
  - 작업치료사가 더 넓고, 깊게 자신의 클라이언트를 분석할 수 있게 만듦
  - 전반적인 치료 및 효과적인 치료를 개발할 수 있게 만듦

※ **임상적 추론의 종류(type of clinical reasoning)**

| 종류 | 추론의 내용 |
|---|---|
| 과학적/절차적/진단적 (scientific) 추론 | • 장애가 수행에 어떤 영향을 미치는지?<br>• 주어진 상황에 어떤 평가도구가 사용되어야 하는지?<br>• 치료 향상을 위해 어떤 작업모델(practice model)을 사용해야 하는지?<br>• 어떤 중재전략이 수행을 향상시킬 것인지?<br>• 더 높은 단계의 기능을 촉진하기 위해 어떤 활동을 제공할 것인지?<br>• 무엇이 발달적으로 적절한지? 무엇이 환자들에게 기능적인지? |
| 서술적 (narrative) 추론 | • 환자에게 무슨 사연이 있는지?<br>• 가족의 우선순위는 무엇인지?<br>• 어떤 가족 구성원(자원)을 활용할 수 있는지?<br>• 가족의 관심은 무엇인지?<br>• 문화적 고려사항은 무엇인지?<br>• 일상과 환경에서 어떤 치료에 중심을 두어야 하는지? |
| 실용적 (pragmatic) 추론 | • 치료적 이슈가 작업치료에 어떤 영향을 주는지?<br>• 어떤 자원의 활용이 가능한지?<br>• 어디에서 작업치료는 서비스를 받을 수 있는지?<br>• 치료를 위한 시간 사용에 어떤 제한이 있는지?<br>• 치료 서비스를 위한 공간은 이용 가능한지? |
| 상호적 (interactive) 추론 | • 아동과 가족이 어떻게 상호작용하는지?<br>• 아동과 가족에게 무엇이 중요한지?<br>• 아동이 무엇에 관심이 있으며, 무엇을 즐거워하는지?<br>• 아동이 좋아하는 활동은 무엇인지?<br>• 어떤 감각 시스템이 상호작용에 주로 사용되는지?<br>• 어떻게 하면 아동과 관계가 형성되는지? |
| 윤리적 (ethical) 추론 | • 흥미로운 경쟁을 제공하는 상황에서 무엇이 윤리적 행동인지?<br>• 무엇이 아이에게 이익이 되며, 해가 되는지?<br>• 이익을 위해 위험을 감수할 수 있는지?<br>• 자원이 제한될 때 어떻게 그 서비스를 해결할 수 있는지?<br>• 불공정하고, 바람직하지 못한 상황(situation)을 관찰하게 되었을 때 어떤 행동을 취할 것인지? |
| 상황적 (conditional) 추론 | • 무엇이 장기적인 비전인지?<br>• 기대할 수 있는 결과는 무엇인가?<br>• 가족들이 기대하는 결과는 무엇인지?<br>• 주어진 자원이나 환경이 아이에게 가용한지?<br>• 어떤 것들이 성취될 수 있는지?<br>• 어떤 치료가 가족과 아이의 꿈을 이루는 데 도움이 될 수 있는지? |

## 1. 과학적 추론(Scientific reasoning) = 절차적/진단적 추론

| | |
|---|---|
| 개요 | • 진단적 추론이며, 절차적 추론임<br>• 의학적 지식 및 질환의 과정에 대한 지식을 활용함<br>• 대상자의 문제점을 찾고 중재방법을 찾는 추론 |
| 사례 1 | • 상지 ROM의 제한과 기구 쥐기 및 용기 열기에 어려움을 지닌 아동<br>– 과학적 추론을 사용함<br>– 작업치료사는 보상적/적응적 접근을 선택함 |
| 사례 2 | • 운동실조(dyspraxia), 글씨쓰기의 어려움(poor hard writing)을 지닌 아동<br>– 과학적 추론을 사용함<br>– 작업치료사는 기능적 수행증진을 위한 치료접근법을 선택함 |

## 2. 화술적/서술적 추론(Narrative reasoning)

| | |
|---|---|
| 개요 | • 클라이언트에 대한 보다 넓은 견해를 가질 수 있게 하는 추론임<br>• 아동의 작업 히스토리를 파악할 수 있음<br>• 장애가 삶에 미치는 영향 및 변화에 대한 추론 |
| 사례 1 | • 다운증후군 아동으로 부모의 경제적 능력이 좋은 아동<br>– 작업치료사는 다양한 홈 프로그램을 개발하고, 다양한 장비를 추천할 수 있음 |
| 사례 2 | • 위탁시설에 거주하는 아동<br>– 보육사는 높은 관심이 있으나, 업무로 인해 운동협응(motor coordination)을 향상시킬 운동의 기회 제공이 어려움<br>– 작업치료사는 보육교사의 일과를 실행하기 쉽도록 재구성해 줌<br>– 특정 시간에 가장 중요한 목표에 집중하도록 유도함 |

## 3. 실용적 추론(Pragmatic reasoning)

| | |
|---|---|
| 개요 | • 작업치료에 영향을 미치는 환경적 요소를 찾는 추론<br>• 실제 사용 가능한 자원을 고려하게 됨<br>– 자원들이 적절하지 못할 때 어떻게 그 문제를 해결할 것인지를 고민하게 됨<br>• 실제 자원의 활용에 대한 추론<br>– 시간적 제한의 장벽, 재정적 자원의 한계, 제한된 공간, 인적자원 등을 고민함<br>– 현실적인 문제에 대한 고려를 의미함 |

| 사례 | • 뇌졸중 환자가 퇴원해 시골의 집으로 돌아가게 될 경우<br>  – 지역에서 이용 가능한 재활시설이 있는지를 고려함<br>  – 언제 시설을 이용할 수 있는지를 고려함 |
|---|---|

## 4. 상호적 추론(Interactive reasoning)

| 개요 | • 치료사와 클라이언트 사이의 상호작용에 대한 추론<br>• 자신을 치료적 도구로 사용하는 것<br>• 상호작용 및 관계에 대한 추론임<br>• 대상자의 시각에서 이해하는 추론<br>• 작업치료사는 어떻게 아이와 소통할 수 있을지를 분석함<br>• 분석내용<br>  – 아동이 무엇을 좋아하는지?<br>  – 아이가 무엇에 큰 관심을 보이는지?<br>  – 놀이와 즐거움은 무엇인지? |
|---|---|
| 사례 1 | • 소방차를 좋아하는 아동<br>  – 소방차와 관련된 이야기만 들어도 얼굴이 밝아짐<br>  – 치료활동<br>    → 가상의 소방차를 이용한 활동을 제공함<br>    → 아동이 오르고, 넘고, 내려오는 것을 소방차로 비유함 |
| 사례 2 | • 자폐증 아동<br>  – 촉각과 청각 자극에 과도하게 반응함<br>  – 치료 활동<br>    → 의사소통 시 부드럽고 낮은 목소리를 사용함<br>    → 아동이 자극에 대해 준비되었을 때 조심스럽게 촉각을 제공함 |

## 5. 윤리적 추론(Ethical reasoning)

| 개요 | • 클라이언트에게 적용되는 중재에 대한 유익성과 위험성을 고려하는 추론<br>• 특정 전략(또는 치료접근)에는 유익성 및 위험성이 모두 존재함<br>• 이익을 위해 위험을 감수할 수 있는지에 대해 고려하는 추론<br>• 자원이 제한될 때 어떻게 그 서비스를 해결할 수 있는지에 대한 고려 |
|---|---|
| 사례 | • 강한 감각자극을 제공할 경우<br>  – 발생될 수 있는 사회적·윤리적 문제를 고려해야 함 |

### 6. 상황적 추론(Conditional reasoning)

| | |
|---|---|
| 개요 | • 각 클라이언트의 고유 특성을 이해하고, 그 사람 간의 상황, 조건, 요구 등을 고려하는 추론<br>• 작업치료사가 큰 그림을 볼 수 있도록 만드는 추론<br>• 무엇이 장기간의 비전인지에 대한 고려<br>• 기대할 수 있는 결과는 무엇인지에 대한 고려<br>• 가족들의 기대에 대한 고려<br>• 주어진 자원이나 환경에 대한 고려 |
| 사례 | • 신체장애가 있는 아동의 경우<br>  – 부모가 원하는 아동의 미래를 고려함 |

## 1.3 아동 평가(Occupational therapy evaluation)

| | |
|---|---|
| 개요 | • 체계적인 정보수집이 필요함<br>• 치료계획의 개발 및 분석의 기초가 됨<br>• 표준화된 검사와 비표준화된 검사의 사용<br>  – 모두를 사용하는 것이 바람직함<br>  – 아동의 능력, 수행, 환경, 그리고 상호작용 등에 대한 정보를 얻을 수 있음 |

### 1. 작업 참여(Participation in occupations)

| | |
|---|---|
| 평가 내용 | • 아동의 일상생활 참여수준을 평가함<br>• 참여수준을 확인함<br>• 다양한 환경 및 다양한 사회역할에 참여하는 아동의 능력을 평가함 |
| 주요 관심 영역 | • 놀이<br>• ADL<br>• IADL<br>• 학교 |
| 과거력 평가 | • 아이에게 어떤 것이 중요한 의미를 지니는지 알 수 있음<br>• 의미있는 경험을 만들기 위해 과거 정보(story)들이 필요함<br>• 아동과 가족에게 있어 가치 있는 정보가 됨<br>• 아동의 주의를 이끌어 내기 위해 사용됨 |

| | |
|---|---|
| 사례 | ① 배를 타고 낚시 가는 것을 좋아하는 아동의 경우<br>• 'rocking boat'를 통해 동기를 유발함<br>② 시골 농장을 가진 가족이 아동의 신체적 능력을 원할 경우<br>• 뛰기, 농장일 돕기 등의 활동을 이용함<br>③ 도시에 살며 부모가 교사인 아동의 경우<br>• 부모는 항상 책을 많이 읽고, 교육에 관심이 많음<br>• 부모의 요구는 아이의 문학성, 읽기 기술 등<br>• 자연스런 환경에서 아동을 평가해야 함 |

## 2. 활동의 수행(Performance of activities)

| | |
|---|---|
| 관심영역 | • 운동(motor)<br>• 처리(process)<br>• 의사전달<br>• 상호작용 기술 |

## 3. 클라이언트 요소(Client factor)

| | |
|---|---|
| 요소의 사례 | • ROM(range of motion)<br>• 근력(muscle strength)<br>• 근긴장(muscle tone)<br>• 균형감(balance)<br>• 감각반응(sensory responsiveness)<br>• 감각통합(sensory integration)<br>• 운동수행(praxis)<br>• 손조작(manipulation)<br>• 손과 눈의 협동(eye-hand coordination)<br>• 시지각 기술(visual perceptual skill) |

※ 아동작업치료 평가 : top-down 접근법 사용

| | | |
|---|---|---|
| 작업참여<br>(Participation in Occupation) | • 놀이(Play)<br>• IADL | • 일상생활동작(ADL)<br>• 학교(School) |
| 수행기술, 활동, 모방, 활동요구들<br>(performance skills, activities, activity limitations, activity demands) | • 운동(Motor)<br>• 상호작용(Interaction) | • 처리(Process) |
| 클라이언트 요소, 신체 기능 및 구조<br>(client factors, body functions and structuress impairments) | • 감각반응(Sensory respons)<br>• ROM(Range of motion)<br>• 눈손협응(Eye-hand coordination)<br>• 실행(Praxis) | • 감각통합(Sensory Integration)<br>• 힘(Strength)<br>• 손조작(Manipulation)<br>• 시지각(Visual perception) |
| 배경 요소<br>(contextual factors) | • 문화적(Cultural)<br>• 사회적(Social) | • 물리적(Physical) |

## 4. 배경요소(Contextual factors)

| | |
|---|---|
| 개요 | • '물리적/사회적/문화적' 요소를 모두 평가 함 |
| 배경요소 평가에 대한 질문들 | • 환경이 물리적 접근을 허용하는가?<br>• 발달촉진을 위한 도구의 사용이 가능한가?<br>• 적절한 수준의 감독을 제공하는가?<br>• 환경은 안전한가?<br>• 다양한 공간 및 감각경험의 활용이 가능한가?<br>• 사회적 상호작용이 일어나는가?<br>• 탐색 및 놀이학습의 기회가 주어지는가?<br>• 긍정적인 성인의 지지와 발달적 적합성이 있는가? |

# 1.4 치료계획(Intervention planning)

## 1. 치료에 사용되는 질문들(Guiding questions)

| | |
|---|---|
| 질문내용<br>(Guiding questions) | • 아동과 가족의 우선순위는 무엇인가?<br>• 작업역할을 만족시키기 위한 기술은 무엇인가?<br>• 아동은 어떤 발달단계를 보이는가?<br>• 수행 환경에 무엇이 영향을 미치는가?<br>• 어떤 종류의 이론적 모델 또는 어떤 종류의 FOR(frame of reference)이 치료를 이끌 것인가?<br>• 장애의 근본(nature)은 무엇인가?<br>• 아동의 수행 향상 지속에 필요한 어른들의 지지는 무엇인가? |

## 1.5 목표 및 전략(Purpose and strategies)

### 1. 놀이

| | |
|---|---|
| 개요 | • 아동의 모든 치료활동에 흥미(재미)의 요소가 들어가야 함<br>– 놀이는 작업과 매우 높은 관련성을 지님<br>• 놀이를 하는 아동의 상태<br>– 능동적임<br>– 목적 지향적임<br>– 내적 동기유발이 있음<br>• 놀이 중인 아동의 감정<br>– 자기 스스로 조절한다는 느낌을 가지게 됨 |
| 목적 | • 치료사와 아동의 협조를 통해 긍정적인 결과를 만들기 위해<br>• 아동의 더 많은 동기유발을 위해 아동 스스로 활동을 선택할 수 있게 하는 기회를 제공하기 위해 |
| 치료과정에서의 놀이 | • 현재 아동이 수행할 수 있는 기술수준에서 시작해야 함<br>• 목표가 있으며, 아동에게는 도전이 될 수 있는 활동이어야 함<br>– 보다 높은 수준의 반응을 얻어내기 위해<br>– 특정 기술을 개발시키기 위해<br>• 수행의 등급화가 필요함<br>• 수행을 강화할 수 있어야 함<br>– 재강화(reinforcement), 모델링(modeling), 단서 제공(cueing), 신체적 도움 등을 사용함 |

### 2. 치료

#### 1) 아동작업치료

| | |
|---|---|
| 개요 | • 다양한 환경에 참여할 수 있어야 함<br>• 일상생활 수행능력을 향상시킬 수 있는 내용이어야 함 |
| 목표 | • 수행의 증진<br>• 활동의 적응 및 보조공학의 사용<br>• 환경의 수정<br>• 아동의 참여 촉진 및 교육을 통한 장애 예방 |

## 2) 목표에 따른 전략(strategies)

### (1) 수행 증진(improving performance)

<table>
<tr><th>전략</th><th colspan="3">내용</th></tr>
<tr><td>작업을 치료적 도구로 사용하기<br>(using occupation as means)</td><td colspan="3">• 새로운 기술 개발을 위해 '작업(occupation)'을 도구로 사용함<br>• 활동은 아동에게 의미가 있어야 하며, 성공적인 참여가 이루어질 수 있는 내용이어야 함<br>• 활동은 각각의 아동에게 가치있는 동기와 목표를 제공할 수 있어야 함</td></tr>
<tr><td rowspan="5">활동의 등급화<br>(graded activities)</td><td colspan="3">① "지금 당장 할 수 있는 수준의 도전(just right challenge)"<br>• 등급화의 기초 개념이 됨<br>② 올바른 활동의 정의<br>• 아동을 참여시켜야 함<br>• 동기를 유발시켜야 함<br>• 아동의 최근 능력에 도전이 있어야 함<br>• 아동의 노력으로 완수할 수 있어야 함<br><br>지금 막 도전할 수 있는(just right challenge) 활동<br>• 치료사는 수용 가능성이 높은 활동을 선택해야 함<br>- 아동의 수행에 기초하여 난이도를 신중히 높이거나 낮춰주어야 함<br>• 아동의 내적 변화를 촉진하기 위해 활동은 반드시 도전적이며, 어느 정도의 스트레스가 있어야 함<br>- 스트레스는 상위수준의 반응을 유도하기 위한 필수조건이 됨<br>• 치료사는 아동이 더 높은 단계의 성공을 위해 아동의 행동을 촉진하며 지지함<br>- 아동의 수행 성공에 기초하여 피드백을 제공함<br>- 보다 높은(또는 보다 낮은) 난이도를 제공함<br>• 활동에 필요한 인지(cognitive), 감각(sensory), 운동(motor), 지각(perceptual), 사회 요소를 보다 쉽게 또는 어렵게 구성할 수 있음<br>• 아동의 반응에 대한 평가를 통해 '도전할 수 있는 적절한 수준의 활동'을 판단함<br><br>③ 사례 : 10세의 자폐(autism) 아동의 요리 활동</td></tr>
<tr><td rowspan="2">요리활동에 참여하기</td><td>어려운 수행 조건</td><td>• 재료들이 엉켜있는 상태<br>• 사회적 상호작용이 잠깐 있거나 예측할 수 없는 상태</td></tr>
<tr><td>쉬운 수행 조건</td><td>• 재료들이 구조화되어 있는 상태<br>• 지시가 분명한 상태<br>• 상호작용이 짧게 유지되는 상태</td></tr>
<tr><td colspan="2">작업치료사의 역할</td><td>• 재료의 정돈을 활동에 참여한 다른 아동들에게 요구함<br>• 아동이 따라올 수 있도록 간단하고 구체적인 지시를 제공함</td></tr>
<tr><td colspan="3"></td></tr>
<tr><td>활동을 위한 준비<br>(preparation for activities)</td><td colspan="3">① 사례 : 어깨관절(shoulder girdle)에 제한(tightness)이 있는 뇌성마비 아동<br>• ROM 유지 및 움직임 향상을 위해 어깨관절(shoulder) 주변의 근육 신장시키기 및 이완시키기<br>• 어깨의 ROM을 늘려주기 위해 고안된 활동들을 적용하기<br>• 아동의 참여와 노력이 필요하며, 목적과 의미가 있는 활동들 사용하기</td></tr>
</table>

| | |
|---|---|
| **활동을 위한 준비**<br>(preparation for activities) | ② 기타 사례들<br>• 인지 목표 성취하기<br>예 자석을 수직으로 된 판에 붙이기<br>• 재미있는 활동 참여하기<br>예 선반 위에 공 나열하기<br>• 심리사회적 목표를 지닌 활동 수행하기<br>예 높이 쌓기 시합과 같은 게임 |
| **개별화된 되먹임(feedback) 및 단서(cue)** | • 활동 수행 동안 아동의 수행촉진을 위해 다양한 방법이 사용 됨<br>• 치료 테크닉은 아동의 학습방법과 수행 패턴에 기초하여 선택 됨<br>• 불완전한 수행을 지지하기 위해 아동이 선호하는 감각시스템(sensory system)을 이용할 수 있음<br>– 다감각 접근법(multisensory approach)의 사용<br>• 사례<br>– 시지각(visual perceptual) 문제를 지닌 아동<br>→ 나무를 잘라 만든 글자를 가지고 노는 것이 글씨쓰기 학습을 도움<br>– 자폐증(autism spectrum)이 있는 아동<br>→ 시각적 신호, 모델링(modeling) 등을 사용하여 '착한 아이상'을 유도함<br>→ 기대되는 활동을 나타내는 그림카드를 보여줌<br>– 낮은 근긴장도를 지니고 있으며, 공간 내 신체 움직임에 대한 감각이 부족한 아동<br>→ 무거운 옷, 무거운 물체, 키보드 등의 사용하여 신체인식을 도움<br>→ 감각되먹임(sensory feedback)을 통해 특정행동을 강화함 |
| **자신을 치료적 도구로 사용하기**<br>(therapeutic use of self) | ① 작업치료사의 역할<br>• 아동에게 용기를 제공할 수 있어야 함<br>• 동기유발을 통해 아동과의 신뢰 관계를 형성할 수 있어야 함<br>• 아동의 성공을 유도해야 함<br>• 아동이 노력에 대해 긍정적인 느낌을 가질 수 있도록 촉진해야 함<br>② 신뢰관계 형성 방법<br>• 아동이 실패했을 경우, 위로와 지지와 촉진을 제공해야 함<br>• 아동의 흥미, 성격, 개성, 관심, 목표 등을 존중해 주어야 함<br>• 아동의 독특한 경향과 행동은 수행의 기초가 됨<br>③ 도전의 제공<br>• 지금 막 도전할 수 있는 수준의 내용으로 구성해야 함<br>• 기술의 성취 및 숙달된 일의 성공을 통해 자존감과 긍정적 자아 이미지를 형성하게 됨 |

<table>
<tr><td>보호자와 교사에 대한 교육 및 상담<br>(caregiver and teacher education and consultation)</td><td>① 훈련<br>• 아동은 훈련(연습)을 통해서 기술을 습득할 수 있음<br>• 치료과정에서 습득된 아동의 높은 수준의 반응은 연습을 통해 강화될 수 있음<br>– 자연스러운 환경에서 연습되고, 강화되어야 함<br>• 어른들의 도움과 큐(단서) 제공이 중요한 일면이 됨<br>② 도움의 사례<br>• 경사판(slant board)의 제공<br>– 기립자세(up right posture)를 촉진함<br>– 손목의 폄과 쥐기 패턴을 향상시킴<br>– 손목의 폄은 경사면에서 글씨쓰기 시 요구되는 기본 동작이 됨<br>• 눈 추적(eye tracking)을 유도할 경우<br>– 일반 면보다는 투명한 유리를 제공하므로 눈 추적을 유도함<br>• 유치원에서 비활동적(정적) 시간에 이탈하는 남아의 경우<br>– 치료사는 무거운 재킷을 적용하여 압력(pressure)을 제공함<br>③ 아동 주위의 어른들과의 상담<br>• 교사, 부모, 보조원 등이 대상이 됨<br>• 상담 내용에는 보다 높은 단계를 수행을 위해 필요한 단서(cue)와 촉진의 종류, 지지의 단계 등에 대한 내용이 포함됨<br>• '어떻게 아동과 함께 활동해야 하는지'에 대한 정보를 제공할 수 있음<br>– 학습의 스타일, 학습 우선순위 등에 대한 정보를 제공함</td></tr>
</table>

### (2) 활동 적응 및 보조공학 제공(adapting activities or providing assistive technology)

<table>
<tr><th>전략(strategies)</th><th>내용</th></tr>
<tr><td>보상적 전략<br>(compensatory strategies)<br>사용</td><td>① 개요<br>• 작업치료사는 적응 활동(adapting activities) 또는 AT(assistive technology)를 제공함<br>– 아동의 수행지연이나 수행결핍을 돕기 위해<br>② 보상적 접근(compensatory approach)<br>• 적응된 방법이나 기술을 사용하여 활동을 완수하는 접근법을 말함<br>③ 놀이 활동을 위한 적응 기술의 예<br>• 스위치 놀이 장난감(switch toy)<br>• 전동 장난감(battery powered toys)<br>• 큰 손잡이가 있는 퍼즐 조각<br>• 자석을 이용한 놀이 : 보다 쉽게 수행함</td></tr>
</table>

<table>
<tr><td>보상적 전략<br>(compensatory strategies)<br>사용</td><td>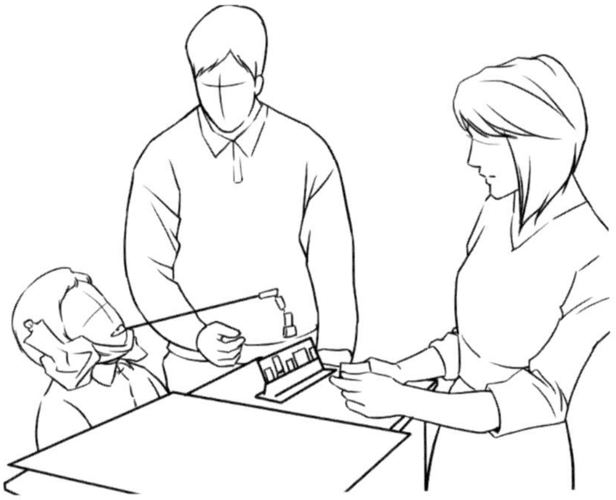<br>그림 1-1 보상전략의 사례<br><br>※ ADL에 적용되는 적응 테크닉(adapted technique)의 예<br><table><tr><th>로우테크(low technology)</th><th>하이테크(high technology)</th></tr><tr><td>• 수저의 손잡이 확대(built-up handles on utensil)<br>• 무거운 컵(weighted cup)<br>• 탄성 있는 신발 끈(elastic shoelace)<br>• 전동 칫솔(electric toothbrush)</td><td>• 이동 보조도구들<br>• 지역사회 기능적 이동도구들<br>• 의사소통 보조도구들<br>• 전동 휠체어<br>• 컴퓨터</td></tr></table></td></tr>
<tr><td>동시에 존재하는 발달적·기능적 목표<br>(concurrent developmental and functional goals)<br>고려</td><td>• 성장과 발달의 균형에 적합한 목표가 필요함<br>• AT(assistive technology)의 사용<br>– 발달 지연을 보상하는 역할을 할 수 있어야 함<br>– 목표가 되는 수행영역의 발달을 촉진시킬 수 있어야 함<br>• 작업치료사의 역할<br>– 아동이 기능적 활동 및 사회적 활동에 참여할 수 있도록 유도해야 함<br>– 특정 작업영역과 관련된 기술을 발달시킬 수 있어야 함<br>• 사례 : 신체적 장애로 인해 운동장애를 지닌 아동<br>– 치료사는 아동의 놀이로 컴퓨터 게임을 개발해 줌<br>– 읽기 기술의 촉진을 위해 책 읽기 시뮬레이션을 사용함<br>– 확대된 키보드의 사용을 통해 컴퓨터 접근을 촉진함</td></tr>
<tr><td>보상전략 사용을 지지할 어른에 대한 교육(education adults who support the use of compensatory strategies)</td><td>• 아동의 보조장치 적용 시 부모, 보호자, 교사 등에게 교육이 필요함<br>– 어떻게 사용하는지?<br>– 어떻게 적응시키고 수정하는지?<br>– 고장 시 수리하는 방법은 무엇인지?</td></tr>
</table>

### (3) 환경수정(environment modifications)

| 개요 | • 환경과 아동 사이의 적절한 개선을 의미함<br>• 아동의 환경 속에 있는 어른들과의 협상이 중요한 일면이 됨 |
|---|---|
| 환경과 아동 사이의 적성 증진하기 (improving the fit between the child and the environment) | ① 환경의 수정<br>• 단기간 또는 장기간의 적응(adaptation)을 의미함<br>• 환경수정의 목적<br>– 아동수행을 향상시키기 위해<br>– 안전과 안전감을 증진시키기 위해<br>– 편안함을 증진시키기 위해<br>② 사례<br>**학교의 화장실**: • 휠체어를 이용하는 아동을 위해 변기 주변에 봉(bar)을 설치함 • 'standing pivot'을 안전하게 수행할 수 있음<br>**의자 및 책상**: • 높이 조절이 가능한 것으로 사용함<br>**건물**: • 경사로(ramp)의 설치 |
| 아동의 환경 속에 있는 어른들과의 협상하기 (consultation and negotiation with adults in the child' environment) | ① 개요<br>• 환경적 적응은 환경을 관리하는 어른과의 협의를 통해 성취될 수 있음<br>• 아동의 학습을 위해 어른들과 협력을 통해 최적의 환경을 구축해야 함<br>② 환경수정의 원칙<br>• 다른 아이들에게도 영향을 미치므로 모든 아이들의 요구가 수용되어야 함<br>• 치료사는 모두에게 가장 적절한 것이 무엇인지를 고려해야 함<br>• 합리적인 수정과 적절한 타협이 있어야 함 |

### (4) 참여 촉진 및 교육을 통한 장애예방(promotion participation and preventing disability through education)

| 전략(strategies) | 내용 |
|---|---|
| 타 전문가 및 행정가 교육하기 (educating other professionals and administrators) | ① 치료사의 역할<br>• 유희활동, 학교활동, 지역사회 활동에 필요한 접근성에 대한 교육 제공<br>• 교구 및 기자재의 선택 및 수정<br>• 사례 : 오전 시간에 읽기와 쓰기가 어려운 아동<br>– 학업수행 전에 간단한 신체적 활동을 통해 학업에 도움을 줄 수 있음<br>– 담임선생님에게 오전 시간에 간단한 활동(운동)을 제안함 |

| | |
|---|---|
| 타 전문가 및 행정가 교육하기 (educating other professionals and administrators) | ② 효율적인 교육<br>• 작업치료사의 전문성과 역할에 대한 소개가 필요함<br>• 전문성 및 역할을 발휘해야 함<br>• 경영 시스템에 대한 비언어적 내용과 규칙에 대해서도 학습해야 함<br>• 치료사는 그 시스템(조직)의 일부가 되어야 함 |
| 기타 | • 작업치료사는 교사, 보호자, 행정가 등과 많은 시간을 보내며, 긍정적인 관계를 형성해야 함<br>• 학교의 일상적인 일에 참여하므로 학교 전체의 일에 관심이 있음을 보여 주어야 함<br>– 쉬는 시간, 점심시간, 회의시간 등에 도움을 줄 수 있음 |

## 1.6 근거 있는 치료(Evidence based practice)

• 작업치료 중재에 있어 '근거 중심의 수행'은 최상의 서비스 제공에 있어 기초가 됨

※ 근거 있는 치료의 예

| | |
|---|---|
| NDT | • 특정 운동기술 개발에 효율적임<br>• 타 치료와 NDT 치료의 차이는 발견되지 않음 |
| SI | • 초기 연구에서 효과적인 결과를 얻음<br>• 최근 연구에서 타 치료와 큰 차이가 없음을 발견함 |
| 기타 치료 | • 특정 감각 자극이 특정 아동에게 나타나는 효과 연구<br>• 가족 중심 치료에 대한 연구<br>• 작업의 치료적 도구 사용에 대한 연구 |

## 1. 추론의 종류

### 1) 과학적 추론(scientific reasoning)

- 진단적 추론, 절차적 추론

### 2) 서술적 추론(narrative reasoning)

- 아동에 대한 더 넓은 견해를 요구함
- 지역사회와 가족의 환경 속의 아동

### 3) 실용적 추론(pragmatic reasoning)

- 작업치료사는 실제적으로 사용 가능한 자원을 고려하게 됨
- 실제 자원 활용에 대한 추론

### 4) 상호작용적 추론(interactive reasoning)

- 자신을 치료적 도구로 사용하는 것이 중요함
- 작업치료사는 어떻게 아이와 연결될 수 있을지 분석함

### 5) 윤리적 추론(ethical reasoning)

- 특정 전략 또는 치료접근의 유익성 및 위험성이 포함됨
- 이익을 위해 위험을 감수할 수 있는지에 대한 고려
- 자원이 제한될 때 어떻게 그 서비스를 해결할 수 있는지에 대한 고려

### 6) 상황적 추론(conditional reasoning)

- 상황적 추론은 작업치료사가 큰 그림을 보게 함
- 무엇이 장기간의 비전인지에 대한 고려
- 기대할 수 있는 결과는 무엇인지에 대한 고려
- 가족들의 기대에 대한 고려
- 주어진 자원이나 환경에 대한 고려

## 2. 치료

- 다양한 환경에 참여시킴
- 일상생활 수행 능력을 향상시킴

### 1) 치료의 목표

- 기능적 수행을 증진
- 활동의 적응과 보조공학의 적용
- 환경의 수정
- 아동의 참여 촉진과 교육을 통한 장애 예방

2024 OCCUPATIONAL THERAPY

OCCUPATIONAL THERAPY

2

C·H·A·P·T·E·R

# 팀 구성 및 기초 이론

꼭!
알고 넘어가기!!

- 아동작업 치료에 참여하는 구성원에 대해 이해한다.
- 팀 역동 모델의 내용과 종류를 이해한다.
- 아동작업치료와 관련된 기초이론들을 이해한다.
- 나이와 발달과제들이 국가고시에 빈번히 출제되고 있다.

## 2.1 개요

| | |
|---|---|
| 치료의 방향 | • 통합적 치료를 통한 최대의 이익이 실현되어야 함 |
| 전문가 팀 | • 프로그램 제공을 위해 협력적 노력(collaborative efforts)이 필요함<br>• 한 개인을 위한 치료계획에 전문가로 구성된 팀이 필요함<br>– 사례 1 : 상위 수준의 사지마비(high-level SCI) 아동<br>→ 작업치료사, 물리치료사, 간호사, 사회복지사, 재활공학자 등이 참여해야 함<br>– 사례 2 : 다운증후군 아동<br>→ 작업치료사, 언어병리학자, 물리치료사, 특수교육가, 간호사, 사회복지사, 안과의사, 외과의사 등이 참여해야 함<br>• 아동의 사례에 따라 팀 구성은 다르게 구성될 수 있음 |

## 2.2 함께 하는 전문가들

| | |
|---|---|
| 대표적인 전문가 | 1. 전문의(physicians)<br>2. 간호사(nurses)<br>3. 물리치료사(physical therapists)<br>4. 언어치료사 및 언어병리학자(speech-language pathologists)<br>5. 심리학자(school psychologists)<br>6. 사회복지사(social workers)<br>7. 교사 및 특수교사(teacher and special educators)<br>8. 기타 전문가들 |

## 2.3 팀 역동 모델(Model of team dynamic)

<table>
<tr><td>내용 및 구성</td><td colspan="2">• 팀의 임무와 목적(team mission and purpose)<br>• 팀 구성과 구조(team composition team and structure)<br>• 팀 상호작용 모델(team interaction model)<br>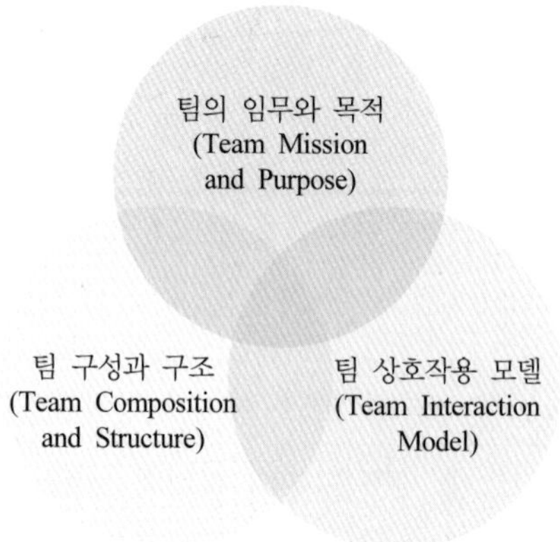<br><br>그림 2-1 팀 역동 모델(Model of team dynamics)</td></tr>
<tr><td rowspan="3">팀 상호작용 모델<br>(team interaction model)</td><td>Multidisciplinary team</td><td>• 각각의 전문가들이 고유의 치료분야에서 자신만의 전문성을 발휘함<br>• 다른 전문가의 치료적 조망을 잘 이해하며 각자의 역할을 수행함<br>• 예) 신생아 집중 치료실(NICU)<br>  – 영양사는 신생아의 엄마에게 퇴원 전 유아의 식사 구성에 대한 정보를 제공함<br>  – 물리치료사는 부모에게 자세 취하기(positioning)에 대한 정보를 제공함<br>• 모든 팀 구성원은 각 분야로 나눠지지만 그것을 침범하지 않음</td></tr>
<tr><td>Interdisciplinary team</td><td>• 그룹의 협동(synergy)이 요구됨<br>• 각 전문가들이 다른 분야의 지식을 가지고 있지만 서로 폭넓은 이해를 가짐<br>  – 각 전문가들은 타 분야의 언어를 이해함<br>  – 타 분야에 대해 서로 이야기할 수 있음<br>• 이 팀은 보다 융통성이 높고 공평함</td></tr>
<tr><td>Transdisciplinary team</td><td>• 고유의 치료분야를 넘어 타 분야의 역할을 수행하는 팀<br>• 한 전문가가 여러 분야의 업무를 수행할 수 있음</td></tr>
</table>

## 1. 의학적 시스템(Medical system)

- 병원 및 재활센터가 대표적 사례가 됨

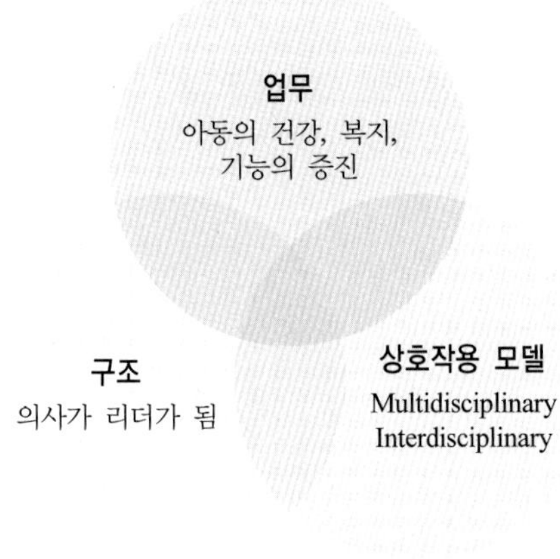


**그림 2-2** 의학 시스템의 팀 역동의 사례

| 업무(Team Mission) | • 아동의 건강/복지/기능의 증진 |
|---|---|
| 구조(Team Structure) | • 의사가 리더가 됨 |
| 상호작용 모델<br>(Model of Team Interaction) | ① multidisciplinary team<br>• 각각의 전문가들이 고유의 치료분야에서 자신만의 전문성을 발휘하는 팀<br>• 타 전문가의 치료적 조망을 잘 이해하며, 각자의 역할을 수행하는 팀<br>• 신생아 집중 치료실(NICU)의 예<br>– 영양사 : 엄마에게 퇴원 전 유아의 식사 구성에 대한 정보를 제공함<br>– 물리치료사 : 부모에게 자세 취하기(positioning)에 대한 정보를 제공함<br>• 모든 팀 구성원의 역할이 각 분야로 나눠지고 그것을 서로 침범하지 않음<br>② interdisciplinary team<br>• 그룹의 협동(synergy)을 요구하는 팀<br>• 각 전문가들이 다른 분야의 지식을 가지고 있지만 서로 폭넓은 이해를 가짐<br>– 각 전문가들은 타 분야의 언어를 이해하고, 의사소통이 이루어짐<br>– 타 분야에 대해 서로 이야기할 수 있음<br>• 보다 융통성이 높고 평등한 형태의 모델 |

## 2. 교육 시스템(educational system)

- 공립학교 및 대안학교(public schools and alternative schools)가 대표적 사례가 됨

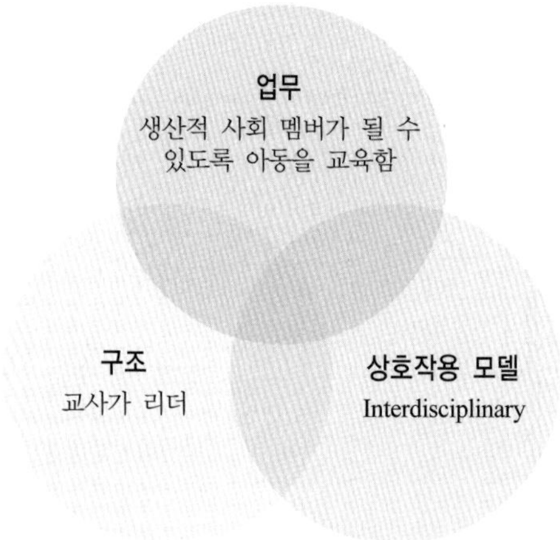


**그림 2-3** 교육 시스템의 팀 역동 사례

| 업무(Team Mission) | • 생산적 사회 멤버가 될 수 있도록 아동을 교육함 |
|---|---|
| 구조(Team Structure) | • 교사가 리더 |
| 상호작용 모델 (Model of Team Interaction) | • interdisiciplinary team |

## 3. 조기 치료 시스템(Early intervention system)

- 지역 시설, 가정, 아동 보호 센터(community agencies, homes, childcare centers)

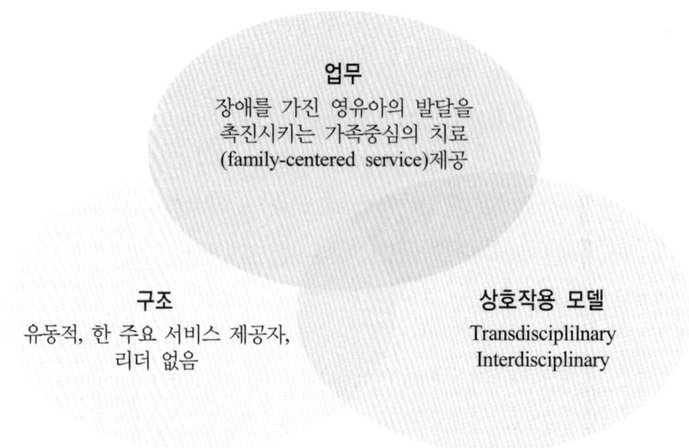


**그림 2-4** 조기 치료 시스템의 팀 역동 사례

| 업무(Team Mission) | • 장애를 가진 영유아의 발달을 촉진시키는 가족 중심의 치료 제공 |
|---|---|
| 구조(Team Structure) | • 유동적임<br>• 리더가 없음<br>• 한 주요 서비스 제공자에 의해 |
| 상호작용 모델<br>(Model of Team Interaction) | • Transdisciplinary<br>• Interdisiciplinary |



## 2.4 아동작업치료의 이론(Theory)

| 개념 | • 사실, 개념, 가정들의 조합을 의미함<br>• 치료사에게 치료의 가이드나 원칙을 제공함<br>• 치료모델(model of practice)의 정의<br>– 이론의 임상적 표현<br>– 치료에 대한 특정 방법과 지침 |
|---|---|

### 1. 작업치료에 영향을 미치는 개념들

#### 1) 작업(occupation) 이론의 변화

| 1920~30년대 | • 작업치료의 포커스는 '치료적 도구로서의 작업'에 대한 개념을 형성함 |
|---|---|
| 1940년대 | • 항생제가 발견됨<br>• 특정 의학 기술의 발달됨<br>• 수술법의 발전이 이루어짐<br>• ADL 프로그램이 포커스가 됨 |
| 1960년대 말 | • 이론의 개발이 활발히 이루어짐<br>• 작업치료의 뿌리에 대한 관심이 증폭됨 |
| 1990년대 이후 | • 작업과학(occupational science)이 작업치료의 기초가 됨<br>• 인간 연구에 있어 작업적 존재(occupational being)가 중요한 요소가 됨<br>– 복잡한 작업환경을 이해하는 데 작업이 필수적 요소가 됨<br>– 작업과 인간의 건강 사이의 관계를 이해하게 됨 |

### 2) 작업(occupation)과 놀이(play)

| | |
|---|---|
| **작업** | • 인간의 기본적 요구<br>• 건강에 있어 매우 중요한 요소<br>  – 인간은 의미 있는 작업(occupation)에 참여할 때 긍정적 영향을 받게 됨 |
| **놀이** | • 작업으로서의 놀이(play)<br>  – 아동의 치료에 있어 핵심영역이 됨<br>  – 아동기 작업의 주요 영역이 됨 |

### 3) 발달 이론의 비교

| 나이 | Freud 심리성적발달 | Erikson 심리사회적발달 | Piaget 인지발달 |
|---|---|---|---|
| 출생<br>1세 | • 구순기(출생~1.5세)<br>– 수용적, 자기애<br>– 고착된 성격<br>→ 의존성,<br>→ 자기중심, 미숙<br>→ 수동성<br>– 공격성<br>→ 깨무는 것 | • 구순기(출생~1세)<br>– 신뢰 대 불신 | • 감각운동기(0~2개월)<br>– 반사기능(0~2개월)<br>→ 운동 및 감각반사를 사용<br>– 일차순환반응(2~6개월)<br>→ 자신의 신체와 5감각 협응<br>– 이차순환반응(6~8개월)<br>→ 목적 있는 행동, 의도적 행동<br>– 이차도식협응(8~12개월)<br>→ 대상영속성징후<br>– 삼차순환반응(12~16개월)<br>→ 새로운 경험을 찾고 새로운 행동<br>– 내적표상(16개월~)<br>→ 상징적사고, 대상영속성 획득 |
| 2세<br>3세 | • 항문기(1.5~4세)<br>– 통제<br>– 방출적 행동<br>– 자율성에 따른<br>– 칭찬과 징벌이 중요<br>– 고착된 성격(강박성, 완벽성, 죄책감, 가학적 및 피학적 성격) | • 항문기(1~3세)<br>– 자율성 대 수치심 | • 전조작기(2~4세)<br>– 상징적 기능발달<br>– 신호와 상징의 차이점<br>– 언어사용<br>– 직관적 사고<br>– 자기중심성 |
| 4세<br>5세 | • 남근기(4~7세)<br>– 동일시(동성부모)<br>– 경쟁적<br>– 히스테리성 성격<br>– oedipus complex<br>– electra complex | • 남근기(3~5세)<br>– 주도성 대 죄의식 | • 구체적조작기(5~10세)<br>– 삼단논법<br>– 규칙을 따르며 자기통제 가능<br>– 스스로 규범 만들 수 있음<br>– 양의 개념획득 |
| 6세 | | • 잠재기(6~11세)<br>– 근면성 대 열등감 | |
| 7세<br>10세 | • 잠재기(7~12세) | • 사춘기<br>– 정체감 Vs 역할혼동 | |
| 11세<br>12세 | | • 청소년기<br>– 친밀성 Vs 격리<br>– 정체성 역할 혼동<br>→ 성적관계<br>→ 교우관계<br>→ 사회활동 이루어짐 | • 형식적조작기(11세 이후)<br>– 연역적, 추상적 사고<br>– 순열, 조합개념이해<br>– 철학, 종교, 윤리개념이해 |
| 15세 | • 사춘기(12~18세) | | |
| 청년기 | | | |
| 중년기 | | • 중년기<br>– 생산성 Vs 정체(자식을 낳고 성장, 가정밖 사회참여) | |
| 노년기 | | • 노년기<br>– 통합성 Vs 절망<br>– 살아온 삶, 단계별 성취에 대한 통합성 | |

## 2.5 기초이론

### 1. 프로이드(Freud)

- 정신성적 발달(psychosexual development)을 제시함
- Freud는 성적 본능의 발현 양상에 따라 다섯 단계의 발달과정을 제시함

| | |
|---|---|
| 구순기<br>(oral stage) | • 출생~1.5세까지<br>• 본능적 욕구<br>– 입으로 빠는 행동<br>– 먹는 데 쾌감을 느낌<br>• 수용적(receptive)이며 대상에 대한 개념이 없어 자기애(narcissism)가 특징인 시기<br>– 손가락 빨기 등<br>• 고착(fixation)된 성격<br>– '구순기적 성격(oral personality)'이라고 함<br>– 의존성, 자기중심적, 미숙함, 수동성, 먹거나 마시기(알코올중독 등)를 말함<br>• 공격성<br>– 깨무는 것 |
| 항문기<br>(anal stage) | • 1.5~4세까지<br>• 본능적 욕구<br>– 배변, 배뇨행동이 주된 관심(쾌감의 근원이 됨)<br>• 자신의 신체근육(괄약근)의 조절과 통제가 중요한 행동 요소임<br>– 칭찬과 징벌은 중요한 결정인자가 됨<br>– 자기통제에 대한 자율성이 형성되는 시기임<br>• 잘못될 경우 항문기적 성격이 나타남<br>– 강박성, 완벽성, 죄책감, 가학적 및 피학적 성격, 또는 양가성이 발생함<br>• 공격성<br>– 과도한 방출적 행동화(acting-out) 또는 극단적 보존의 형태로 나타남 |
| 남근기<br>(phallic stage) | • 4~7세까지<br>• 본능적 욕구<br>– 성기가 주된 관심 또는 쾌락의 근거가 됨<br>– 남자아이들은 자신의 성기를 힘과 우월성의 상징으로 봄<br>– 여자아이는 그것이 없다는 점에서 남근선망(penis envy)과 더불어 열등감을 가짐<br>• 대상관계<br>– 자신의 부모와 삼각관계를 형성함 |

| | |
|---|---|
| 남근기<br>(phallic stage) | – 아들은 어머니에 대해 성적 관심과 독차지하려는 의지를 가지게 됨<br>→ 아버지에 대한 적대감과 더불어 제거하고 싶다는 욕구를 가짐<br>: 'Oedipus complex'라고 함<br>– 여자아이의 경우 아버지와 가까이 하고 어머니를 적대하는 행동을 보임<br>→ 'Electra complex'라 함<br>– 점차 아이들은 욕망과 적대행동에 대한 죄책감을 느끼게 됨<br>→ 남자아이는 아버지의 징벌에 대해 거세공포(castration fear)를 가짐<br>• 관련된 성격 특성<br>– 경쟁적, 히스테리성 등<br>• 갈등의 해소<br>– 갈등들은 차차 욕구를 포기하고 동성 부모를 닮아가면서 해소됨<br>→ 동일시(identification) 과정<br>– 부모의 규범과 그가 속한 사회의 규범을 내재화하면서 자아와 초자아가 발전함 |
| 잠재기<br>(latency) | • 7～12세까지<br>• 본능적 욕구<br>– 이성에 대한 관심이 줄어들고 동성의 아이들과 어울리게 됨<br>• 동무관계(peer relationship)<br>– 사회관계의 발전에 중요한 기초가 됨 |
| 사춘기<br>(adolescence) | • 12～18세<br>• 'true genital stage'라고 함<br>– 신체적 발달과 더불어 성인과 같은 성기에 관심이 집중됨<br>– 성적 욕구가 쾌락의 근거가 되는 시기 |

## 2. 에릭슨(Erik erikson)

- 자아는 소아기 뿐 아니라 성인기를 포함하는 전 생애를 통해 발달된다고 주장함
- 정신성적 발달에 따라 사회심리적으로 8단계를 거치면서 발전한다고 주장함
  - 단계마다 극복해야 할 갈등과 과제가 있음
  - 성공적으로 각 단계를 수행하면 다음 단계로 무난하게 성숙해 나감
    → 'epigenesis'라 함
- 각 단계마다 해당되는 신체기관이나 신체운동에 따른 개념이 있음
  예) 구순기 때는 입과 먹는 행위
- 단계별 특유의 수행방식(mode)이 있음
  예) 구순기 때는 내부로 받아들임과 의존이 나타남

| | |
|---|---|
| **구순기 : 1단계**<br>**(신뢰 Vs 불신)** | • 출생에서 1세까지<br>• 발달과제 : 기본적 신뢰(basic trust)의 성취<br>– 어머니(대리자)의 일관된 애정 어린 돌봄은 기본적 신뢰감을 발달시킴<br>– 과제를 성취하지 못하면 기본적 불신(basic mistrust)이 발전됨 |
| **항문기 : 2단계**<br>**(자율성 Vs 수치심과 의심)** | • 약 1세에서 3세까지<br>• 발달과제 : 자율성(autonomy)의 성취<br>– 부모가 아이를 자율적으로 기능하도록 적절히 도와줌<br>→ 아이는 자신과 자신의 세계를 통제할 수 있다고 느낌<br>– 자율적 행동을 부당하게 통제하거나 벌할 경우<br>→ 아이는 수치심(shame)과 의심(doubt)을 느끼게 됨 |
| **남근기 : 3단계**<br>**(주도성 Vs 죄책감)** | • 3세에서 5세까지<br>• 발달과제 : 주도성(initiative)의 성취<br>– 주도성의 발달정도는 아이들에게 얼마나 많은 신체적 자유가 주어지고 그의 지적 호기심이 얼마나 많이 만족되는가에 달려 있음<br>• 이 단계의 말기에는 신체적으로 활발하게 움직일 수 있어 친구들과 놀이를 통해 교제하는 방법을 배움<br>• 공격적 공상들이 적절히 다루어진다면 주도성과 야심이 잘 발전됨<br>– 공격적 공상이나 충동의 표현에 대한 지나친 징벌이나 비난은 죄의식(guilt)을 느끼게 함 |
| **잠재기 : 4단계**<br>**(근면 Vs 열등)** | • 6세에서 11세까지<br>• 학령기에 해당함<br>• 발달과제 : 성인의 기술들을 습득하고 자기의 과업을 완수할 수 있는 능력인 근면성(industry)을 성취하는 것<br>– 생산적인 어린이는 성취의 즐거움과 어떤 일을 잘 해내는 자긍심을 배움<br>– 학교에서의 냉대, 열등하다는 지적, 가정에서의 과보호, 동성 부모와의 불리한 비교 등은 열등감(inferiority)을 발전시킴 |
| **사춘기 : 5단계**<br>**(정체감 Vs 역할혼동)** | • 11세에서 청소년기 말까지<br>• 발달과제 : 정체성(identity)을 발전시키는 것<br>– 청소년 후기에 들어서면 지금까지의 발달 단계를 통해 얻은 자신에 대한 이해, 사회적 위치, 장래 직업 등을 생각함<br>– "나는 누구이며, 내 인생의 목적과 의미는 무엇인가?"라고 질문함<br>→ 이로부터 정체성의 확립이 일어나게 됨 |

| | |
|---|---|
| **사춘기 : 5단계**<br>**(정체감 Vs 역할혼동)** | – 정체성 확립을 이루지 못한 경우<br>→ 자아감(sense of self)이 결여됨<br>→ 자기위치에 대한 혼동이 특징인 정체성 산만(identity diffusion)이나 역할 혼동으로 괴로워하게 됨<br>→ 정체성의 산만은 성적 정체성(gender identity)의 장애로 나타날 수 있음<br>→ 역할 혼동은 가출, 범죄, 정신병 등의 행동이상으로 나타날 수 있음 |
| **청년기 : 6단계**<br>**(친밀성 Vs 격리)** | • 21세에서 40세까지<br>• 청소년 후기부터 중년기 초기<br>• 발달과제 : 친밀성(intimacy)의 형성<br>– 친밀성을 통해 성적관계, 교우관계 및 다른 깊은 교제관계가 가능하게 됨<br>→ 이를 통해 의미 있는 사회활동이 이루어짐<br>– 친밀성을 이루지 못한 경우<br>→ 자신에만 몰두하게 되고(self-absorption) 사회로부터 소외되고 격리됨 |
| **중년기 : 7단계**<br>**(생산성 Vs 침체성)** | • 40세에서 65세까지<br>• 발달과제 : 생산성(generativity)의 발휘<br>– 생산성이란 자식을 낳고 성장시키는 일 뿐 아니라 가정 밖에서 다음 세대의 지도편달과 사회개선에 관심을 갖고 성공적으로 참여하는 것을 말함<br>– 차세대의 지도와 사회개선에 자신의 창의성을 발휘하지 못할 경우<br>→ 삶이 정체(stagnation)상태에 빠지게 됨 |
| **노년기 : 8단계**<br>**(통합 Vs 절망)** | • 65세 이상<br>• 발달과제 : 지금까지 생산적으로 살아온 삶의 단계별 성취에 대한 통합성을 느끼는 일<br>– 자신이 성취한 결과가 차세대에 의해 선용되고 있다는 보람을 느끼면서 만족할 수 있어야 함<br>– 자신의 삶이 의미 있었다는 확신이 없으면 절망감(despair)을 느끼게 됨 |

## 3. 피아제(Piaget)의 인지발달

| | | |
|---|---|---|
| **감각운동단계**<br>**(sensorimotor stage)** | **출생~2개월** | • 외부세계와 상호작용<br>• 동화 및 조절을 위해 타고난 운동 및 감각반사를 사용함(예 빨기, 잡기, 보기 등) |
| | **2~5개월** | • 1차 순환반응(primary circular reaction)을 보임<br>• 자신의 신체와 오감을 협응시킴(예 엄지손가락 빨기)<br>• 현실을 주관적으로 인식함<br>• 자신의 시야 밖에 있는 자극을 찾지 않음<br>• 호기심을 보임 |

| | | |
|---|---|---|
| 감각운동단계 (sensorimotor stage) | 5~9개월 | • 2차 순환반응(secondary circular reaction)을 보임<br>• 환경으로부터의 새로운 자극을 찾음<br>• 자신의 행동에 대한 결과를 예견함<br>• 환경을 변화시키기 위한 목적 있는 행동을 시작함 : 의도적 행동이 시작됨 |
| | 9개월~1세 | • 대상 영속성(object permanence)의 징후를 나타남<br>– 대상이 자신과는 떨어져 있음을 희미하게 느낌<br>– 짝꿍놀이를 하며 새로운 행동을 흉내 냄 |
| | 1~1.5세 | • 3차 순환반응(tertiary circular reaction)을 보임<br>• 새로운 경험을 찾고 새로운 행동을 보임 |
| | 1.5~2세 | • 상징적 사고(symbolic thought)가 나타남 : 사건이나 대상을 상징적 대치물로 사용함<br>• 이성의 징후를 보임(예 한 도구를 사용하여 다른 장난감을 손에 넣음)<br>• 대상 영속성을 획득함 : 자신과 관련 없이 대상이 존재할 수 있다는 개념, 즉 대상 영속성의 개념을 갖게 됨<br>• 자신과 세상을 구분하게 되며 정신적 이미지를 가질 수 있게 됨<br>• 18개월이 되면 소아는 상징화 과정을 가짐 : 정신적 상징을 발달시키며 단어를 사용하기 시작함 |
| 전조작단계 (preoperational stage) | 2~4세 | • 2~4세까지<br>• 더 많은 상징과 언어를 이해하고 사용함<br>• 직관적 수준의 사고를 가짐<br>• 아직 논리적이거나 연역적이지는 못함<br>• 아직 분류, 관계 등의 개념을 가지지 못함<br>• 대상을 중요인자(signifier)로 표시할 줄 알게 됨<br>• 상징이나 신호(언어, 제스처 이미지, 그림 등)로써 대상을 표현함<br>• 인간관계를 잘 이해하지 못하여 컵을 깨뜨려도 자기 실수인 줄 모름<br>• 같은 대상이 다른 환경에 있으면 다른 대상인 줄 앎<br>• 사물의 기능을 인식함<br>• 두 개의 단어로 된 문장을 쓰기 시작함<br>• 도덕적 판단 기준을 질보다 양에 둠<br>– 일부러 접시 하나를 깬 것보다 실수로 10개를 깬 것이 더 나쁘다고 생각함<br>• 자신이 우주 중심에 있다고 봄<br>– 타인의 역할을 이해 못하는 자기중심성(ego centricity)을 보임<br>• 타인을 위해 자신의 행동을 변경하지 못함<br>• 사건이 동시에 일어나면 그 중 하나가 원인이고 다른 것은 결과로 봄<br>• 'animistic thinking'을 함 |

| | | |
|---|---|---|
| 구체적 조작단계 (concrete operational stage) | 5~10세 | • 5~10세<br>• 대상이나 사건을 구체적이고 실제적으로 이해함<br>　– 지각되는 대로 이해함<br>• 자신 밖의 정보에 좀 더 주의를 기울임<br>　– 비로써 다른 사람의 관점에서 볼 수 있게 되어 자기중심성으로부터 벗어남<br>• 제한된 논리적 사고가 가능함<br>　– 더 큰 숫자를 다룰 수 있음<br>　– 구체적 내지 법칙적이어서 예외를 이해할 줄 모름<br>　– 두 개의 전제로 결론을 내리는 논리 방식이 나타남(syllogistic reasoning)<br>　　→ 말은 포유류다.<br>　　→ 포유류는 온혈동물이다.<br>　　→ 그러므로 모든 말은 온혈동물이다.<br>• 규칙을 따르며 자신을 통제할 수 있고 자신 스스로 규범을 만들 수도 있음<br>• 보존개념인 보상이 모양이나 형태를 달리해도 같은 특징을 간직한다는 것을 이해함<br>• 사물간의 관계를 이해함<br>　– 다른 형태로 변화했다가 원래 모습으로 돌아오는 것을 이해함<br>　　예 물과 얼음<br>• 외부적 사건 간에 관련을 지을 수 있고 대상을 여러 차원에서 분류할 수 있음 |
| 형식적 조작단계 (formal operational stage) | 11세 이후 | • 11세 이후<br>• 추상적 사고, 연역적(deductive) 사고, 이상과 현실에 대한 개념이 발달함<br>• 형식적, 체계적, 상징적 방식으로 사고할 줄 알게 됨<br>• 언어는 논리적 형식을 따르며 문법적이 됨<br>• 순열(permutation)과 조합(combination)의 개념을 이해함<br>• 자료나 사건을 설명함에 있어 확률, 관계, 가설 등의 개념을 사용함<br>• 철학, 종교, 윤리, 정치 등의 개념을 이해함<br>• 가설 또는 전제를 세우고 검정할 수 있는 능력이 생김 |

## 4. Maslow의 욕구 단계(Maslow's hierarchy of needs)

| | |
|---|---|
| 1단계 | • 생리적 욕구<br>　– 음식, 물, 온도 등 |
| 2단계 | • 안전에 대한 욕구<br>　– 신체적 위험 없음, 정신적 안정 |
| 3단계 | • 사랑과 소속감에 대한 욕구<br>　– 친구, 가족, 지역사회 |

| | |
|---|---|
| 4단계 | • 존경에 대한 욕구<br>– 성취감, 타인으로부터의 존경 및 인정, 자존감, 지위 등 |
| 5단계 | • 자아실현에 대한 욕구<br>– 자신의 가능성을 알고 실천<br>– 창조성, 재능 등을 발휘함<br>– 역량발휘, 최고에 대한 열망 등 |



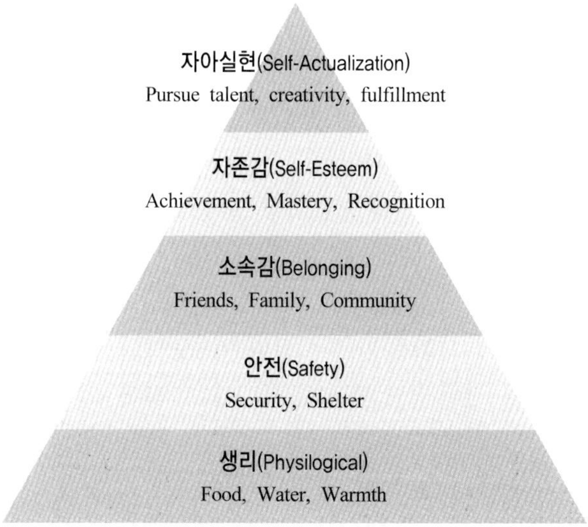
자아실현(Self-Actualization)
Pursue talent, creativity, fulfillment
자존감(Self-Esteem)
Achievement, Mastery, Recognition
소속감(Belonging)
Friends, Family, Community
안전(Safety)
Security, Shelter
생리(Physilogical)
Food, Water, Warmth

**그림 2-5** Maslow의 욕구 피라미드

## 5. Kohlberg의 윤리발달(Moral development)

| | |
|---|---|
| 개요 | • 가상적인 도덕적 갈등 사태를 이용함<br>• 미국, 터키, 태국, 멕시코, 말레이시아의 아동과 성인들을 대상으로 면담<br>– 옳고 그른 것에 관한 결과<br>• 모든 문화권에 동일한 도덕적 사고의 형식들이 있음을 발견함<br>• 모든 문화에는 3수준의 도덕성 발달이 있음을 주장함<br>– 인습 이전 수준(preconventional level)<br>– 인습 수준(conventional level)<br>– 인습 이후 수준(postconventional level)<br>• 도덕 발달 수준의 준거가 되는 인습(혹은 관습 : convention)의 도덕성<br>– 사회가 그 사회 문화를 유지 전승하기 위해 갖는 관례적 도덕성을 의미함<br>• 각 수준은 다시 두 개의 단계로 세분화됨<br>– Kohlberg의 도덕성 발달 단계는 모두 3수준의 6단계로 구성됨 |

### 1) 제1수준 : 인습 이전 수준(전 인습적 : 전 도덕성)

• 도덕적 선악의 개념은 있으나 준거는 권위자의 힘이나 개인적 욕구와 관련시켜 해석함

| | |
|---|---|
| **1단계<br>벌과 복종의 단계<br>(주관화 – 복종과 처벌지향)** | ① 개념<br>• 올바름은 규칙과 권위를 의미함<br>– 문자 그대로 복종하는 것<br>– 벌을 피할 수 있는 것<br>– 신체적 피해를 가하지 않는 것<br>② 옳은 것<br>• 규칙을 깨뜨리지 않는 것<br>• 그 사람과 재산에 대한 물리적 손실을 끼치지 않는 것<br>③ 옳은 것을 행하는 이유<br>• 벌을 피하기 위함과 권위자의 힘 때문<br>④ 사회적 조망<br>• 자기중심적 관점을 가짐<br>• 이 단계의 사람은 다른 사람의 이해관계에 대해 숙고하지 못함<br>– 혹은 자신과 다르다는 것을 인식하지 못함 |
| **2단계<br>도구적 목적과 교환의 단계<br>(상대화 – 상대적 쾌락주의)** | ① 옳은 것<br>• 그 사람의 욕구는 드물지만 타인의 욕구를 도구적으로 만족시켜주는 것<br>• 구체적 교환에 따라 공정한 거래를 형성한다는 것<br>• 규칙을 따르는 것<br>– 어떤 사람의 즉각적 이해관계와 바로 연결됨<br>– 자신의 이해관계와 욕구를 충족시키는 일<br>– 타인에게도 이와 똑같이 하도록 내버려두는 것<br>• 옳다는 것은 또한 공정한 것<br>– 동등한 교환, 거래, 협약<br>② 옳은 것을 행하는 이유<br>• 다른 사람도 그 자신의 이해관계를 가지고 있다는 것을 인정해야만 살아갈 수 있음<br>• 세상에서 자신의 욕구와 이해관계를 해결해 나간다는 것<br>③ 사회적 조망<br>• 구체적 개인주의적 조망을 취함<br>• 자신의 이해관계와 관점을 권위자와 다른 사람의 것으로부터 분리시킴<br>• 사람마다 추구할 개인적 이해관계를 가짐<br>– 이해관계들은 갈등하는 것이기에 옳다는 것은 상대적이라고 여김 |

### 2) 제2수준 : 인습수준(인습적 도덕성 : 타율 도덕성)

- 이 수준은 즉각적이고 눈에 드러난 결과와는 관계없이 자신이 속한 집단의 기대나 기준에 맞추어 행동하는 것을 이상으로 여김
- 사회질서에 동조하고자 하고 힘 있는 사람과 동일시하려 함
- 다른 사람의 상호작용을 고려한 사회 지향적 가치 기준을 가짐

<table>
<tr><td>3단계<br>객체화－착한 아이 지향(개인 간의 상응적 기대, 관계, 동조의 단계)</td><td>① 착한 행동<br>• 다른 사람을 즐겁게 해주고 그 사람의 승인을 얻어낼 수 있는 행위<br>－ 이러한 것이 대부분 사람의 생각 혹은 '당연한' 행동이라는 이미지에 동조함<br>• 때때로 행동이 그 의도(동기)에 준해 판단됨<br>－ '그 사람 좋은 뜻을 가지고 있어'와 같은 판단이 처음으로 중요하기 시작함<br>• 착하게 행동하여 남에게 인정을 받음<br>② 옳다는 것<br>• 자신과 가까이 있는 사람들의 기대에 부응하여 생활하는 것<br>• 훌륭하다는 것은 그 자체로서 중요한 것이며 다른 사람을 염려하고 있음을 나타내 보이는 동기를 의미함<br>③ 옳은 것을 행하는 이유<br>• 자신이나 남들의 눈에 좋게 보일 필요 때문에 타인에 대한 사랑과 입장을 바꿔 생각해서 선한 행위를 한다는 믿음 때문에 행함<br>④ 사회적 조망<br>• 다른 사람과의 관계를 예상하면서 자신의 조망을 취함<br>• 공유된 감정, 협약, 기대가 개인적 이해관계보다 우위에 있음을 각성함</td></tr>
<tr><td>4단계<br>사회화－사회질서 및 권위 유지</td><td>① 개요<br>• 권위, 철칙, 사회질서 유지 등에 대한 오리엔테이션이 존재함<br>② 옳은 행위<br>• 사회에서 자신의 의무를 수행하고 권위를 존경하며 사회질서를 지키는 것<br>③ 옳다는 것<br>• 그렇게 하겠다고 동의한 현실적 의무를 수행하는 것<br>• 법은 극단적 경우를 제외하고는 지켜져야 함<br>• 사회집단과 제도에 공헌하는 것<br>④ 옳은 것을 행하는 이유<br>• 자신의 규정된 의무를 수행함으로써 자기 존경 혹은 양심을 보존하는 것<br>⑤ 사회적 조망<br>• 개인 상호간의 협약이나 동기와 구분된 사회적 관점을 가짐<br>• 체제의 관점을 취하며 체제의 관점 위에서 역할과 규칙을 규정함<br>• 체제내 위치에서 개인적 관계를 생각함</td></tr>
</table>

### 3) 제3수준 : 후인습수준(자율적, 원리적 수준)

- 타당성과 적용력을 가진 도덕가치와 원리를 규정하려는 분명한 노력이 나타남
- 자신의 가치관과 도덕적 원리원칙이 자신이 속한 집단과 별개임을 깨닫게 됨
- 개인의 양심에 근거하여 행위를 하게 됨

<table>
<tr>
<td>5단계<br>일반화-<br>민주적 법률</td>
<td>① 개요<br>• 4단계의 반응은 상당히 엄격한 법과 질서의 태도를 취한 반면 5단계에서는 법을 보다 유동적인 것으로 파악함<br>- 법이란 사람들이 화목하게 살아가기 위해 공동체가 동의한 장치<br>• 만약 법이 사람들이 필요로 하는 바를 충족시키지 못할 경우<br>- 상호 동의와 민주적인 절차를 통해서 언제든지 변경시킬 수 있음<br>• 개인적인 가치가 법보다 더 상위에 있음을 어렴풋이 인식하고 있음<br>② 옳은 행위<br>• 일반적인 개인 권리에 준해 성립됨<br>• 전체 사회가 동의하고 비판적으로 검토하는 표준에 준해 규정됨<br>• 사적 가치와 의견의 상대성에 대한 뚜렷한 각성이 일어남<br>• 합의에 이르기 위한 절차적 규칙을 강조함<br>③ 옳다는 것<br>• 사람들이 다양한 가치와 의견을 가진다는 사실을 가정함<br>- 대부분의 가치와 규칙은 그 집단에 따라 상대적이라는 사실을 각성함<br>- 상대적 규칙은 공평함의 구현이고 사회계약이기 때문에 지지되어야 함<br>• 생명과 같은 비상대적 가치와 권리, 그리고 자유는 어느 사회에서도 지지되어야 함<br>- 다수의 의견 같은 것과는 관계없음<br>④ 옳은 것을 행하는 이유<br>• 일반적으로 법에 복종하려는 의무를 일으키는 감정임<br>- 누구나 모든 사람의 복지를 위해 법을 준수하며 그 자신의 권리와 다른 사람의 권리를 보호하기 위해 사회 계약을 형성하기 때문<br>• 법과 의무는 전체의 유용성, 최대 다수의 최대 행복이라는 합리적 계산 위에 근거하고 있음을 누구나 알고 있음<br>⑤ 사회적 조망<br>• 사회보다 우선한 것을 보는 조망함<br>- 사회적 구속과 계약에 선행하는 가치와 권리를 각성함<br>- 합리적 개인의 조망을 취함<br>• 도덕적 관점과 법률적 관점을 숙고함<br>- 그 관점들이 갈등함을 인정하며 그것을 통합하는 것이 어렵다는 것을 인식함</td>
</tr>
</table>

| | |
|---|---|
| 6단계<br>궁극화 -<br>보편적 원리 | ① 개요<br>• 법이나 관습 이전에 인간생명이 관여된 문제로서 생명의 가치는 무엇보다도 우선함<br>– 모든 인간이 따라야 할 보편적 윤리 원칙을 따름<br>• 보편적 윤리적 원칙을 수립하기는 어렵기 때문에 6단계의 사고에 도달한 사람은 드묾<br>② 옳은 것<br>• 무엇인가를 고려하는 데 있어서 단계 6은 보편 윤리적 원리에 의해 인도됨<br>– 특정한 법이나 사회적 협약은 그런 원리 위에 존재<br>– 법이 원리를 어길 때는 오히려 원리에 따름<br>• 원리<br>– 정의의 보편적 원리<br>– 인간 권리의 평등성과 개인으로서 인간의 존엄성에 대한 존경<br>③ 옳은 것을 행하는 이유<br>• 합리적 인간으로서 원리의 타당성을 알고 그 원리에 서약함<br>④ 사회적 조망<br>• 사회적 제도가 도출되는 도덕적 관점, 혹은 제도의 근거를 이루는 도덕적 관점의 조망을 취함<br>– 도덕성의 본질을 인정하는(혹은 다른 사람을 수단으로서가 아니라 목적으로서 존경하는) 조망<br>– 기본 도덕적 전제를 인식하고 있는 합리적 개인의 조망 |

## 6. 학습이론

| | |
|---|---|
| 개요 | • 행동주의적 학습이론<br>– 고전적 조건화와 조작적 조건화 이론에 기초하고 있음<br>• 관련이론<br>– 손다이크의 시행착오설<br>– 파블로프의 조건반사설<br>– 스키너의 조작적 조건화설 |
| Pavlov의<br>고전적 조건화 | ① 실험 방법<br>• 방음장치가 설비된 실험실에서 배고픈 개를 묶어 놓음<br>• 배고픈 개에게 먹이를 주며 종소리를 제공함<br>• 중성 자극인 종소리를 들려 준 후 곧바로 무조건 자극인 먹이를 제공하는 것을 반복함<br>• 개는 종소리만 듣고도 타액을 분비하게 됨 |

<table>
<tr><td rowspan="3">Pavlov의<br>고전적 조건화</td><td colspan="2">② 결과<br>• 개가 종소리만 듣고도 타액을 분비할 때 그 타액은 조건반응이 됨<br>• 학습은 조건 자극과 조건 반응이 반복적으로 연결됨으로써 발생함</td></tr>
<tr><td>무조건 반사<br>(unconditioned reflex)</td><td>• 무조건 자극에 의한 반응<br>예 입속의 먹이에 대한 침분비 반응</td></tr>
<tr><td>조건 반사<br>(conditioned reflex)</td><td>• 과거의 경험에 의해 뇌에서 새롭게 형성된 연합<br>예 종소리를 제공하면 침(조건반응)을 흘림</td></tr>
<tr><td rowspan="4">숀다이크<br>(Thorndike)의<br>시행착오설</td><td>효과의 법칙<br>(law of effect)</td><td>• 만족감이 크면 결합이 강화되고 불만족사태가 계속되면 결합은 약화된다는 법칙</td></tr>
<tr><td>연습의 법칙<br>(law of exercise)</td><td>• 연습의 횟수나 사용빈도가 많을수록 결합은 강화되고 횟수가 적거나 사용되지 않을수록 결합은 약화된다는 법칙</td></tr>
<tr><td>준비성의 법칙<br>(law of readiness)</td><td>• 학습하는 태도나 준비와 관련된 자세가 되어있을수록 결합이 좋음</td></tr>
<tr><td>기 타</td><td>• 다양한 반응의 법칙, 태도의 법칙 등</td></tr>
<tr><td rowspan="3">Skinner의<br>조작적 조건화</td><td colspan="2">① 실험 방법<br>• 먹이통과 연결되어 있는 지렛대와 먹이 접시가 장치된 스키너상자<br>• 상자에 넣어진 쥐는 이리저리 돌아다니며 탐색하기도 하고 바닥을 긁기도 함<br>• 우연히 지렛대를 누르게 되고 먹이 접시에 먹이가 나와 먹이를 먹게 됨<br>• 결과가 여러 번 계속되고 지렛대 누르기와 먹이와의 관계를 점차 학습하게 됨<br>② 조작적 조건화 개념</td></tr>
<tr><td>긍적적 강화</td><td>• 강화가 수반되는 행동은 앞으로 반복되어질 경향이 있음</td></tr>
<tr><td>부정적 강화</td><td>• 반응빈도를 감소시키는 것<br>• 문제행동을 감소시키는 방법<br>예 나쁜 행동을 하였을 때 벌을 주거나 청소를 시킴</td></tr>
</table>

### ☞ 학습과 반응

<table>
<tr><td>학습</td><td>• 정의<br>– 경험이나 연습의 결과로 일어나는 행동의 변화<br>• 학습과정에 의해 영향 받는 요소<br>– 행동      – 사고<br>– 습관      – 특정 태도 등</td></tr>
</table>

| | |
|---|---|
| 반응 | • 학습을 자극과 반응의 연합으로 생각함<br>• 모든 반응은 자극에 의해 유발됨<br>• 경험이 쌓이면서 자극과 반응의 관계가 변함 |



## 2.6 작업치료사가 사용하는 중재 모델 (Models of practice used by occupational therapists)

### 1. 개요

#### 1) 작업치료 중재 모델들(occupational therapy practice models)

• 대부분의 경우 사람/작업/환경 간의 상호작용을 서술하고 있음

#### 2) PEO 모델

<table>
<tr><td>개념 및 정의</td><td>• 사람(person)/환경(environment)/작업(occupation)에 대한 개념을 제시하고 있음<br><br>
<table>
<tr><td>사람</td><td>시간과 공간에 걸쳐 다양하게 중요한 역할로 참여하는 유일한 존재임</td></tr>
<tr><td>환경</td><td>문화적, 사회 경제적, 제도적, 물리적 요소들이 경험에 영향을 줌</td></tr>
<tr><td>작업</td><td>사람이 스스로 지향하는 기능적 과제(functional task) 또는 활동(activity)을 의미함</td></tr>
</table>
<br>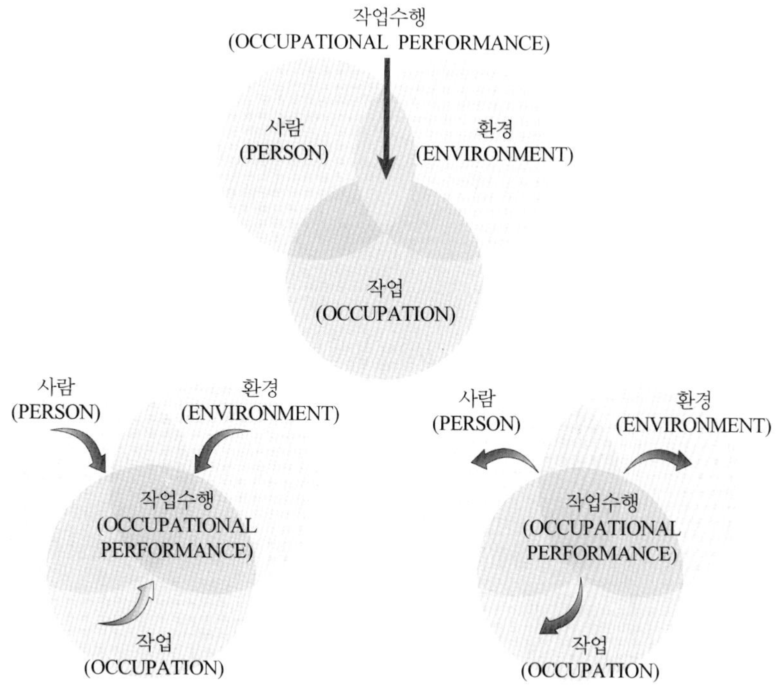

<br>**그림 2-6** PEO 모델</td></tr>
</table>

| | |
|---|---|
| **작업수행**<br>(occupational performance) | • 작업수행의 정의<br>– 사람, 환경, 작업이 상호작용을 의미함<br>• 각 요소들의 조화(congruence) 또는 적합성(fit)의 증가는 최적의 작업수행을 나타냄 |
| **PEO 모델의 사용**<br>(use of PEO model) | • 작업의 수행을 촉진하거나 환경 또는 작업과 관련된 요소들을 확인하는 분석도구로 사용됨<br>– 치료의 중재에서 작업수행의 개선을 위한 변화를 촉진함<br>• 구체적인 수행의 한계나 작업수행을 방해하는 환경상태를 해결하기 위해 사용됨 |

## 2. 중재 모델들(Specific models of practice)

• 현재 작업치료에서 사용되고 있는 실행모델(models of practice)
– 인간, 환경, 활동, 또는 작업의 상호작용을 고려함

### 1) 체계적 접근법(Systems approach)

#### (1) 역동적 시스템(또는 시스템) 이론의 적용(application of system theory or dynamic systems theory)

| | |
|---|---|
| **평가 및 중재 전략** | • 과제수행(task performance)의 복잡성(complexity)을 인식할 수 있음<br>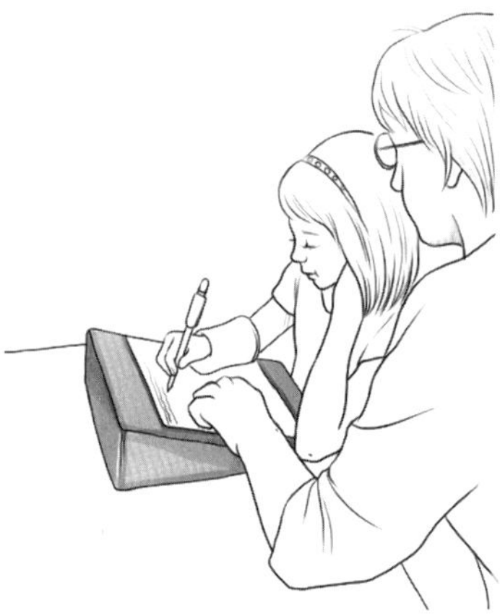<br>**그림 2-7** 기울어진 경사판은 쓰기 자세와 연필잡기를 도움<br>• 평가의 초점<br>– 사람/환경/작업 사이의 상호관계를 이해하는 것<br>• 중재의 초점<br>– 활동을 시도할 의향과 동기가 있는 경우 효과적인 변화를 이끌어낼 수 있음 |
| **치료 내용**<br>(therapy process) | ① 초점<br>• 과제 및 환경적 제한(environmental constraints)의 변화에 초점을 둠<br>– 기능적 운동 수행(functional motor task)을 강화하게 만듦 |

| | |
|---|---|
| 치료 내용<br>(therapy process) | ② 활동의 변형<br>• 활동의 일부분에 변화를 줄 제공함<br>예 장난감의 크기, 아동을 위한 특정 자세 또는 특정 활동에 변화를 줌<br>③ 활동(activity)<br>• 다양한 환경에서 실행함<br>• 아동에게 많은 기회를 제공함 |
| 활동의 준비<br>(preparing therapeutic activities) | • 아동에게 적절한 놀이 활동을 개발시켜 주어야 함<br>– 동기를 부여하는 활동이어야 함<br>– 발달적으로 적절한 활동이어야 함<br>– 아동과 가족의 목표와 잘 맞는 활동이어야 함<br>– 현재의 기술 수준(skills levels)에 도전이 되는 활동이어야 함<br>– 요구되거나 기대되는 결과에 부응(hoped)할 수 있는 활동이어야 함 |
| 환경과 작업의 변화에 초점을 둔 중재(intervention through the systems approach) | ① 초점<br>• 아동이 가진 기술의 변화에 초점을 둠<br>② 중재<br>• 자연스럽고 실제적인 환경(realistic environments)에서 중재가 이루어져야 함<br>③ 목표<br>• 활동의 질 향상 |
| 치료 효과 및 긍정적 결과 | • 활동(intervention activity) 및 일반화(generalize)를 통해 나타남<br>• 아동이 자연스러운 환경에서 중재 내용을 수행할 수 있게 됨 |

### 2) 인지적 접근(Cognitive approaches)

| | |
|---|---|
| 개요 | • 인지 전략 레퍼토리(repertory)를 증가시킴<br>• 인지 모델의 실행의 개념<br>– 원하는 과제에 적용 가능한 특정 전략의 틀을 제공함 |
| 문제 해결구조<br>(5단계) | ① 과제 분석<br>② 문제점 예측<br>③ 과제의 특성화 전략 탐색 및 선택<br>④ 전략의 적용<br>⑤ 전략 효과의 평가 |
| 치료사의 역할 | • 아동이 희망하는 작업에 초점을 맞춤<br>• 특정 인지 전략의 사용을 선택하고, 적용하며, 평가하므로 문제해결을 도움<br>• 아동이 배운 전략을 일반화시키기 위한 계획을 세워 줌 |

### 3) 적응 및 보상적 중재(Adaptation and compensation interventions)

| | |
|---|---|
| 적응 | • 보조공학(assistive technology)의 사용을 의미함<br>• 사회적 환경을 바꾸는 작업 수정을 의미함<br>• 과제의 변형을 의미함 |
| 학교 기반 사례 | • 경사판(slant board)을 통해 사용에 의해 아동의 쓰기 과제가 쉬워짐<br>• 쓰기 기술이 증진되도록 손과 팔의 자세를 지지함 |

### 4) 심리사회적 접근(Psychosocial approaches)

| | |
|---|---|
| 대상 | • 작업 수행에 문제를 경험하고 있는 아동 및 청소년 |
| 중재 | • 다양한 심리사회적 접근을 사용함<br>• 사람의 특성과 환경적 영향을 고려함<br>• 자아, 가족, 친구 관계, 사회와 문화적 환경 등에 초점을 맞춤 |

### 5) 극복 모델(Copying model)

| | |
|---|---|
| 개요 | • 심리사회적 기능을 내포하는 중재<br>• 인지 행동 전략을 사용하는 모델 |
| 목표 | • 개인, 사회, 그리고 작업수행영역에서 발생되는 스트레스를 극복하는 능력을 증진시킴 |
| 방법 | • 내적 대처 양식(internal coping resources)<br>  – 대처 방식, 믿음 및 가치, 육체적 감정적 상태, 발달기술 등이 포함됨<br>• 외적 대처 양식(external coping resources)<br>  – 인적자원, 물질, 환경적 지지가 포함됨 |

### 6) 사회기술 훈련(Social skills training)

| | |
|---|---|
| 개요 | • 심리사회적 장애를 가진 아동이나 청소년의 긍정적인 대처 전략을 발달시키는 중재<br>  – 의미 있는 일상 활동과 대인관계능력을 증진시킴 |
| 대상 | • 정신 건강 문제를 가진 연령이 높은 아동이나 청소년을 중재함<br>• 자폐증(autism) 청소년에게 긍정적인 효과를 제공함 |
| 효과 | • 사회망(social networks)을 형성하는 역할을 할 수 있음<br>  – 긍정적인 태도 및 역할을 수행하고 유지하게 함<br>  – 자신감을 증진시킬 수 있음<br>  – 도덕적이고 사회적 가치를 발달시킬 수 있음 |

### 7) 운동학습과 기술의 습득(Motor learning and skill acquisition)

| | |
|---|---|
| 개요 | • 목표 지향적인 기능행동을 할 수 있도록 도움<br>• 실제 작업을 기반으로 한 접근법임<br>– 아동/과제/환경 사이의 상호작용을 통한 운동 해결책을 찾는 접근법 |
| 효과 | • 과제가 반복적으로 수행될 때 기능의 조화가 더 잘 이루어지며, 목표는 더욱 성공적이 됨<br>• 근육의 수축형태, 관절의 안전성과 자세잡기, 중력과 힘에 대한 반응과 같은 특정 과정이 조직화됨<br>– 계속되는 실행으로 더욱 더 조직되고 세분화됨<br>• 치료사의 딜레마<br>– 모든 과제를 실행할지 또는 과제의 일부 요소만을 실행해야 할지에 대한 딜레마를 가질 수 있음 |

### 8) 신경 발달학적 이론(Neurodevelopmental theory)

| | |
|---|---|
| 개요 | • 일차적 개념<br>– 정상 자세반응이 정상 움직임을 위한 필요조건이 됨<br>• 뇌성마비 아동의 자세조절과 운동협응의 문제에 초점을 둠<br>• 환경의 중요성을 인식하고, 기능적이고, 의미 있는 활동을 강조함 |
| 효과 | • 치료 핸들링은 NDT 접근과 통합되며, 자세 조절과 통합된 움직임을 유도함<br>– 이차적 변형이나 장애를 이끄는 운동 형태를 억제함<br>• 치료사는 움직임의 질을 강조함<br>예 정확성, 순발력, 적응력, 능숙함 등 |

### 9) 감각 통합(Sensory integration)

- 아동작업치료 6장 감각 통합(SI) 참조

※ 감각 통합 중재의 핵심적 요소

| 핵심적 요소 | 내 용 |
|---|---|
| 감각 기회의 제공 | • 치료사는 촉각, 전정 감각, 고유수용성 감각의 입력을 일반적으로 결합하여 아동에게 강렬한 감각 경험의 기회를 제공함 |
| 적절한 도전의 제공 | • 발달에 적합하고 도전적인 활동은 일반적 수행보다 높은 수준의 기술이어야 함<br>• 과제의 도전은 아동의 적응반응을 일깨워줌 |
| 과제 선택시 협력과 자기 조직화를 도움 | • 아동이 치료에 적극적으로 협력해야 함<br>• 아동이 활동을 선택하고, 활동을 시작하도록 유도해야 함<br>• 치료사는 아동의 행동 조직화를 지도하고 지지해야 함<br>• 치료사는 선택을 돕고 활동을 계획해야 함 |
| 최적의 각성 상태지지 및 정돈된 환경 | • 치료하는 동안 최적의 각성 상태, 관심, 참여, 안정감 등을 지원해야 함<br>• 방이 정돈되어야 아동의 집중과 감각반응의 조절을 도울 수 있음 |
| 창의적 놀이 제공 | • 치료사는 아동의 내적 동기 및 흥미를 보이는 활동을 사용해야 하며, 창의적인 놀이 공간을 제공해야 함 |
| 성공의 극대화 | • 치료사의 고려와 활동 수정을 통해 아동의 적응반응을 성공적으로 이끌어내야 함 |
| 신체 안전의 보장 | • 안전한 장비의 사용과 아동의 신체적 안전이 보장되어야 함 |
| 치료적 동맹의 필요 | • 치료사는 아이와의 긍정적 관계를 유지해야 하며, 신뢰 구축을 위해 노력해야 함 |

# 1. 작업치료사와 같이 서비스를 제공하는 전문가들

1) 전문의(physicians)
2) 간호사(nurses)
3) 물리치료사(physical therapists)
4) 언어치료사 및 언어병리학자(speech-language pathologists)
5) 심리학자(school psychologists)
6) 사회복지사(social workers)
7) 교사 및 특수교사(teacher and special educators)

# 2. 팀 상호작용 모델(Team Interaction Model)

## 1) Multidisciplinary team

- 각각의 전문가들이 고유의 치료분야에서 자신만의 전문성을 발휘함
- 다른 전문가의 치료적 조망을 잘 이해하며 각자의 역할을 수행함
- 예 신생아 집중 치료실(NICU)
  - 영양사는 신생아의 엄마에게 퇴원 전 유아의 식사 구성에 대한 정보를 제공함
  - 물리치료사는 부모에게 자세 취하기(positioning)에 대한 정보를 제공함
- 모든 팀 구성원은 각 분야로 나눠지지만 그것을 침범하지 않음

## 2) Interdisciplinary team

- 그룹의 협동(synergy)이 요구됨
- 각 전문가들이 다른 분야의 지식을 가지고 있지만 서로 폭넓은 이해를 가짐
  - 각 전문가들은 타 분야의 언어를 이해함
  - 타 분야에 대해 서로 이야기할 수 있음
- 이 팀은 보다 융통성이 높고 공평함

## 3) Transdisciplinary team

- 고유의 치료분야를 넘어 타 분야의 역할을 수행하는 팀
- 한 전문가가 여러 분야의 업무를 수행할 수 있음

# 3. 프로이드의 정신성적 발달

## 1) 구순기(oral stage)

(1) 출생부터 1.5세 정도까지의 시기
(2) 본능적 욕구로서 입으로 빠는 행동
(3) 수용적(receptive)이며 대상(object)에 대한 개념이 없어 자기애(narcissism)가 특징적임
(4) 고착(fixation)된 성격형태

### 2) 항문기(anal stage)

(1) 1.5~4세 시기
(2) 자신의 신체근육(특히 배변시의 괄약근)의 조종과 통제가 중요한 행동요소임
(3) 잘못될 경우 항문기적 성격이 나타남

### 3) 남근기(phallic stage)

(1) 4~7세의 시기
(2) 대상관계 : 자신과 부모의 삼각관계

### 4) 잠재기(latency)

(1) 7~12세 시기
(2) 본능적 욕구
  - 이성에 대한 관심이 줄어들고 동성의 아이들과 어울리게 됨
(3) 동무관계(peer relationship) : 사회관계의 발전에 중요한 기초가 됨

### 5) 사춘기(adolescence)

(1) 12~18세 시기
(2) 'true genital stage'라고도 함
  - 신체적 발달과 더불어 성인과 같은 성기에 관심이 집중됨

### 6) Maslow의 욕구의 단계(Maslow's hierarchy of needs)

(1) 1단계 : 생리적 욕구
(2) 2단계 : 안전에 대한 욕구
(3) 3단계 : 사랑과 소속감에 대한 욕구
(4) 4단계 : 자존감에 대한 욕구
(5) 5단계 : 자아실현

OCCUPATIONAL THERAPY

3

C·H·A·P·T·E·R

# 아동을 위한 평가

꼭!
알고 넘어가기!!

- 평가의 기본 개념에 대한 이해가 필요하다.
- 아동 작업치료와 관련된 평가도구들이 국가고시에 빈번히 출제되어 있다.

## 3.1 개요

<table>
<tr><td>평가의 목적</td><td colspan="2">• 특정 하부 평가(evaluation)의 필요 유무를 결정하기 위해<br>• 그 아동에게 작업치료의 당위성(eligible)을 제공하기 위해<br>• 진단과정(Dx process)을 돕기 위해<br>• 치료중재를 개발하기 위해<br>• 치료 중인 아동의 진행을 평가하기 위해<br>• 치료의 지속 정도를 가늠하기 위해<br>• 치료 서비스의 효과 및 임상적 결과를 연구하기 위해<br>• 특정 질환을 가진 아동의 발달 패턴 및 기능적 변화를 기술하기 위해</td></tr>
<tr><td rowspan="2">평가 방법</td><td colspan="2">① 표준화된 검사<br>• 기준(norm)을 지닌 평가<br>– 정상군과 비교가 가능한 점수를 제공하고 있음<br>② 생태적 사정(Ecological assessment)<br>• Neisworth와 Bagnato(1988)의 정의<br>– "아동의 발달의 환경(context)에 들어있는 물리적, 사회적, 심리적 특징에 대한 평가 및 기록이다."<br>• 아동과 환경 사이의 관계에 관심을 가짐</td></tr>
<tr><td>관심 내용</td><td>• 문화적 영향<br>• 사회경제적 수준<br>• 부모의 가치<br>• 물리적 요구 사항<br>• 사회적 기대 수준</td></tr>
</table>

<table>
<tr><td rowspan="2">숙련된 관찰<br>(Skilled observation)</td><td colspan="2">• 아동 작업치료사의 기본적 자질<br>– 예리하고 정확한 관찰 능력을 지녀야 함<br>– 객관적 방법을 통해 아동의 행동을 기록할 수 있어야 함<br>• 표준화된 평가도구와 함께 사용<br>– 아동의 능력을 파악할 수 있음<br>– 수행의 실제적 반영이 가능함</td></tr>
<tr><td>올바른 관찰 방법</td><td>• 자연스런 과정을 방해해서는 안 됨<br>• 아동의 수행을 지지하는 환경에 대해 관심을 가짐<br>• 아동의 행동을 관찰할 수 있으며 자연스러운 용어를 이용하여 기록함<br>• 체계적이고 객관적인 방법을 이용하여 기록함<br>– 정확하고 신뢰할 수 있게 기록함</td></tr>
<tr><td rowspan="2">면담(Interview)</td><td>올바른 면담</td><td>• 치료사와 부모와의 라뽀(rapport) 형성이 이루어져야 함<br>• 가족의 주요 관심사의 확인 및 토론이 이루어져야 함<br>• 융통성 및 세심한 배려가 이루어져야 함</td></tr>
<tr><td>질문의 종류</td><td>• 닫힘(폐쇄)형<br>• 열림(개방)형<br>• 혼합형</td></tr>
<tr><td>기타</td><td colspan="2">• 인벤토리(inventory)<br>• 스케일(scale)<br>• 아레나 사정(arena assessment)</td></tr>
</table>

## 3.2 아동 평가도구 : 측정 및 평가 참조

### 1. Sensory profile

| 목적 | • 매일의 일상 상황에서 감각정보처리 과정을 평가하기 위함<br>• 기능적 수행에 있어 감각체계의 영향을 알아보기 위함 |
|---|---|
| 대상 | • 3～10세 |

| | |
|---|---|
| 내용 | • 다양한 감각에 대한 아동의 반응을 125가지 질문으로 구성된 질문지로 보호자에게 답을 요구함<br>• 'sensory processing, modulation, behavior & emotional responses'로 구성 |

## 2. Adolescent/adult sensory profile

| | |
|---|---|
| 목적 | • 매일 일상의 수행 패턴의 감각 과정의 특성을 평가함 |
| 대상 | • 11세 이상 아동을 위한 설문지 |

## 3. DeGangi-berk test of sensory integration

| | |
|---|---|
| 목적 | • 감각 통합의 진단이나 판별을 목적으로 함<br>• 취학 전 아동의 감각 통합 정도 측정을 목적으로 함<br>• 조기 감각 통합 치료의 기회를 제공하기 위해 |
| 대상 | • 취학 전 아동<br>• 3～5세까지의 아동 |
| 내용 | • 자세 조절, 양측 운동 통합, 반사 통합의 3영역을 평가함<br>• 36개 항목으로 구성됨<br>• 평가 시간은 약 30분 정도 소요됨 |
| 신뢰도 | • 검사자간 신뢰도 : 0.73～0.79<br>• 검사－재검사 신뢰도 : 0.85～0.96 |

## 4. SIPT(Sensory integration and praxis tests)

| | |
|---|---|
| 목적 | • 학습장애, 정서장애, 미세 뇌기능 장애와 같이 기질적 문제를 동반한 아동의 감각 통합 과정을 검사하고 규명하기 위해<br>• 남가주 감각통합 검사(southern california sensory integration test)를 개정한 것임<br>• 회전 후 안구진탕 검사(postrotatory nystagmus test)를 포함시킴 |
| 대상 | • 4～8세 11개월 |
| 내용 | • 감각지각, 시－공간 지각, 협응 동작, 운동계획 등 17개의 영역으로 구성됨 |

## 5. Ages & stages questionnaires

| | |
|---|---|
| 목적 | • 의사소통, 대운동, 소운동, 문제해결능력, 사회발달을 평가 |
| 대상 | • 부모를 대상으로 한 설문지<br>• 출생 후 5세까지 |

## 6. Alberta infant motor scales

| | |
|---|---|
| 개요 | • 아동의 운동발달을 평가함<br>• 상대평가를 실시함 |
| 목적 | • 대운동의 지연을 평가함 |
| 대상 | • 출생 후 18개월까지가 대상임 |

## 7. AMPS(Assessment of motor and process skills)

| | |
|---|---|
| 개요 | • Aisher, A.G.(1999)에 의해 개발됨<br>• 가사 및 일상생활활동 중 목적 지향적 활동을 사용하는 것이 특징임<br>• 수행의 질을 평가하는 관찰 평가도구임<br>• 혁신적인 관찰 평가도구(innovative observational assessment)<br>• ADL의 질적 수준을 평가함<br>– '노력(effort), 효율성(efficiency), 안전성(safety), 독립성(independency)' 정도를 평가함<br>– 16가지 ADL 운동기술(motor skills)과 20가지 ADL 처리기술(process skill) 항목을 평가함<br>• 개인의 ADL 업무 수행의 질적 수준을 평가하는 표준화된 유일한 평가도구임 |
| 평가 내용 | • ADL motor skills<br>– 스스로를 움직일 때 또는 특정 업무를 수행할 때 관찰되는 기술의 수준<br>• ADL process skills<br>– 장비와 재료를 선택하고 사용할 때, 그 활동을 수행할 때, 문제에 부딪쳤을 경우 그 수행을 교정할 때 관찰되는 기술의 수준 |
| 항목 | • 커피 끓이기, 우유 따르기, 계란 삶기, 샌드위치 만들기, 탁자에 차 올려놓기, 바닥 쓸기, 접시 닦기, 진공청소기 사용하기 등 |

## 8. BDI(Battelle developmental inventory)

| | |
|---|---|
| 개요 | • 출생 후 8세까지 평가<br>• 아동발달을 평가<br>• 상대평가 도구 |
| 평가 영역 | • 사회성적응, 운동, 의사소통, 인지 |

## 9. Bayley scales of Infant development Ⅱ(second edition)

| | |
|---|---|
| 저자 | • Nancy Bayley(1993) |
| 목적 | • 아동의 초기 발달 상태를 검사하여 수준을 측정함<br>• 지적능력과 운동능력의 지연 정도를 수치로 알아보기 위한 것 |
| 대상 | • 1~42개월까지의 아동 |
| 내용 | • 지능(178항목), 운동(111항목), 유아행동기록(30항목)의 세 부분으로 구성<br>• 유아행동기록<br>　– 수행에 관한 검사 중 행동항목에 따라 아동을 관찰 |

## 10. Bruininks-oseretsky test of motor proficiency

| | |
|---|---|
| 저자 | • Bruininks, R.(1978) |
| 대상 | • 4.5세에서 14세 |
| 내용 | • 대운동, 상지 및 소운동 영역을 평가 |

## 11. COPM(Canadian occupational performance measure)

| | |
|---|---|
| 개요 | • 저자<br>　– Mary Law, Sue Baptiste 등<br>• 목적<br>　– 일상생활 독립성 정도를 측정하기 위해<br>• 대상<br>　– 작업치료를 받는 모든 클라이언트<br>• 특징<br>　– 클라이언트 중심(client-contered)의 접근방법<br>　– 작업수행은 객관적 관찰보다 클라이언트의 주관적 결정에 의해 결정됨 |

| | |
|---|---|
| 검사수행 | ① Step 1 : 작업수행 문제를 결정<br>• 자조활동(self-care), 생산(productivity), 레저 영역 활동에 대해 질문함<br>• 원하는 활동, 필요로 하는 것, 기대되어지는 일상 활동을 확인함<br>② Step 2 : 중요도 평가<br>• 클라이언트에게 각 활동들이 얼마나 중요한지를 10점 척도를 통해 평가함<br>• "이 활동이 당신에게 얼마나 중요합니까?"라고 질문함<br>• 대상자는 10점 척도로 대답함<br>③ Step 3 : 점수 결정<br>• 다섯 개의 중요한 문제를 클라이언트가 선택함<br>• 수행도와 만족도 점수를 기록함<br>④ Step 4 : 재평가<br>• 초기평가와 동일한 방법으로 재평가를 시행함<br>• 수행도와 만족도의 점수변화를 기록함<br>– 수행도 점수변화=수행 점수 2–수행점수 1<br>– 만족도 점수변화=만족도 점수 2–만족도 점수 1 |

## 12. CARS(Childhood autism rating scale)

| | |
|---|---|
| 저자 | • Reichler, 1971<br>• Scropler, 1978 개정<br>• Schopler, E., Reichler, R.J., & Renner, B, 2002 |
| 목적 | • 자폐 아동 진단용 |
| 대상 | • 연령제한 없음<br>• 자폐 아동 |
| 내용 | • 15문항으로 구성<br>• 관찰로 검사가 실시됨 |
| 기타 | • 자폐 아동의 경우 대인관계, 지각능력, 언어의 세 영역에서 결함을 보임<br>• CARS는 2세 이상을 대상으로 '경도, 중도, 심도'로 자폐를 분류하는 데 사용하며, 자폐가 아닌 발달지연 아동으로부터 자폐 아동을 구별하도록 고안됨 |

## 13. Revised(Denver developmental screening test)

| | |
|---|---|
| 저자 | • William Frankenberg, Joseph Dodds, Alma Fandal(1990) |
| 출판 | • Denver developmental screening test(DDST)<br>• 아동의 잠재적 발달 문제를 판별하기 위해 1967년에 처음 출판됨 |
| 목적 | • 발달장애가 의심되는 아동을 조기 판별(screen)하기 위하여 사용함<br>• 진단 평가도구가 아님 |
| 대상 | • 신생아에서 6세까지의 아동 |
| 내용 | • DenverⅡ는 125개의 항목으로 구성됨 |
| 4개의 영역 | ① 개인－사회(personal-social)<br>• 사람들과 사이좋게 지내고 개인에게 필요한 관리에 대한 내용<br>② 소 운동－적응력(fine motor-adaptive)<br>• 눈－손 협동(eye-hand coordination), 작은 물건 조작, 문제 해결<br>③ 언어(language)<br>• 듣기, 이해하기, 언어 사용<br>④ 대운동(gross motor)<br>• 앉기, 걷기, 뛰기, 전신의 큰 근육 움직임 |
| 신뢰도 | ① 검사－재검사 신뢰도 : 0.95<br>② 검사자간 신뢰도 : 0.95 |

## 14. Developmental test of Visual Motor Integration(Fourth edition, VMI－4)

| | |
|---|---|
| 저자 | • Beery, K.E., Buktenica, N.A., & Beery, N.A. 2004 |
| 내용 | • 표준화된 검사 도구<br>• 학습과 행동 문제 평가, 시운동 검사<br>• 3～8세가 대상이 됨 |

## 15. Developmental Test of Visual Perception(second edition, DTVP－2)

| | |
|---|---|
| 저자 | • Hammill, D.D., Pearson, N.A., & Voress, J.K. 1993 |
| 대상 | • 4～10세 아동 |
| 내용 | • 시운동 통합 기술, 시지각 기술 평가 |

## 16. Developmental test of visual perception-adolescent and adult

| 저자 | • Reynolds, C.R., Pearson, N.A., & Voress, J.K. 1993 |
|---|---|
| 내용 | • 6개의 하부검사로 구성<br>• 11~75세까지의 성인이 대상<br>• 시지각, 시운동 평가 |

## 17. Early coping inventory

| 저자 | • Aeitlin, s., Williamson, G.G., & Szczepanski, M. 1988 |
|---|---|
| 대상 | • 4~36개월까지의 아동이 대상 |
| 내용 | • 감각운동 조직, 대응행동, 대처행동 등을 평가 |

## 18. Erhardt developmental prehension assessment(revised)

| 저자 | • Erhardt, R.P. 1994 |
|---|---|
| 대상 | • 뇌성마비, 신경발달장애를 가진 0~6세 아동 |
| 내용 | • 아동의 상지와 손 발달 요소를 평가 |

## 19. Erhardt developmental visual assessment

| 저자 | • Erhardt, R.P. 1998 |
|---|---|
| 특징 | • 관찰검사 도구 |
| 대상 | • 신경발달 장애를 가진 모든 연령대의 아동 |
| 내용 | • 시각발달 요소를 평가 |

## 20. ETCH(Evaluation tool of children' handwriting)

| 저자 | • Ammundson, S.J. 1995 |
|---|---|
| 내용 | • 글씨쓰기 기술을 1~6등급으로 나누어 평가 |

## 21. Frist STEP : screening test for evaluating preschoolers

| 저자 | • Miller, L.J. 1993 |
|---|---|
| 특징 | • 표준화된 도구 |
| 대상 | • 2세 9개월~6세 2개월 |
| 내용 | • 인지, 의사소통, 운동발달 영역을 평가 |

## 22. Functional independence measure for children

| 저자 | • Hamilton, B.B., & Granger, C.U. 1991 |
|---|---|
| 대상 | • 선천적 또는 후천적 기능장애를 지닌 아동<br>• 6개월~7세 사이의 아동 |
| 내용 | • 기능적 결과를 측정하는 도구<br>• 이동성, 인지 영역 등의 기능 및 장애 정도를 평가 |

## 23. Gross Motor Function Measure(revised, GMFM)

| 저자 | • Russell. D., Rosenbaum, P., Avery, L., & Lane, M. 2002 |
|---|---|
| 목적 | • 대운동 평가 |
| 대상 | • 뇌성마비 아동<br>• 운동장애가 없는(5세 미만의 아동 수준의 운동기술을 보이는) 아동에게 적합함 |

## 24. HELP(Hawaii early learning profile)

| 저자 | • Furuno, S., O’eilly, K.A., Hosaka, C.M., Zeisloft, B., & Allman, T.A. 1984 |
|---|---|
| 목적 | • 가족의 발달 요구를 확인하기 위해<br>• 치료 목표를 결정하기 위해<br>• 아동의 경과 과정을 확인하기 위해 |
| 대상 | • 영유아 |

## 25. HOME(Home observation for measurement of the environment)

| 저자 | • Caldwell, B., & Bradley, R.H. 1984 |
|---|---|
| 목적 | • 가정환경에서 가능한 지지와 자극을 평가 |
| 대상 | • 출생~3세 |
| 기타 | • 양과 질을 평가함<br>• early childhood HOME : 3~6세<br>• middle childhood HOME : 6~10세<br>• early adolescent HOME : 10~15세 |

## 26. Knox perschool play scale(revised)

| 저자 | • Knox, S. 1997 |
|---|---|
| 목적 | • 아동의 놀이 행동을 평가 |
| 대상 | • 출생~6세까지 |
| 내용 | • 자연주의적 관찰 도구<br>• 공간관리, 도구관리, 가장 심볼(pretense-symbolic), 참여를 평가함 |

## 27. MAP(Miller assessment for preschoolers)

| 저자 | • Miller, L.J. 1988 |
|---|---|
| 목적 | • 발달지연 아동의 발달 상태를 평가하기 위한 것 |
| 대상 | • 2세 9개월~5세 8개월 |
| 내용 | • foundations index : 감각 인식과 기초운동능력평가<br>• coordination index : 대운동, 소운동, 구강운동 기능 평가<br>• verbal index : 기억, 순서화, 이해력, 언어 표현력을 평가<br>• nonverbal index : 기억, 순서화, 시각화, 언어가 요구되지 않는 정신적 조작의 수행을 평가<br>• complex tasks index : 인지 기능과 함께 관련된 감각운동 기능을 측정하는 항목으로 구성 |

## 28. Motor-free visual perception test(MVPT-3)

| | |
|---|---|
| 저자 | • 아동용 : Ronald P. Colarusso, Donald D. Hammill(1972)<br>• 성인용 : Mary Jane Bouska, Eugene Kwatny(1983)<br>• MVPT 3 : Colarusso, R. R., & Hammill, D.D(1995) |
| 목적 | • 대상자의 운동능력과 상관없이 실시할 수 있는 빠르고 간단한 시지각 검사<br>• 판별, 진단, 연구 목적으로 사용함 |
| 대상 | • 4~70세까지의 개인을 대상으로 함<br>• 아동용 검사 : 4~8세까지 아동<br>• 성인용 검사 : 뇌손상환자를 대상<br>• 제외해야 할 대상자<br>– 시력이 20/80 이하인 사람<br>– 검사지시를 이해하지 못하거나 집중력이 떨어지는 환자 |
| 구성 | ① 아동용 검사<br>• 공간관계, 시각구별, 전경배경, 시각 완성, 시각적 기억력에 대한 검사<br>• 5개 영역의 36항목으로 구성<br>② 성인용 검사 : 아동용 검사와 동일 |
| 평가 | ① 아동용 검사<br>• 15초 안에 4개의 그림 중에서 맞는 것을 찾아내는 형식으로 구성<br>• 검사시간은 약 10분 정도 소요<br>② 성인용 검사<br>• 각 항목에 대해 반응시간을 측정<br>• 4가지 결과물을 획득함<br>• 4가지 점수를 이용하여 시지각 능력, 환측 무시, 시지각 처리 능력의 정도를 제시<br>• 4가지 점수<br>– 좌·우 반응 개수<br>– 원 점수<br>– 정확한 답의 개수<br>– 시지각처리 시간<br>• 평가방법<br>– 주의산만을 피하기 위해 시야 밖에 기록용지를 놓음<br>– 대상자가 "몰라요"라고 말하면 반응을 촉진시키고, 반응을 거부하면 틀린 것으로 표시함<br>– 예(sample)는 점수로 계산하지 않음 |

## 29. NCAST caregiver/parent-child interaction scale

| | |
|---|---|
| 저자 | • Sumner, G., & Spietz, A.(1994) |
| 목적 | • 보호자와 아동의 상호관계를 평가 |
| 대상 | • 출생~12개월 : 식사<br>• 출생~3세 : 교육 |
| 내용 | • 음식 먹기 상황(출생~12개월)<br>• 교육 상황(출생~3세) |

## 30. Peabody development motor scale(2nd ed) : PDMS II

| | |
|---|---|
| 저자 | • M. Rhonda Folio, Rebecca R. Fewell. 2002 |
| 목적 | • 아동의 대운동 및 소운동 기술의 치료 또는 훈련을 위한 평가 |
| 대상 | • 0~6세 |
| 내용 | • reflexes, stationary, locomotion, object manipulation, grasping & visual motor integration의 6개의 하부 검사로 구성 |

## 31. PEDI(Pediatric evaluation of disability inventory)

| | |
|---|---|
| 저자 | • Haley S.M 외. 1992 |
| 대상 | • 6개월~7세 아동 |
| 내용 | • 일상기능 능력 평가와 수행기술 평가<br>• 표준화된 평가 도구<br>• 기능적 능력을 평가함 |

## 32. Posture and fine motor assessment of infant

| | |
|---|---|
| 저자 | • Case-smith, J, Bigsby, R. 2000 |
| 대상 | • 2~12개월 |
| 내용 | • 운동기술, 발달지연을 평가하는 조기 치료 도구 및 평가 도구 |

## 33. QUEST(Quality of upper extermity skills test)

| 저자 | • DeMatteo, C 외. 1992 |
|---|---|
| 대상 | • 18개월~8세까지 뇌성마비 아동 |
| 내용 | • 운동 패턴과 손 기능 평가<br>• 4개 영역을 평가<br>– 분리된 동작<br>– 쥐기 패턴<br>– 보호적 폄 반응<br>– 체중지지 |

## 34. SFA(School function assessment)

| 저자 | • Coster, W 외. 1998 |
|---|---|
| 대상 | • 유치원~6학년(5~12세) |
| 내용 | • 학생의 기능적 수행을 평가<br>• 설문지를 이용한 평가 |

## 35. AMPS(School)

| 저자 | • Fisher, A.G. & Bryze, K. 1997 |
|---|---|
| 내용 | • 전형적인 교실 환경에서 학업 수행을 평가<br>• 자연주의적 관찰 도구 |

## 36. ToP(Test of playfulness)

| 저자 | • Bundy, A. 1997 |
|---|---|
| 대상 | • 모든 연령의 아동 |
| 내용 | • 자연주의적 관찰 도구<br>• 3가지 놀이 요소를 평가<br>– 지각 조절<br>– 동기유발 요소<br>– 실제 suspension<br>• 집중시간, 집중수준, 기술의 세부분으로 분류됨 |

## 37. TSFI(Test of sensory functions in infants)

| 저자 | • DeGangi, G.A. & Greebsoan, S.I. 1989 |
|---|---|
| 대상 | • 감각통합의 장애를 가진 아동<br>• 4~18개월 |
| 내용 | • 심부 압박에 대한 반응<br>• 시각 촉각 통합<br>• 적응 운동 기능<br>• 안구운동 조절<br>• 전정자극에 대한 반응 |

## 38. Test of visual-motor skills(TVMS-R)

| 저자 | • Gardner, M.F. 1995 |
|---|---|
| 대상 | • 13~73세 |
| 내용 | • 눈과 손의 협응기술 평가-도형 모방하여 그리기 |

## 39. Test of visual-motor skills-upper level(TVMS-UL)

| 저자 | • Gardner, M.F. 1992 |
|---|---|
| 대상 | • 12~40세 |
| 내용 | • 눈과 손의 협응기술 평가-도형 모방하여 그리기 |

## 40. Test of visual-perceptual skills(Non-Motor)-upper level(TVPS-R : UL)

| 저자 | • Gardner, M.F. 1997 |
|---|---|
| 대상 | • 12~17세 |
| 내용 | • 시지각 평가 |

## 41. TIME(Toddler and infant motor evaluation)

| | |
|---|---|
| 저자 | • Miller, L.J. & Roid, G.H. 1994 |
| 대상 | • 발달에 이상이 있는 아동<br>• 3.5세 수준 이하의 기능을 보이는 아동 |
| 내용 | • 신경운동 변화를 측정하기 위한 평가 |

## 42. TPBA(Transdisciplinary play-based assessment)

| | |
|---|---|
| 저자 | • Linder, T.W. 1993 |
| 대상 | • 요람기(infancy)~6세 |
| 내용 | • 인지, 사회 및 정서, 의사소통, 언어, 감각운동 발달을 평가 |

## 43. VABS(Vineland adaptive behavior scales)

| | |
|---|---|
| 저자 | • Sprrow, S.S 외. 1984 |
| 대상 | • 출생~18세 |
| 내용 | • 의사소통, 일상생활, 사회화, 운동기술을 평가 |

S.U.M.M.A.R.Y

# 1. 평가 목적

1) 전반적인 사정(assessment)을 통해 특정 평가(evaluation)의 필요 유무를 결정함
2) 그 아동에게 작업치료의 당위성(eligible) 유무를 결정함
3) 진단과정(dx process)을 돕기 위해
4) 치료중재계획을 개발하기 위해
5) 치료중인 아동의 진행을 평가하기 위해
6) 치료의 지속정도를 가늠하기 위해
7) 치료 서비스의 효과 및 임상적 결과를 연구하기 위해
8) 특정 질환을 가진 아동의 발달 패턴 및 기능적 변화를 기술하기 위해

# 2. 평가 방법

## 1) 표준화된 검사

(1) 놈(norm)을 가진 평가
(2) 정상군과 비교가 가능한 점수를 제공함

## 2) 생태적 사정(ecological assessment)

• 아동과 환경 사이의 관계에 대해 관심을 가짐

## 3) 숙련된 관찰(skilled observation)

### (1) 아동 작업치료사의 기본적 자질

① 예리하고 정확한 관찰 능력
② 객관적인 방법을 통한 아동의 행동을 기록함

### (2) 표준화된 평가도구와 같이 매우 중요한 평가의 일부분

① 아동의 능력을 파악할 수 있음
② 수행의 실제적 반영이 가능함

## 4) 면담(interview)

### (1) 바람직한 면담

① 치료사와 부모와의 라뽀(rapport) 형성이 이루어져야 함
② 가족의 주요 관심사 확인 및 토론이 필요함
③ 융통성 및 세심한 배려가 필요함

OCCUPATIONAL THERAPY

4

C·H·A·P·T·E·R

# 자세 조절의 발달

**꼭! 알고 넘어가기!!**

- 운동발달의 단계와 내용을 이해한다.
- 중력과 관련된 운동발달의 이해가 필요하다.
- 운동발달을 위한 치료법을 이해한다.

# 4.1 운동 발달

## 1. 엎드린 자세(Prone) 발달 : 항중력 움직임

| 단계 | 자세 | 그림 |
|---|---|---|
| 1단계 | • 머리가 무거운(top heavy) 단계가 됨<br>• 체중지지가 일어나는 부위<br>- 얼굴, 어깨, 가슴<br>• 골반은 후방경사(posterior tilt)<br>• 무릎 및 엉덩관절은 굽힘 자세가 됨<br>• 어깨는 퇴거(retraction)됨<br>• 자세는 비대칭적임<br>- 머리가 한 쪽을 향하고 있음 | 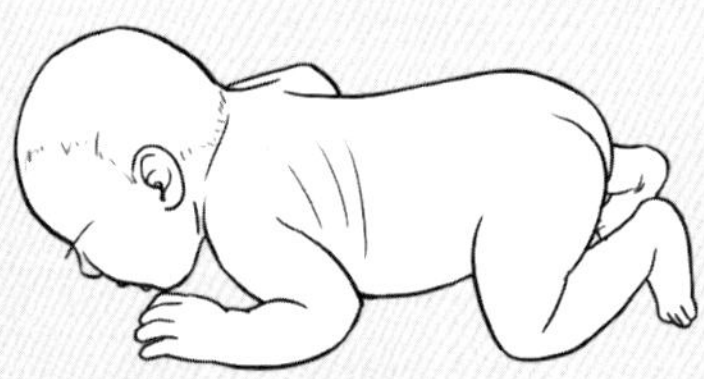<br>0개월 |
| 2단계 | • 아동이 정착(settle)하는 자세를 보임<br>• 체중지지가 일어나는 부위<br>- 가슴, 상복부(upper abdomen)<br>• 어깨<br>- 퇴거, 굽힘, 모음<br>• 머리는 한 쪽을 향하고 있음<br>• 머리를 지면으로부터 들어올리기 시작함<br>- 하지만 지속적이지는 못함<br>• 자세는 비대칭적임<br>- 머리가 돌아간 쪽으로 측면 움직임이 나타남 | 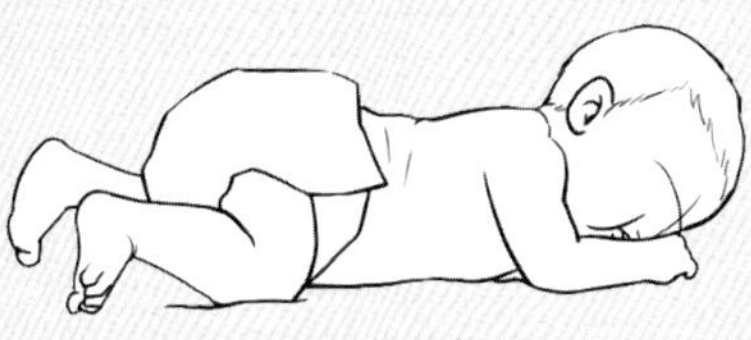<br>약 1개월 |
| 3단계 | • 골반의 중립자세로 엎드린 자세(prone)를 유지함<br>• 어깨의 돌출(protraction)이 시작됨<br>• 체중지지가 대칭적으로 나타남<br>- 복부, 흉부하부, 무릎, 허벅지에 나타남<br>• 머리를 바닥으로부터 들어 올려 유지할 수 있음<br>• 측면으로 체중이동을 하지 못함<br>- 머리와 가슴을 들어 올릴 때 종종 엎드린 자세로 앞으로 기울어짐(topple) | 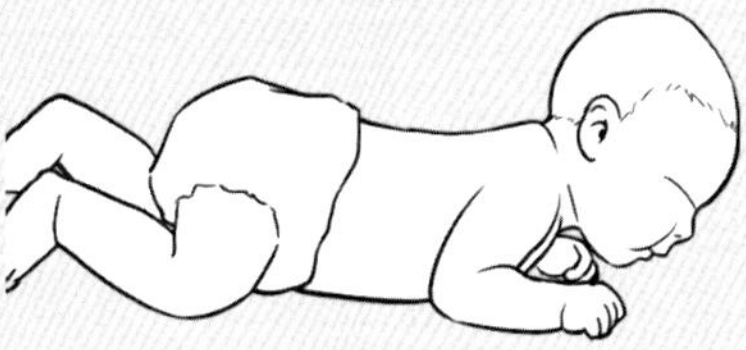<br>약 2개월 |

(계속)

| 단계 | 자세 | 그림 |
|---|---|---|
| 4단계 | • 골반의 전방 기울임(anterior tilt)<br>• 상지대(shoulder girdle)의 돌출(protraction)<br>• 체중지지<br>– 복부와 허벅지를 통해 일어남<br>– 아래팔과 손 사이에서 다양하게 일어남<br>• 머리와 몸통 상부의 움직임<br>– 몸통 하부와 분리된 움직임이 나타남<br>– 측면으로 체중을 지지한 상태로 몸통의 측면 굽힘이 가능함<br>: 'pivoting'이 시작됨<br>• 다리(leg)에서 차기(kicking)가 나타남<br>• 손과 발을 정중선(midline)에서 가지고 놀 수 있음 | 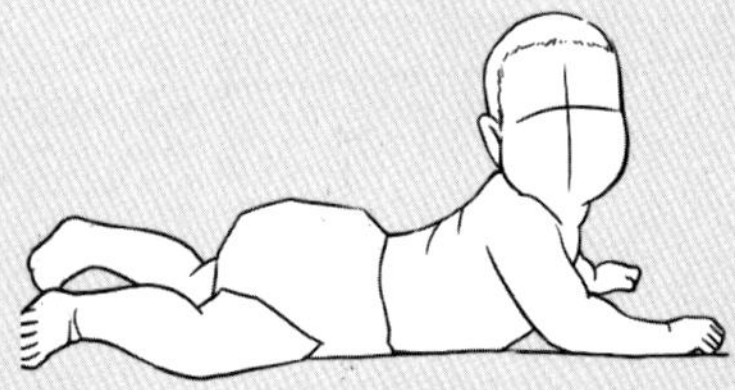<br>약 3개월 |
| 5단계 | • 골반의 전방 기울임<br>• 상지대의 돌출 : 손으로 체중지지하기(propping)<br>– 팔꿈치 관절의 폄(extension)이 나타남<br>– 요추(lumbar spine)의 폄(extension)이 나타남<br>• 체중지지<br>– liliac crest, 허벅지, 하복부를 통해 일어남<br>• 측면 몸통 굽힘을 동반한 능숙한 회전(deft pivoting)이 나타남<br>• 바닥에서 후진할 수 있음<br>• 의도적으로 엎드린 자세(prone)에서 바로 누운 자세(supine)로 구르기(rolling)가 가능함 | 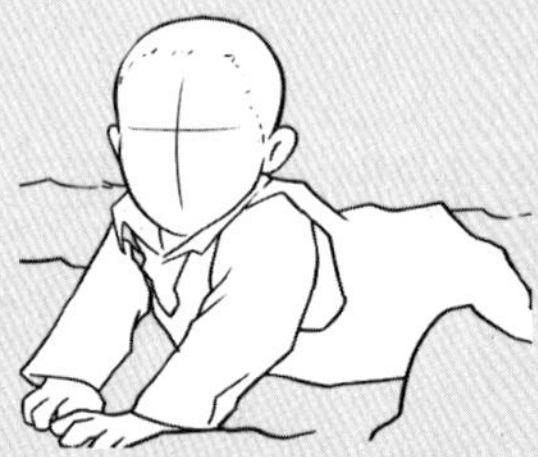<br>약 4개월 |
| 6단계 | • 골반과 상지대의 자유로운 움직임이 나타남<br>• 네발기기 자세로 체중지지가 가능함<br>• 네발기기 자세로 흔들기(rocking)가 가능함 | 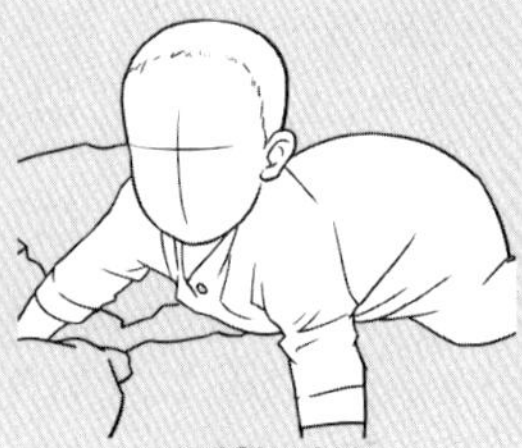<br>6개월 이상 |

## 2. 바로 누운 자세(Supine) 발달 : 항중력 움직임

| 단계 | 자세 | 그림 |
|---|---|---|
| 1단계 | • 바로 누운 자세(supine)를 유지하지 못함<br>– 비대칭적인 자세가 나타남<br>– 측면 자세(side lying) 방향으로 구르기가 나타남<br>→ 머리의 움직임을 몸이 쫓아감<br>→ 몸 전체 움직임에서 회전(turning)이 나타남<br>• 체중지지(weight bearing)<br>– 머리의 측면, 몸통, 허벅지를 통해 일어남 | 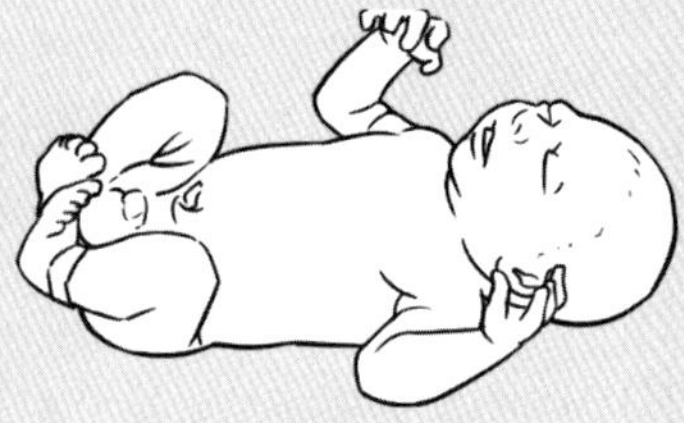<br>0개월 |

(계속)

| 단계 | 자세 | 그림 |
|---|---|---|
| 2단계 | • 바로 누워있음<br>– 머리가 무거움(top heavy)<br>• 체중지지<br>– 몸통 상부와 머리를 통해 나타남<br>• 자세는 비대칭적임<br>– 머리가 한 쪽으로 회전되어 있음<br>– 한 쪽에서 다른 한 쪽으로 머리돌리기가 어려움 | 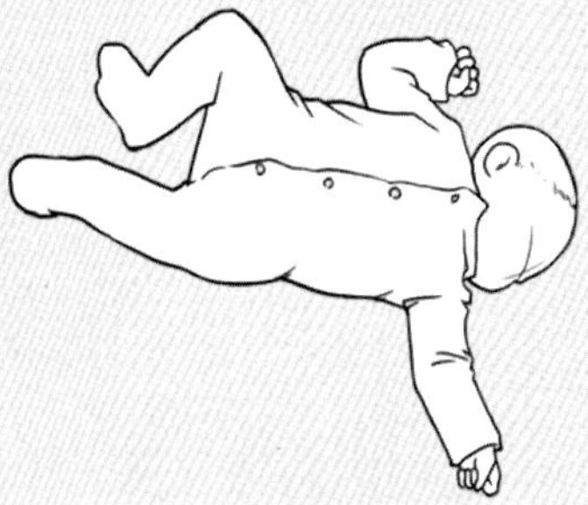<br>약 2개월 |
| 3단계 | • 자세<br>– 바로 누운 자세에서 중립적(neutral) 골반 경사가 나타남<br>– 엉덩관절의 벌림(hip abduction)이 나타남<br>– 상지대(shouler girdle)의 중립 자세가 나타남<br>– 자세는 대칭적이지만 아직 머리는 무거움(top heavy)<br>– 턱은 당겨지고(tucked) 머리는 정중선에 위치함<br>– 머리는 한 쪽에서 다른 쪽으로 자유롭게 움직임<br>• 시각<br>– 아동은 물체를 따라갈 수 있음<br>– 눈 마주침(eye contact)이 가능함<br>• 물체조작<br>– 신체 측면에 위치한 물체를 잡을 수 있음<br>– 주먹을 쥘 수 있음<br>– 물체를 입으로 가져올 수 있음 | 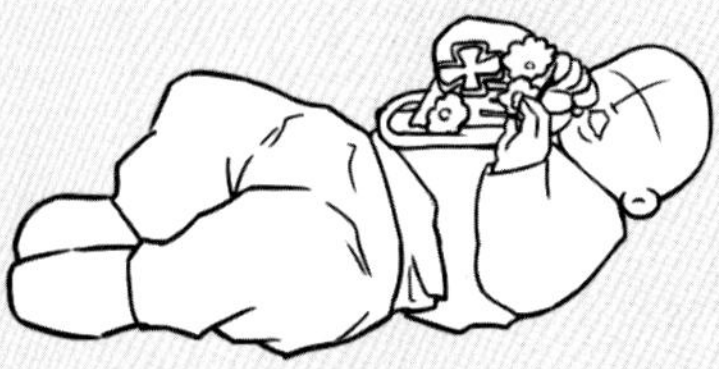<br>약 3개월 |
| 4단계 | • 어깨<br>– 굽힘(flexion)과 모음(adduction)이 가능함<br>→ 아동의 가슴 부위의 정중선(midline)위에서 손과 발을 가지고 놀 수 있음<br>• 자세<br>– 이 단계에서 처음으로 자세 및 움직임에서 있어 대칭적인 모습을 보임<br>• 체중지지<br>– 몸통 상부와 골반을 통해 일어남<br>• 골반<br>– 자유로운 골반의 움직임이 나타나기 시작함<br>– 아동은 엉덩(hip)관절을 굽히므로 자신의 손으로 무릎을 만질 수 있음 : 발가락은 불가능함<br>• 체중이동<br>– 측면으로 체중이동이 가능해짐<br>– 한 쪽 다리를 들어 올릴 수 있음<br>→ 몸통과 분리된 독립적 움직임을 의미함<br>• 손가락의 움직임<br>– 이 단계의 마지막 부분이 됨<br>– 손가락 움직임이 숙련됨 | 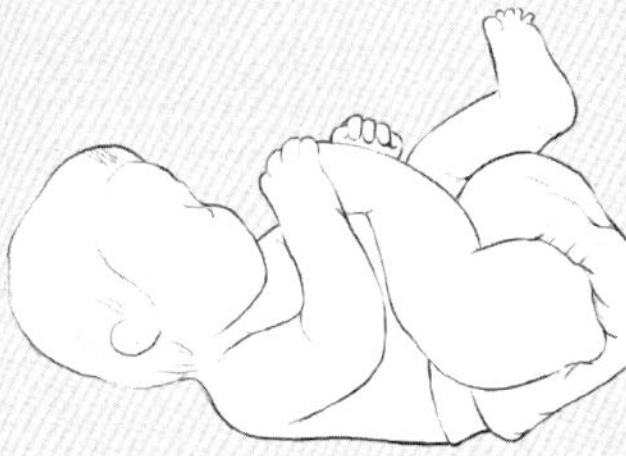<br>약 4개월 |

(계속)

| 단계 | 자세 | 그림 |
|---|---|---|
| 5단계 | • 상지대와 골반<br>- 자유로운 움직임이 나타남<br>- 골반은 완전한(full) ROM이 가능해짐<br>→ 손으로 발가락 만지며 놀기가 가능함<br>→ 측면자세(side lying)로 구르기(roll)가 가능해짐<br>- 아동은 기능적인 측면자세를 가지며, 측면자세에서 바로 누운 자세로 구르기가 가능해짐<br>• 효율적인 사지(limb)의 움직임<br>- 손으로 발가락 만지기, 정중선 통과하기가 가능해짐 | 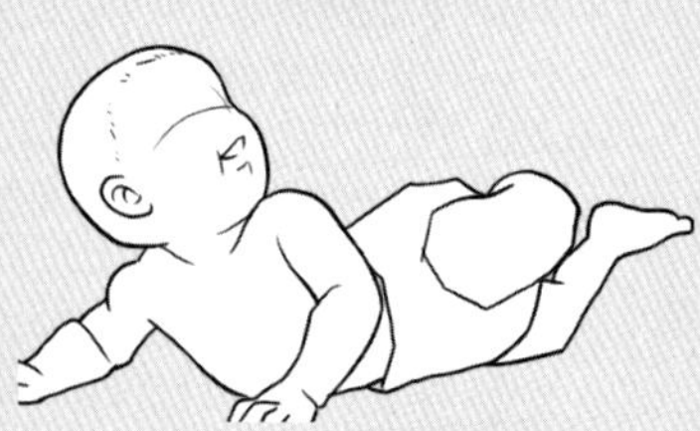<br>약 4~5개월 |
| 6단계 | • 상지대와 골반<br>- 자유롭고, 분리된 움직임이 가능해짐<br>• 구르기(roll)<br>- 측면 자세에서 바로 누운 자세(prone)로 구르기가 가능함<br>• 골반의 전방굽힘이 가능함<br>• 엉덩관절의 폄(extension)이 가능함 | 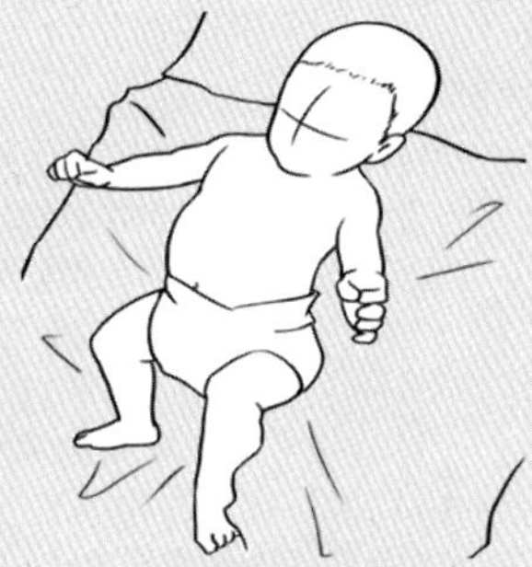<br>약 5~6개월 |

## 3. 앉기(Sitting) 발달 : 항중력 움직임

| 단계 | 자세 | 그림 |
|---|---|---|
| 1단계 | • 전체 굽힘(total flexion) 자세가 나타남<br>• 혼자 앉기는 불가능함 | 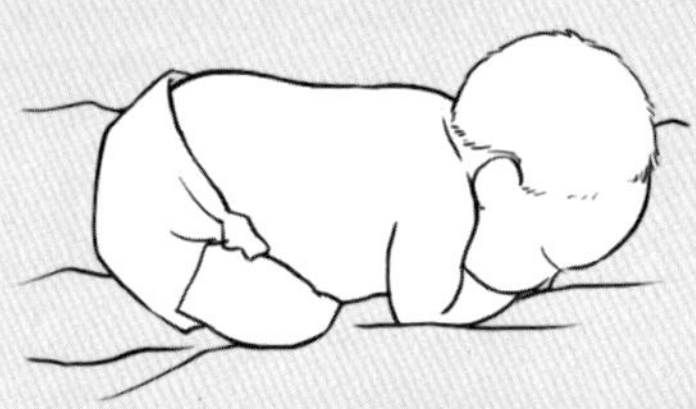<br>4개월 미만 |
| 2단계 | • 등쪽 폄근(extensor)의 활성(burst)은 뒤쪽으로 넘어짐을 만들어 냄<br>• 혼자 앉기가 가능함 | 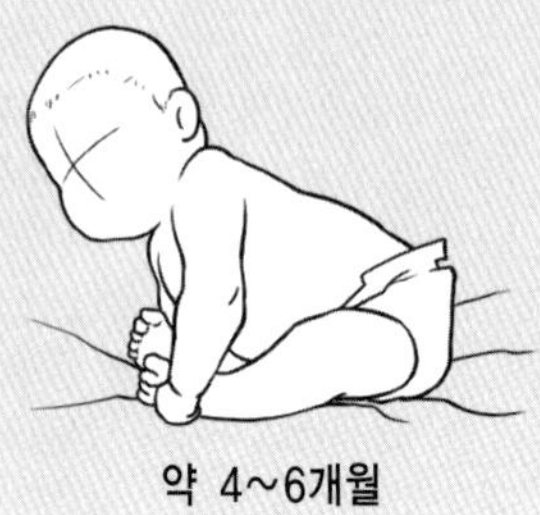<br>약 4~6개월 |

(계속)

| 단계 | 자세 | 그림 |
|---|---|---|
| 3단계 | • 상지(U/E) 근력의 증가는 안정성(stability)을 증가시킴<br>– 상지로 체중지지를 함 | 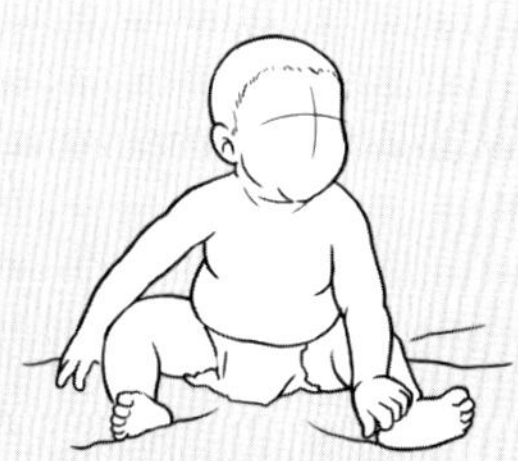<br>약 6~7개월 |
| 4단계 | • 성숙된 앉기 자세<br>– 목의 폄근(extensor) 근력과 몸통의 항중력 움직임 발달과 연관됨 | 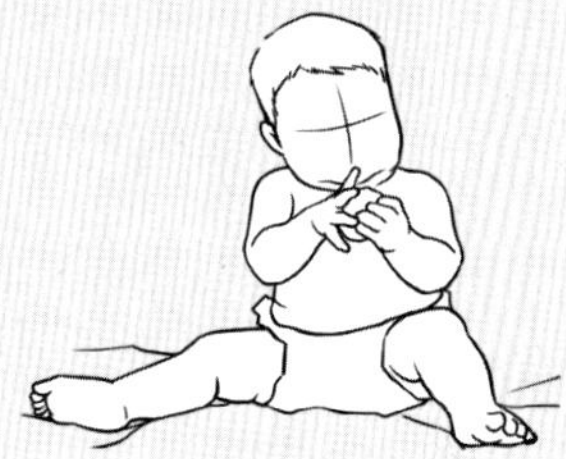<br>약 7~9개월 |

## 4. 나이에 맞는 운동발달 지표(Milestone)

| 운동지표 | | 개월 수 |
|---|---|---|
| 머리조절<br>(head control) | • 엎드려 누운 자세(prone)<br>– 45° 머리 들기<br>– 90° 머리 들기 | <br>2개월<br>4개월 |
| | • 바로 누운 자세(supine)<br>– 정중선(midline) 유지하기<br>– 머리 들기 | <br>2개월<br>6개월 |
| 구르기<br>(rolling) | • 엎드려 누운 자세(prone)<br>– 회전(rotation) 없음<br>– 회전을 동반함 | <br>4~6개월<br>6~9개월 |
| | • 바로 누운 자세(supine)<br>– 회전(rotation) 없음<br>– 회전을 동반함 | <br>5~7개월<br>6~9개월 |
| 앉기<br>(sitting) | • 순간적인 팔 지지(arm support)<br>• 지속적인 팔 지지(arm support) | 4~5개월<br>5~6개월 |
| | • 순간적인 팔 지지 없음<br>• 지속적인 팔 지지 없음 | 6~7개월<br>7~9개월 |
| 이동성<br>(mobility) | • 크롤(crawling)<br>• 기어 다니기(creeping)<br>• 돌아다니기(cruising)<br>• 걷기(walking) | 7~9개월<br>9~11개월<br>9~13개월<br>12~14개월 |

# 4.2 자세 반응(Postural reaction)의 발달

## 1. 균형발달(Balance reactions) 지표

| 정위반응(righting reaction) | | |
|---|---|---|
| neck on body | • 미성숙(immature)<br>• 성숙(mature) | 출생<br>4~5개월 |
| body on body | • 미성숙(immature)<br>• 성숙(mature) | 출생<br>4~5개월 |
| body on head | • 엎드려 누운 자세(prone)<br>• 성숙(mature)<br>• 바로누운자세(supine) | 1~2개월<br>4~5개월<br>5~6개월 |
| 란다우(Landau) | • 미성숙(immature)<br>• 성숙(mature) | 3개월<br>6~10개월 |
| 굽힘(flexion) | • 부분적(partial)<br>• 성숙(머리가 앞을 향함) | 3~4개월<br>6~7개월 |
| 수직(vertical) | • 부분적(partial)<br>• 성숙(머리가 수직이 됨) | 2개월<br>6개월 |
| 방어반응(protective reaction) | | |
| 전방(forward)<br>측방(lateral)<br>후방(backward) | | 6~7개월<br>6~11개월<br>9~12개월 |
| 평형반응(equilibrium reaction) | | |
| 엎드려 누움(prone)<br>바로 누움(supine)<br>앉기(sitting)<br>네발기기 자세(quadruped)<br>서기(standing) | | 5~6개월<br>7~8개월<br>7~10개월<br>9~12개월<br>12~21개월 |

## 2. 정위반응(Righting reaction)

| 굽힘 정위반응<br>(flexion righting reaction) | • 바로 누운 자세에서 앉기 자세로 당겨질 때 나타남<br>• 목 굽힘(neck flexion)의 항중력(antigravity) 움직임 발달과 관련된 반응을 말함<br>• 중력에 저항해 머리를 유지하는 것과 중력에 저항해 몸통 정렬(trunk alignment) 능력을 말함 | 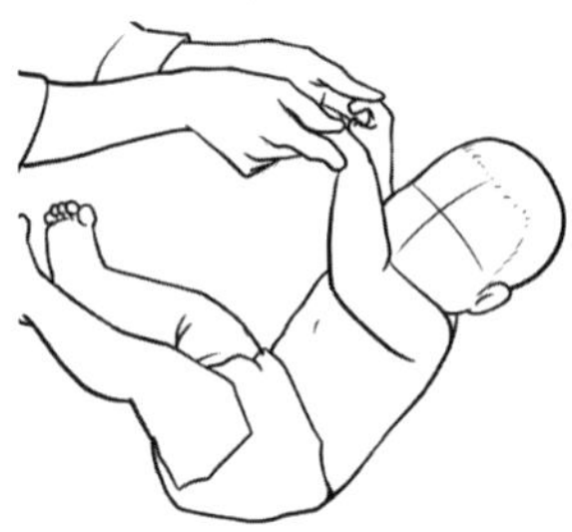<br>**그림 4-1** 굽힘 반응(flexion response) |
|---|---|---|

| | |
|---|---|
| 란다우 반응 (Landau reaction) | • 엎드린 자세로 들려졌을 때(prone suspension) 신체정렬(body alignment)을 유지하는 능력을 말함<br>• 목, 몸통, 다리에 폄(extension)이 나타남 |
| 'neck on body' 정위반응 | • 미성숙 : 통나무처럼 몸통의 회전에 의해 머리의 회전이 일어남<br>• 성숙 : 머리가 분리된 회전이 일어남 |
| 'body on body' 정위반응 | • 미성숙 : 통나무처럼 몸통의 상부와 하부가 동시에 회전됨<br>• 성숙 : 몸통 상부가 분리되어 회전함 |
| 'body on head' 정위반응 | • 신체가 닿는 지지면(support surface)의 영향으로 머리의 자세가 영향을 받음<br>– 엎드려 누운 자세(prone) : 복부로 들어오는 촉각(tactile)자극이 머리를 들어 올리게 만듦<br>– 바로 누운 자세(supine) : 등 쪽으로 들어오는 촉각 자극이 목의 굽힘과 머리 들어 올림을 만듦 |

## 3. 평형반응(Equilibrium reaction)

### 1) 측면 기울임에 대한 평형 반응

| | |
|---|---|
| 4가지 자세 | • 엎드려 누운 자세(prone)<br>• 앉은 자세(sitting)<br>• 네발기기 자세(quadruped)<br>• 서기 자세(standing) |

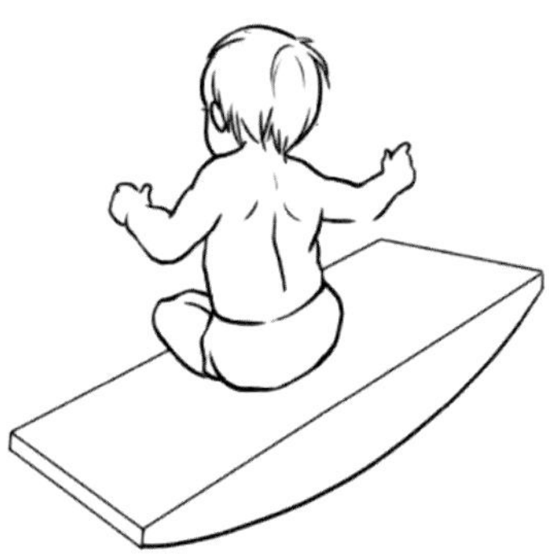

그림 4-2 앉기

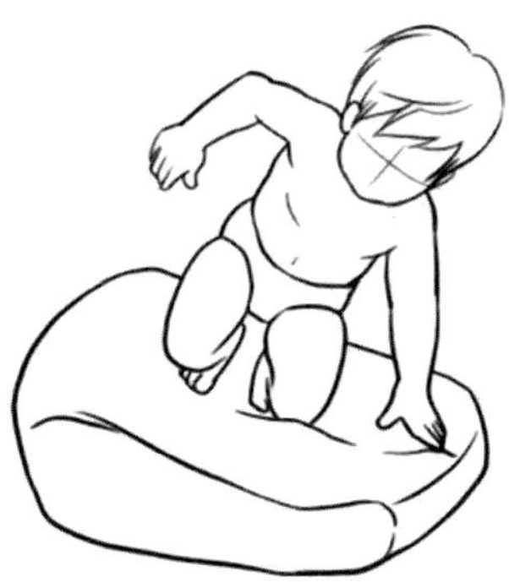

그림 4-3 네발기기자세

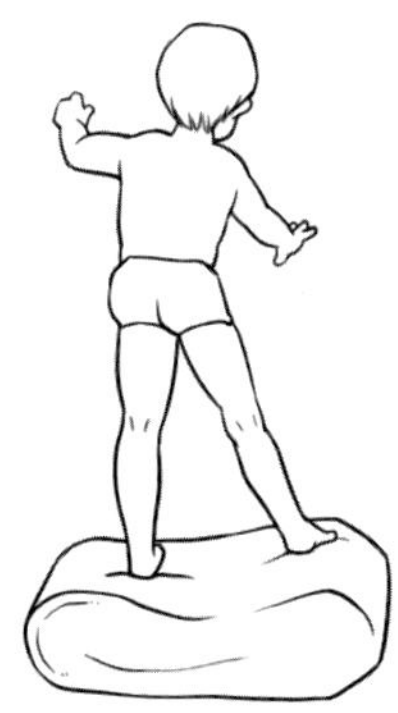

그림 4-4 서기

## 4. 방어반응(Protective reaction)

- 평형반응과는 다소 차이가 있음
- 자세 교정이 아닌 떨어짐(fall)에 대한 방어반응이 나타나는 것
- 이 반응의 특징은 사지의 펴짐(extension)이 반응으로 나타나는 것

## 4.3 자세 조절 평가(Assesment)

### 1. 정위반응(Righting reaction)

| | |
|---|---|
| neck on body | • 아동의 머리를 한 쪽으로 돌리면 구르기(roll)반응이 관찰됨 |
| body on body | • 아동의 골반(hip)을 한 쪽으로 회전시키면 몸통 상부에서 반응이 나타남 |
| body on head | • 아동이 머리를 수직으로 들어 올리고, 그것을 유지하는지 관찰함 |
| 란다우(Landau) | • 매달려 엎드린 자세(prone suspension)를 통해 관찰됨<br>• 아동의 복부 아래를 지지(support)하면 목과 하지(L/E)에서 모두 폄(extension)이 나타남 |
| 굽힘 반응 (flexion response) | • 바로누운자세(supine)에서 아동의 양팔을 당겨 앉기 자세(sitting)로 가져올 때 나타남 |
| 수직 반응 (vertical reaction) | • 아동이 수직으로 들려진 후 아동을 측면으로 약 45° 기울임<br>• 아동의 반응은 머리를 수직으로 세우는 것 |

### 2. 평형반응(Equilibrium reaction)

- 경사판(tilt board) 또는 기타 불안정한 면(예 공, 볼스터 등)을 이용함
- 전·후·좌·우 및 대각 방향의 자극에 대해 반응을 보임

### 3. 방어반응(Protective reaction)

- 낙하산 반응(parachute reaction)으로도 불림
- 아동이 떨어짐(fall)에 대한 반응을 보임

| | |
|---|---|
| 전방(forward) 방어반응 | • 아동을 들어 전면 바닥을 향해 움직임을 제공함<br>• 양성반응은 팔의 폄(extension)과 벌림(abduction)이 나타남<br>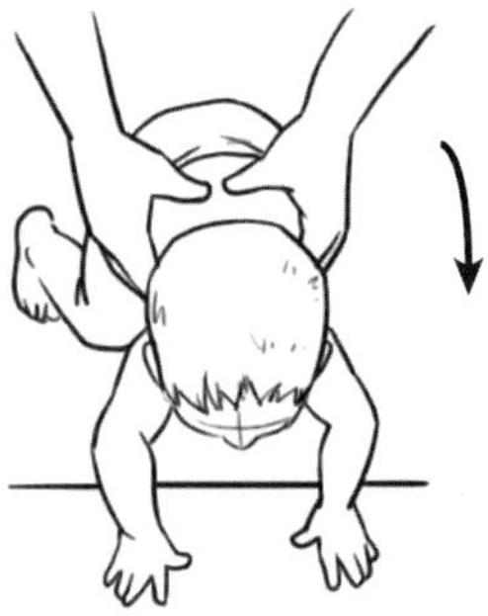<br>그림 4-5 전방 방어 반응 |

| 측면 및 후방 | • 팔을 뻗어 움직임을 중지시키려 함<br>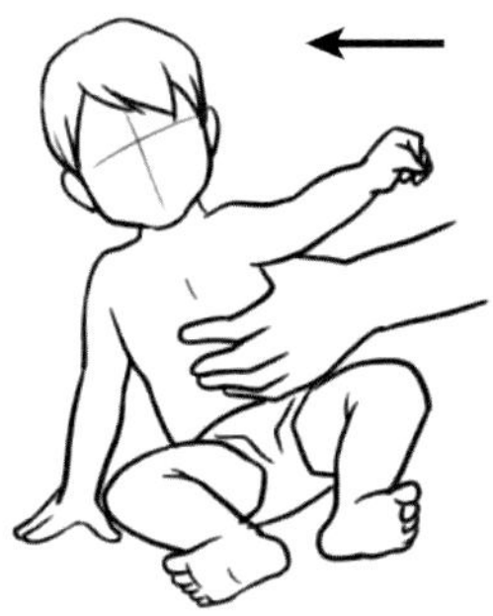<br>그림 4-6 측면<br>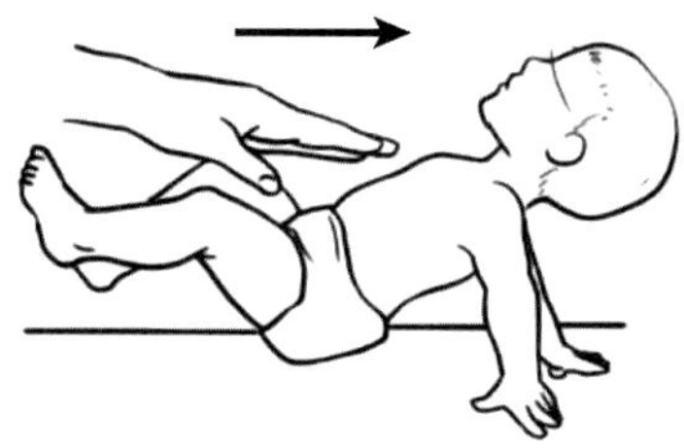<br>그림 4-7 후방 |
|---|---|



## 4. 기타

- 신경운동(neuromotor) 평가
  - 자세 반응의 발달을 평가함(예 INFANIB, AIMS, TIMP 등)
- 항중력 움직임 평가
  - 중력에 저항하는 움직임에 대한 발달 평가(예 'prone 및 supine'에서의 머리조절을 관찰)
- 감각 조직(sensory organization) 평가
  - 기능에 영향을 미치는 감각 시스템을 평가함(예 SIPT)
- 상위 균형 기술(higher level balance skill)
  - 보다 진보된 균형 기술들이 대운동(gross motor)의 일부분으로 평가됨
    → BO 테스트, PDMS, GMFM 등

# 4.4 치료적 중재(Intervention)

## 1. 개요

### 1) 되먹임(feedback)

| 내적(intrinsic) 되먹임 | • 활동 또는 지각 경험에 의해 형성된 감각정보를 말함 |
|---|---|
| 외적(external) 되먹임 | • 활동 때문에 만들어진 환경의 반응을 말함 |

### 2) 운동학습(motor learning) 적용 시 사용되는 핸들링(handling)

| | |
|---|---|
| 핸들링의 특징 | • 핸들링이란 움직임에 필요한 '감각 단서(cue)'를 제공하는 피드백의 한 종류임<br>• 핸들링은 활동에 필요한 요구들을 변화시키며, 그것은 곧 효율적인 운동학습으로 이어짐<br>• 일반적으로 핸들링은 아동들이 움직임을 만들려고 시도 할 때 발생되는 문제(error)를 감소시킴 |

## 2. 근골격계(Musculoskeletal) 문제를 지닌 아동을 위한 치료

| | |
|---|---|
| 다양한 문제들 | • ADL 문제<br>• ROM의 제한<br>• 구축(contracture)<br>• 빈약한 자세 정렬<br>• 이동성의 제한<br>• 학교 활동의 문제<br>• 평형 반응 및 방어 반응의 문제 등 |
| 치료 테크닉 사례 | ① 근 긴장 감소<br>• 억제(inhibition)테크닉을 사용함<br>② ROM 증진<br>• 대부분의 치료가 ROM 증진과 척추의 유연성(flexibility) 증진에 초점을 둠<br>③ 사지의 폄 증진<br>• 근육을 신장(elongation)시키는 테크닉을 사용함<br>• 방어 반응(protective reaction) 발달에 필요한 요소가 됨 |

## 3. 항중력(Antigravity) 움직임의 촉진(Facililation)

| | |
|---|---|
| 개요 | • 몸통의 굽힘과 폄<br>– 아동이 수직(upright) 자세를 성취하기 위해 필요한 움직임<br>– 목과 몸통의 근육 : 중력을 이기고 움직임을 만들 수 있을 정도로 충분히 발달해야 함<br>• 치료적 도구<br>– 치료용 공(ball), 웨지(wedge) 등을 이용하여 항중력 움직임을 제공할 수 있음 |

<table>
<tr><td>'앉기를 위한 당김 (pull to sit)' 활동</td><td>• 공이나 인클라인(inline)에서 실시할 수 있음<br>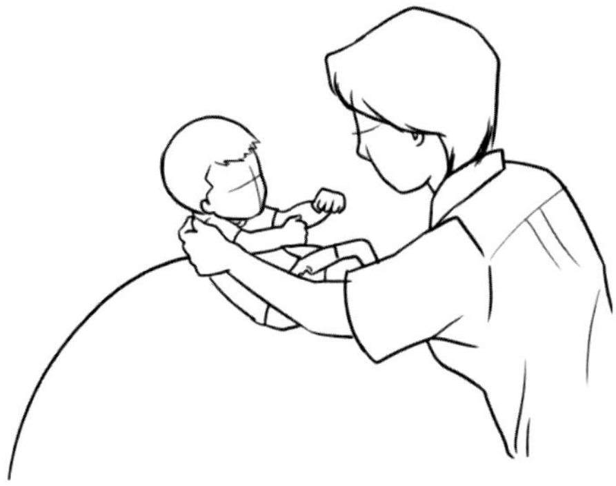<br>그림 4-8 머리의 정위(righting) 촉진하기. 치료사는 목근육의 독립적 수축을 촉진하기 위해 아동의 어깨, 어깨뼈, 몸통을 지지함</td></tr>
<tr><td>목과 몸통의 폄(extension) 강화 활동</td><td>• 공, 볼스터, 웨지 등을 이용해 다양한 활동을 수행할 수 있음<br>• 아동은 엎드려 누운 자세로 기울기가 있는 면에 놓임<br>• 장난감이나 부모의 목소리로 아동을 고무시킬 수 있음<br>– 아동의 머리 들기를 촉진하기 위해<br>– 정위 반응을 촉진하기 위해<br>• 기울기의 경사는 점차 감소시킴<br>• 아동은 한 손 또는 두 손을 사용할 수 있음<br>• 치료사의 핸들링을 통해 안정성(stability)이 제공되어야 함<br>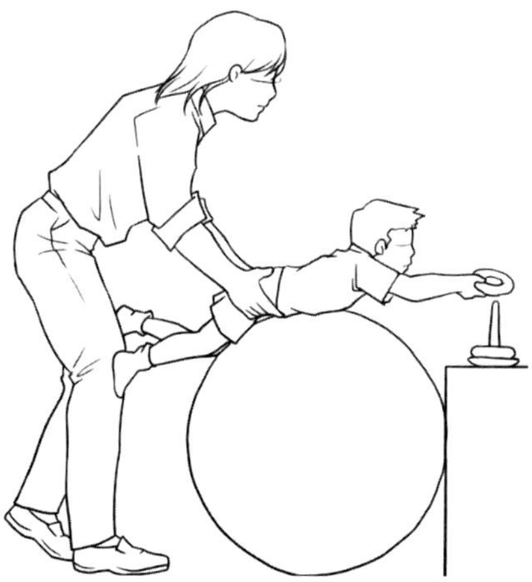<br>그림 4-9 치료 공 위에서 'prone extension' 촉진하기. 키포인트는 골반을 핸들링하는 것임</td></tr>
</table>

<table>
<tr><td rowspan="4">자세 반응<br>(postural reaction)<br>의 촉진</td><td>개요</td><td>• COG(center of gravity)의 변화에 따른 자세반응, 방어반응, 교정반응을 촉진해야 함</td></tr>
<tr><td>빠른 움직임<br>(reaching activity)</td><td>• 방어적 폄(protective extension) 반응을 만듦<br>• 공, 볼스터, 평형판 등을 이용할 수 있음<br>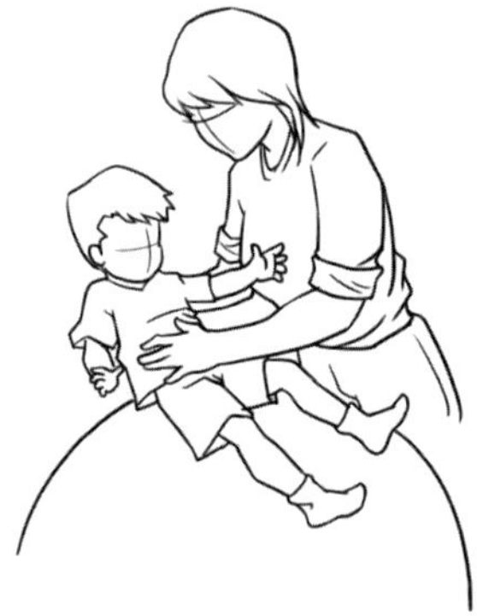<br>그림 4-10 방어반응 및 평형반응 촉진하기</td></tr>
<tr><td>뻗기 활동</td><td>• 안정성이 없는 면 위에 아동을 위치시킨 후 자세 반응을 촉진할 수 있음<br>• 초기에는 골반에 안정성을 제공하며, 아동의 반응이 향상되면 점차 지지를 감소시킴<br>• 초기에는 넓은 BOS(base of support)를 가지고 수행하지만, 나중에는 좁은 BOS에서 수행하게 됨<br>• 점차 속도, 범위, 리듬을 다양하게 변화시켜 나아갈 수 있음<br>• 넘어짐(fall)에 대한 안전(safety)과 방어(protection)가 나타남<br>  – 균형 잡기에 있어 매우 중요한 요소가 됨</td></tr>
<tr><td>기타</td><td>• 성숙한 자세 조절 및 운동 패턴의 성취가 자세 반응에 중요함<br>• 아동의 활동<br>  – 의미가 있어야 함(meaning full)<br>  – 재미있어야 함(fun)<br>  – 적절한 운동반응을 위해 피드백(feed back)이 필요함<br>• 서기 균형(standing balance)의 조절<br>  – 플랫폼(platform)이 사용됨</td></tr>
</table>

## 4.5 운동발달

| | | |
|---|---|---|
| 고개 조절 | | • 엎드린 자세(prone)에서 45° 들기 : 2개월<br>• 엎드린 자세에서 90° 들기 : 4개월<br>• 바로 누운 자세(supine)에서 중심선 유지 : 2개월<br>• 바로 누운 자세에서 고개 들기 : 6개월 |
| 뒤집기 (Rolling) | | • 몸통의 회전 없이 엎드린 자세(prone)에서 바로 누운 자세(supine)로 : 4~6개월<br>• 몸통회전과 함께 엎드린 자세에서 바로 누운 자세로 : 6~9개월<br>• 몸통의 회전 없이 바로 누운 자세에서 엎드린 자세로 : 5~7개월<br>• 몸통회전과 함께 바로 누운 자세에서 엎드린 자세로 : 6~9개월 |
| 앉기 | | • 팔 지지와 함께 지속적 앉기 : 5~6개월<br>• 팔 지지 없이 지속적 앉기 : 7~9개월 |
| 기기 | | • 아래팔과 무릎을 이용한 체중 지지 : 3~6개월<br>• 손으로 체중 지지 : 6~9개월<br>• 손과 무릎으로 체중 지지 : 6~9개월<br>• 네발기기 : 9개월 |
| 걷기 | | • 지지 반사(supporting reflex) : 0~3개월<br>• 자동적 디디기(automatic stepping) : 0~3개월<br>• 가구 잡고 서기 : 7~9개월<br>• 도움 없이 서기 : 12~14개월<br>• 걷기 가능 : 12~18개월 |
| 손 기술 | 쥐기의 연속적 발달 | • '자뼈 → 손바닥 → 노뼈쪽'으로 발달함<br>• '손바닥 접촉 → 손가락 표면 접촉 → 손가락 끝 접촉(finger pad contact)'으로 발달함<br>• '장지 굽힘근 사용 → 외재근과 내재근의 협력사용'으로 발달함 |
| | 쥐기의 발달 | • 0~1개월 : 원시적인 쥐기(primitive grasp)<br>• 3~4개월 : 스크래칭(scratching)<br>• 4~5개월 : 미성숙한 손바닥 잡기(crude palmar grasp)<br>• 5~6개월 : 손바닥 잡기<br>• 6~7개월 : 노뼈쪽 손바닥 잡기(radial palmar grasp)<br>• 7~8개월 : 손가락 찌르기(index probing)<br>• 8~9개월 : 노뼈쪽 측면 잡기(radial distal grasp)<br>• 9~10개월 : superior pinch, 삼점쥐기(three-Jaw chuck)<br>• 11~12개월 : 정교한 손끝잡기(fine pincer perhension), tip pinch |

<table>
<tr><td rowspan="4">손 기술</td><td>손안의 물체조작 (in-hand manipulation)</td><td>• 손가락에서 손바닥으로 이동(finger to palm translation) : 12∼15개월<br>• 손바닥에서 손가락으로 이동(palm to finger translation) : 2∼2.5세<br>• 이동(shift) : 3∼3.5세<br>• 단순회전(simple rotation) : 2∼2.5세<br>• 복잡회전(complex rotation) : 3.5∼5.5세</td></tr>
<tr><td>공 던지기</td><td>• 앞으로 던지기(overhead) : 2세<br>• 목표 맞추기 : 1.5∼3세<br>• 5∼7 피트 앞으로 던지기 : 3.5세<br>• 5 피트 거리의 목표물 맞추기 : 5세<br>• 12 피트 거리의 목표물 맞추기 : 6∼7세</td></tr>
<tr><td>도구 사용</td><td>• 숟가락 사용 : 18개월(흘림 없는 숟가락 사용은 24개월)<br>• 가위를 사용해 자르기 : 2세(선을 따라가며 자르기는 36개월)<br>• 선 따라 자르기 : 3∼3.5세(선 → 동그라미 → 사각형 → 삼각형 순으로 발달)<br>• 동그라미 자르기 : 3.5∼4세<br>• 사각형 자르기 : 4.5∼5세<br>• 복잡한 모양 자르기 : 6∼7세</td></tr>
<tr><td>글씨 쓰기</td><td>• 10∼12개월 : 낙서하기(손바닥으로 연필을 잡고 낙서함)<br>• 2세 : 수직선, 수평선, 원의 흔적이 나타남(수직선 그리기는 30개월)<br>• 2.5세 : 수직선, 수평선 그리기<br>• 3세 : 동그라미 보고 그리기, 사람 그리기(4부분－머리, 팔, 다리, 눈)<br>• 4세 : 십자가 보고 그리기, 사람 그리기(8부분)<br>• 4.5세 : 사각형 보고 그리기<br>• 5세 : 삼각형 보고 그리기<br>• 6세 : 마름모 보고 그리기, 사람 그리기(12부분－눈, 코, 입까지 모두)</td></tr>
</table>

## 4.6 자세발달

### 1. 항중력(Antigravity) 움직임

| | |
|---|---|
| 1단계 : 이동성(mobility) | • 항중력 움직임의 발달이 시작됨 |
| 2단계 : 안정성(stability) | • 몸쪽(proximal) 관절의 근육에 동시수축이 일어남(예 체중지지 자세) |
| 3단계 : 안정에 바탕을 둔 이동성 | • 몸쪽 관절을 고정시키고 먼쪽을 움직이는 단계(예 네발 기기 자세) |
| 4단계 : 기술(skill)의 발달 | • 체중을 지지하지 않은 자세에서 안정성과 이동성이 동시에 나타남(예 잡기, 뻗기, 손안에서의 조작) |

### 2. 엎드린 자세(Prone)에서의 항중력 움직임

| | |
|---|---|
| 1단계 | • 머리가 가장 무거운(top heavy) 단계<br>• 가슴, 어깨, 얼굴로 체중지지를 하는 단계<br>• 골반의 후방경사, 무릎관절의 굽힘, 어깨뼈의 후퇴, 가슴의 굽힘, 비대칭적 자세가 나타남<br>• 고개는 한쪽으로 돌아가 있음 |
| 2단계 | • 가슴과 윗배로 체중지지를 함<br>• 골반의 후방 경사, 어깨뼈의 후퇴, 어깨관절의 굽힘 및 모음이 나타남<br>• 고개는 한쪽으로 돌아가 있음 |
| 3단계 | • 골반의 중립, 어깨뼈의 돌출(protraction), 엎드린 자세를 유지함<br>• 배, 가슴, 무릎, 허벅지에 대칭적인 체중지지가 일어남<br>• 전체적인 몸통 만곡이 특징임 |
| 4단계 | • 골반의 전방 경사, 배와 허벅지로 체중을 지지하며 손으로 바닥을 집고 버팀<br>• 머리와 상부의 몸통이 하부 몸통에서 분리되어 옆으로 이동됨<br>• 옆으로 몸통 굽힘이 가능해 지고 피봇(pivoting)을 시작함<br>• 한 쪽 발차기가 가능하고, 손과 발이 중심선을 지나 움직일 수 있음 |
| 5단계 | • 팔꿉관절 폄과 요추 폄으로 버티기가 가능해짐<br>• 엎드린 자세(prone)에서 바로 누운 자세(supine)로 돌아눕기(rolling)가 가능해짐 |
| 6단계 | • 골반과 어깨뼈의 자유로운 움직임이 나타남<br>• 네발기기 자세가 가능해짐 |

### 3. 바로 누운 자세(Supine)에서의 항중력 움직임 발달

| | |
|---|---|
| 1단계 | • 바로 누운 자세의 유지가 어려움<br>• 자세는 비대칭적임이 됨<br>• 머리, 몸통, 허벅지로 체중을 지지함, 목 폄으로 턱을 내밈 |
| 2단계 | • 상부 몸통과 머리로 체중을 지지함<br>• 골반 하방 경사, 어깨뼈 후퇴가 나타남<br>• 비대칭적 자세가 됨 |
| 3단계 | • 골반 중립, 고관절 벌림, 어깨뼈 중립으로 중립적 자세를 유지함 : supine<br>• 자세는 대칭적임, 턱이 당겨지고 머리는 가운데에 위치함<br>• 사물을 따라 응시하기, 눈 맞추기가 가능함<br>• 몸통은 만곡을 가지며, 골반과 어깨에 체중지지가 가능함<br>• 한 손 쥐기가 가능하여 주먹을 쥐고 물건을 입으로 가져올 수 있음 |
| 4단계 | • 대칭적인 자세 및 대칭적 움직임이 나타남<br>• 골반의 전방 경사, 어깨뼈 돌출(protraction), 어깨관절 굽힘/모음이 나타남<br>• 손과 발이 정중선(midline)을 지나며, 상부 몸통과 골반으로 체중지지가 일어남<br>• 골반의 움직임이 자유로워지므로 무릎을 만질 수 있음 |
| 5단계 | • 몸통에서 골반과 어깨의 움직임이 자유로워짐<br>• 정중선 교차(crossing midline), 옆으로 눕기(side lying)가 가능함 |
| 6단계 | • 바로 누운 자세에서 엎드린 자세로 돌아눕기가 가능함 |

### 4. 먹기 기술 발달

| | |
|---|---|
| 구강의 반사들 | • 탐색 반사(rooting reflex) : 3～4개월에 소멸<br>• 빨기 반사(sucking reflex) : 3～4개월에 소멸<br>• 구토 반사(gag reflex) : 평생 지속<br>• 기침 반사(cough reflex) : 평생 지속 |
| 먹기 기술 | • 0～3개월 : 깨물기 반사(bite reflex), '구토/탐색/빨기－삼키기' 반사가 나타남<br>• 4～5개월 : 머리 및 몸통의 조절, 손을 입으로 가져오기, 쥐기의 유지 등이 가능함<br>• 5～6개월 : 깨물기 반사의 소실, 쥐기 완성, 혀의 측면 움직임(lateralization), 부드러운 음식섭취 등이 가능함<br>• 6～8개월 : 혀 내밀기(tongue thrust) 소실, 젖병 쥐고 먹기, 독립적인 먹기 등이 가능함<br>• 8～9개월 : 혼자 앉기, 씹기의 발달, 입술 다물기 등이 가능함<br>• 9～10개월 : 숟가락 쥐기가 가능함, 침 흘리기가 감소됨<br>• 9～11개월 : 컵 사용이 가능하지만 내용물을 많이 흘림<br>• 12～18개월 : 손가락 먹기의 완성, 독립적 숟가락 사용, 독립적인 컵 사용 등이 가능함 |

## 4.7 영유아의 반사

| | |
|---|---|
| 개요 | • 정의<br>– 감각자극에 대한 불수의적 근육 반응<br>– 특정 감각이나 움직임은 특정 근육의 반응으로 나타남<br>• 신경학적인 발달과 기능을 보여줌<br>• 많은 아동의 반사(infantile reflex)들이 성인이 될수록 사라지고 성숙됨 |
| 성인기에도 존재하는 반사들 | • 눈깜박 반사(blinking reflex) : 갑작스런 터치나 불빛이 눈에 들어올 때 눈이 감김<br>• 재채기 반사(sneeze reflex) : 이물질이 코로 들어오면 재채기를 함<br>• 구토 반사(gag reflex) : 혀 뒤쪽을 자극하면 구토가 발생됨<br>• 하품 반사(yawn reflex) : 산소 감소에 대한 공기 흡입의 반응이 나타남<br>• 기침 반사(cough reflex) : 기도에 이물질이 들어갔을 때 반사적으로 기침이 나옴<br>• 깊은 힘줄 반사(deep tendon reflex) : 건이 갑자기 펴 될 때 나타남<br>• 척수 반사(spinal reflex) : 뜨거운 자극 또는 날카로운 자극이 사지에 들어올 경우 나타남<br>• 기타 : 바빈스키 반사(babinski reflex), 동공 반사(pupillary reflex) 등 |
| 영아의 반사 (infantile reflexes) | • 빨기 반사(sucking reflex) : 입주변을 자극하면 빨기가 나타남(3~4개월에 사라짐)<br>• 모로 반사(moro reflex)<br>– 갑작스런 큰 소리 또는 갑작스런 목의 떨어짐이 있을 때 팔을 뻗고 주먹을 쥠<br>– '놀란 표정'이 나타나는 것이 특징<br>– 시간이 지나면 안정됨(3~4개월에 사라짐)<br>• 걷기 반사(step reflex) : 발바닥을 딱딱한 바닥에 대면 걷는 행동이 나타남(3~4개월에 사라짐)<br>• 기기 반사(crawl reflex) : 배를 바닥에 놓으면 기는 모습이 나타남<br>• 쥐기 반사(grasp reflex) : 신생아의 손바닥에 물건을 주며 아동이 꼭 쥠<br>• 탐색 반사(rooting reflex) : 입 주변을 자극하면 그 쪽으로 고개를 돌리거나 측면으로 입 모양을 삐죽거림(3~4개월에 사라짐)<br>• 낙하산 반사(parachute reflex)<br>– 조금 자란 영아(older infant)에게 나타남(3~4개월 수준이상)<br>– 바로 세웠다가 갑자기 머리를 바닥 쪽으로 떨어뜨리면 떨어짐을 방어하려는 듯 손이 쫙 펴짐<br>• 바빈스키 반사(babinski reflex) : 발바닥을 긁어주면(stroke) 'dorsiflexion'이 나타남(9개월~1년에 사라짐) |

| | |
|---|---|
| **영아의 반사**<br>(infantile reflexes) | • 수영 반사(swimming reflex) : 물에 넣으면 수영하는 동작이 나타남(6~7개월에 사라짐)<br>• 동공 반사(pupillary reflex)<br>– 눈에 불빛을 비추면 동공이 작아짐<br>– 괄약근(sphincter muscle)의 수축(contraction)이 나타남<br>• 물기 반사(bite reflex) : 치아나 잇몸에 자극이 오면 물기가 나타남<br>• 혀 내밀기(tong thrust)<br>– 음식물 넣어주면 밖으로 혀를 내밀어서 음식물을 밀어내는 반사가 나타남<br>– 4~7개월에 사라짐<br>• 구토 반사(gag reflex) : 혀 뒤쪽을 자극하면 구토가 발생됨<br>• 구개 반사(palate reflex) : 구개활(faucial arch)을 자극하면 목젖이 수축되고 위로 올라감<br>• 기침 반사(coughing reflex) : 기도에 이물질이 들어갔을 때 기침이 나타남<br>• 하품 반사(yawn reflex) : 산소가 부족할 시 하품이 나옴<br>• 빨고 삼키기 반사(suck swallow reflex) : 빨고 삼키기가 반사적으로 나타남 |

## 4.8 중추신경계 반사

### 1. 척수 수준의 반사(Spinal level reflexes)

• 생후 2개월 이내 정상 아동에게 나타남

| | | |
|---|---|---|
| **flexor withdrawal** | ① 검사자세<br>• 바로 눕힘(supine)<br>• 머리를 중간에 위치시킴<br>• 양 다리를 폄<br>② 검사자극<br>• 발바닥 자극<br>③ 음성반응<br>• 자극 받는 다리가 폄상태로 그대로 있음<br>• 자극이 심해지면 이를 피하기 위해 의지적으로 다리를 구부림 | 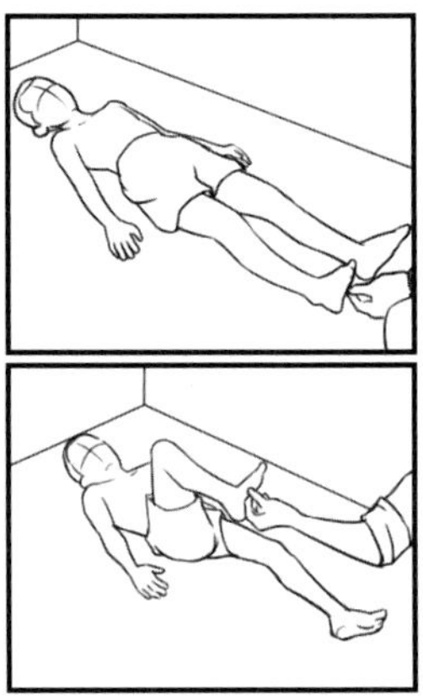<br>**음성반응/양성반응** |

| | |
|---|---|
| flexor withdrawal | ④ 양성반응<br>• 자극 받는 다리가 반사적으로 구부러짐<br>• 간지럼에 의한 반응과 혼동하지 말아야 함<br>⑤ 기타<br>• 양성반응은 생후 2개월까지는 정상<br>• 생후 2개월 이후에도 양성반응이 나타나면 이는 반사의 성숙이 늦어짐을 의미함 |
| **펌밀기 반사**<br>**(extensor thrust)** | 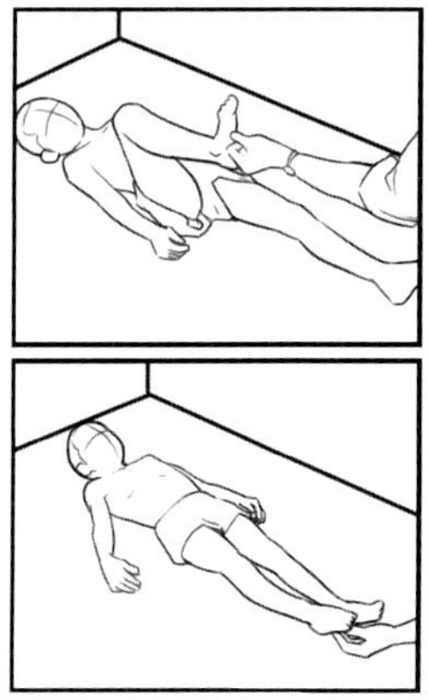<br>음성반응/양성반응<br>① 검사자세<br>• 바로 눕힘(supine)<br>• 머리를 중간에 위치시킴<br>• 한쪽 다리는 폄시키고 반대편 다리는 굽힘 시킴<br>② 검사자극<br>• 굽힘시킨 다리의 발바닥을 자극함<br>③ 음성반응<br>• 굽힘시킨 다리에 자극을 주어도 움직이지 않음<br>• 그 상태를 유지함<br>④ 양성반응<br>• 굽힘시킨 다리는 자극이 강해짐에 따라 반사적으로 폄이 됨<br>• 간지럼과 혼동하지 말아야 함<br>⑤ 기타<br>• 양성반응은 생후 2개월까지 정상<br>• 생후 2개월 이후에도 양성반응이 나타나면 이는 반사의 성숙이 늦어짐을 의미함 |
| **교차성 폄 반사 1**<br>**(crossed extension 1)** | 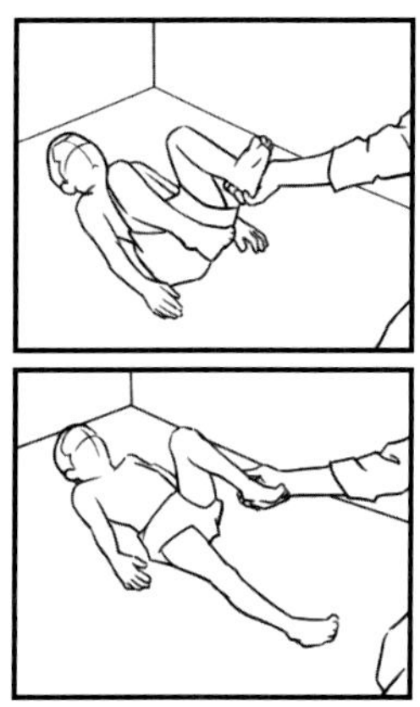<br>음성반응/양성반응<br>① 검사자세<br>• 바로 눕힘<br>• 머리를 중간에 위치시킴<br>• 한쪽 다리는 굽힘 시키고 반대편 다리는 폄시킴<br>② 검사자극<br>• 폄 상태의 다리를 굽힘 시킴<br>③ 음성반응<br>• 폄 상태의 다리를 굽힘 시켜도 반대편 굽힘 상태의 다리는 그 상태를 그대로 유지함<br>④ 양성반응<br>• 폄 상태의 다리를 굽힘시킬 때 반대편의 굽힘 상태의 다리가 반사적으로 폄이 됨 |

| | |
|---|---|
| **교차성 폄 반사 1**<br>(crossed extension 1) | ⑤ 기타<br>• 양성반응은 생후 2개월까지는 정상임<br>• 생후 2개월 후에도 양성반응이 나타나면 이는 반사성숙이 늦어짐을 의미함 |
| **교차성 폄 반사 2**<br>(crossed extension 2) | ① 검사자세<br>• 바로 눕힌 자세에서 머리를 중앙에 위치시킴<br>• 두 다리를 모두 폄으로 유지함<br>② 검사자극<br>• 한 쪽 다리의 내측면을 두드림<br>③ 음성반응<br>• 두 다리 모두 자극에 대한 반응이 없음(폄 상태)<br>④ 양성반응<br>• 자극을 받는 반대편 다리가 모음, 안쪽돌림, 발은 발바닥 쪽으로 구부러짐(plantar flexion)<br>• 가위 모양이 됨<br>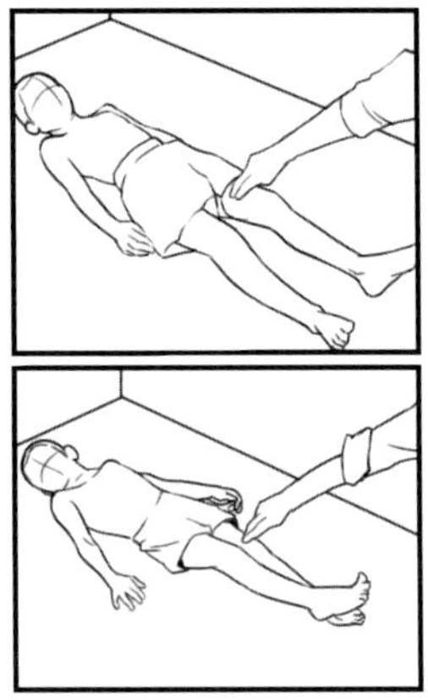<br>**음성반응/양성반응**<br>⑤ 기타<br>• 양성반응은 생후 2개월까지 정상<br>• 생후 2개월 후에도 양성반응이 나타나면 이는 반사성숙이 늦어짐을 의미함 |

## 2. 뇌간(Brain stem) 수준의 반사 : 생후 4~6개월

| | |
|---|---|
| **비대칭성 긴장성 경반사**<br>(ATNR : asymmetrical tonic neck reflex) | ① 검사자세<br>• 바로 눕힌 자세에서 머리는 중앙에 위치함<br>• 양측 상지와 하지를 폄시킴<br>② 검사자극<br>• 머리를 한쪽으로 돌림<br>③ 음성반응<br>• 양쪽 상지 및 하지에 아무런 반응이 없음<br>④ 양성반응<br>• 얼굴 쪽(머리를 돌린 쪽)의 팔과 다리 폄 또는 폄근의 긴장 증가<br>• 머리뒤쪽(반대쪽)의 팔과 다리 굽힘 또는 굽힘근의 긴장 증가<br>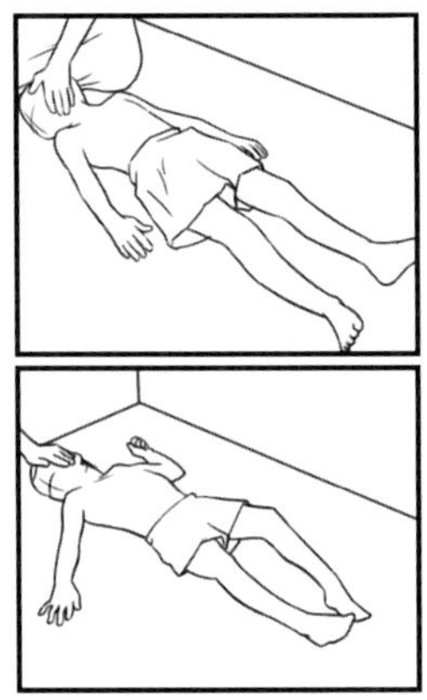<br>**음성반응/양성반응**<br>⑤ 기타<br>• 양성반응은 생후 4~6개월까지는 정상<br>• 생후 6개월 이후에 양성반응이 나타나면 이는 반사의 성숙이 늦어짐을 의미함 |

| 구분 | 내용 |
|---|---|
| 대칭성 긴장성 경반사 1<br>(STNR : symmetrical tonic neck reflex 1) | ① 검사자세<br>• 네발기기 자세 또는 검사자의 양 무릎 위에 엎드린 자세<br>② 검사자극<br>• 머리를 숙이게 함<br>③ 음성반응<br>• 양측 팔이나 다리에 변화가 없음<br>④ 양성반응<br>• 양측 팔이 굽힘 또는 굽힘근 긴장의 증가<br>• 양측 다리는 폄되거나 폄근 긴장의 증가<br>⑤ 기타<br>• 양성반응은 생후 4~6개월까지는 정상<br>• 생후 6개월 이후에 양성반응이 나타나면 이는 반사의 성숙이 늦어짐을 의미함<br>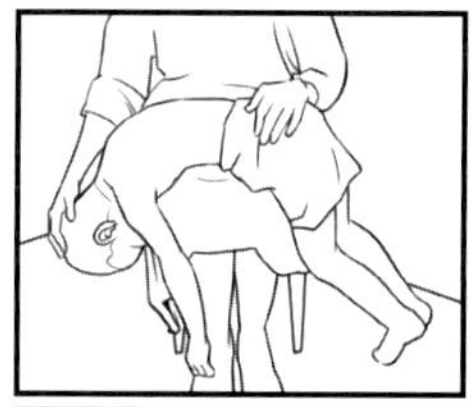<br>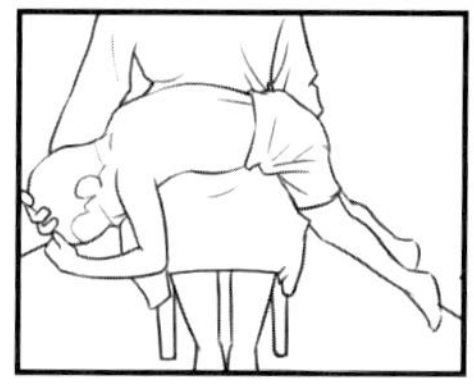<br>음성반응/양성반응 |
| 대칭성 긴장성 경반사 2(STNR 2) | ① 검사자세<br>• 네발 기기 자세 또는 검사자의 양 무릎 위에 엎드림<br>② 검사자극<br>• 머리를 뒤로 제침<br>③ 음성반응<br>• 양쪽 팔과 다리에 아무런 변화가 없음<br>④ 양성반응<br>• 양쪽 팔이 폄되거나 폄근의 긴장이 증가<br>• 양쪽 다리가 굽힘하거나 굽힘근의 긴장이 증가<br>⑤ 기타<br>• 양성반응은 4~6개월까지는 정상<br>• 생후 6개월 이후에 양성반응이 나타나면 이는 반사의 성숙이 늦어짐을 의미함<br>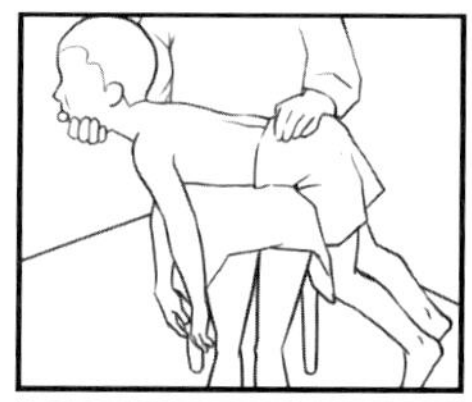<br>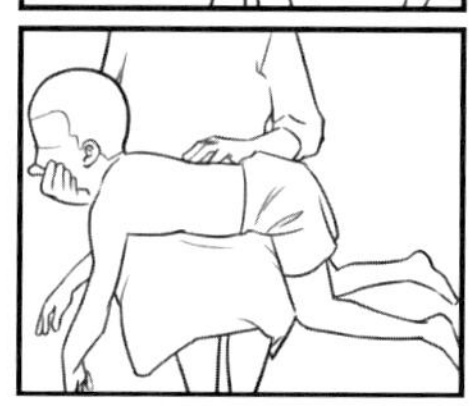<br>음성반응/양성반응 |
| 긴장성 미로반사 –바로 누운 자세<br>(TLR : tonic labyrinthine reflex-supine) | ① 검사자세<br>• 바로 누운 자세<br>• 머리를 중앙에 위치함<br>• 양쪽 팔과 다리는 폄시킴<br>② 검사자극<br>• 무릎 아래를 들어 올림<br>③ 음성반응<br>• 양쪽 팔과 다리를 수동적으로 굽힘 시킬 때 폄근의 긴장 변화가 없음<br>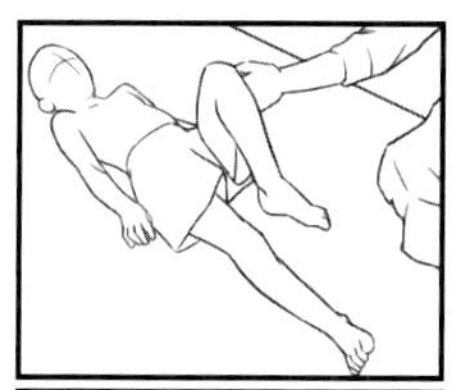<br>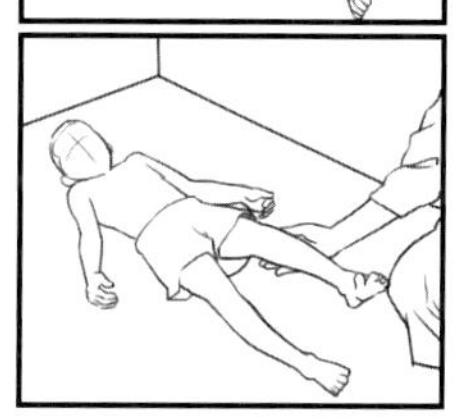<br>음성반응/양성반응 |

| | |
|---|---|
| **긴장성 미로반사 – 바로 누운 자세**<br>(TLR : tonic labyrinthine reflex-supine) | ④ 양성반응<br>• 폄 상태의 다리를 굴곡 시키면 굴곡된 다리가 반사적으로 폄이 됨<br>⑤ 기타<br>• 양성반응은 생후 4개월까지 정상임<br>• 생후 4개월 이후에도 양성반응이 나타나면 이는 반사의 성숙이 늦어짐을 의미함 |
| **긴장성 미로반사 – 엎드려 누운 자세**<br>(TLR : tonic labyrinthine reflex-prone) | ① 검사자세<br>• 엎드려 누움(prone)<br>• 양머리는 중앙에 위치시킴<br>② 검사자극<br>• 엎드려 누운 자세를 유지함<br>③ 음성반응<br>• 굽힘근 긴장은 거의 없음<br>• 머리, 몸통, 팔, 다리의 폄이 가능함<br>④ 양성반응<br>• 머리를 뒤로 들기와 어깨를 뒤로 제칠 수 없음<br>• 몸통과 팔을 폄시킬 수 없음<br>⑤ 기타<br>• 양성반응은 생후 4개월까지 정상<br>• 생후 4개월 이후에 양성반응이 나타나면 이는 반사의 성숙이 늦어짐을 의미함<br>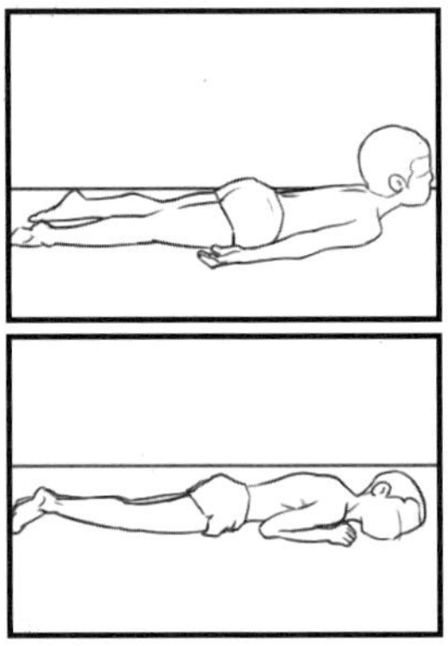<br>음성반응/양성반응 |
| **연합반응**<br>(associated reactions) | ① 검사자세<br>• 바로 눕힘<br>② 검사자극<br>• 어떤 물건을 한 손으로 꼭 잡게 함<br>• 편마비인 경우<br>– 정상 손에 물체를 꽉 쥐도록 함<br>③ 음성반응<br>• 아무 반응 없거나 신체의 다른 부위에서 근긴장 증가가 없음<br>④ 양성반응<br>• 반대편 상지나 또는 신체의 다른 부위에서 근긴장이 증가함<br>⑤ 기타<br>• 양성반응에 또 다른 비정상적인 반사작용이 나타나면 반사의 성숙이 늦어짐을 의미함<br>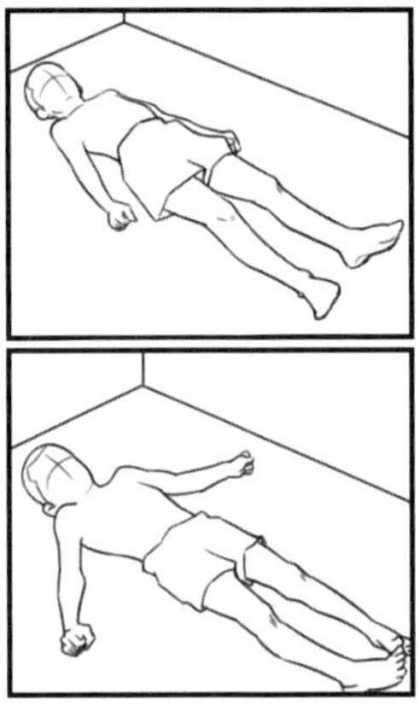<br>음성반응/양성반응 |

| | |
|---|---|
| 양성 지지반응<br>(positive supporting reaction) | ① 검사자세<br>• 환자를 들어서 세움<br>② 검사자극<br>• 몇 번 들기와 놓기를 반복함 → 발바닥이 바닥에 닿음<br>③ 음성반응<br>• 근 긴장의 증가 없음<br>④ 양성반응<br>• 양쪽 다리는 폄근의 긴장이 증가함<br>• 양 발의 저굴(plantar flexion)이 나타남<br>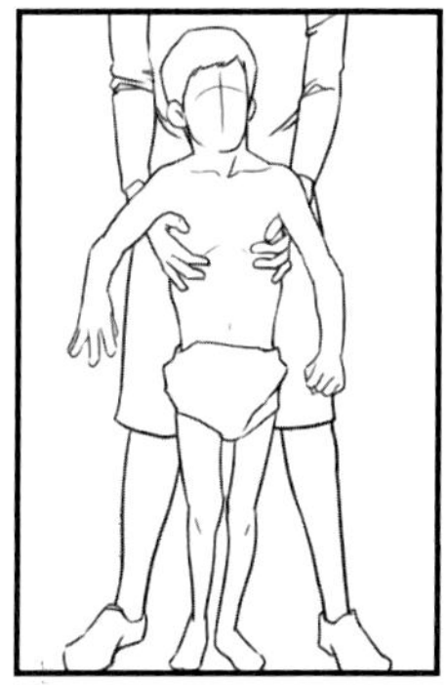<br>음성반응/양성반응<br>⑤ 기타<br>• 양성반응은 생후 3개월부터 8개월까지가 정상<br>• 생후 8개월 이후에 양성반응이 나타나면 이는 반사의 성숙이 늦어짐을 의미함 |
| 음성 지지반응<br>(negative supporting reaction) | ① 검사자세<br>• 선 자세<br>② 검사자극<br>• 체중 부하 제공<br>③ 음성반응<br>• 폄근 긴장의 이완으로 다리가 구부러짐 : 걷기가 나타남<br>④ 양성반응<br>• 폄근의 긴장이 이완되지 않음 : 양성지지가 지속됨<br>• 정상반응<br>– 양쪽 다리가 교대로 걸을 수 있도록 신근 긴장이 충분히 이완됨<br>– 굽힘이 일어남<br>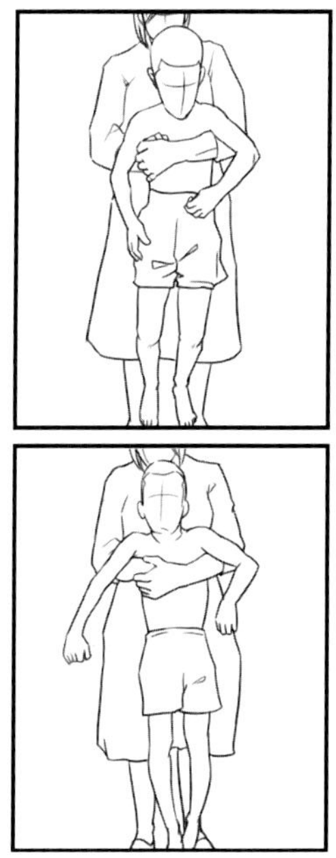<br>음성반응/양성반응<br>⑤ 기타<br>• 비정상반응<br>– 생후 8개월 이후에도 양성지지 반응이 계속될 경우<br>– 체중 부하 시 과다한 굽힘 반응이 4개월 이후에도 지속될 경우 |

## 3. 중뇌 수준(Midbrain level)의 반사

### 1) 정위반응(righting reaction)

<table>
<tr><td>경 정위반사<br>(neck righting)</td><td>① 검사자세<br>• 바로 눕힌 자세<br>• 머리를 중앙에 위치시킴<br>• 양쪽 팔과 다리를 폄시킴<br>② 검사자극<br>• 능동적 또는 수동적으로 머리를 한 방향으로 돌림<br>③ 음성반응<br>• 몸통이 돌아가지 않음<br>④ 양성반응<br>• 몸통 전체가 머리가 돌아간 방향으로 동시에 돌아감<br>⑤ 기타<br>• 양성반응은 생후 6개월까지가 정상임<br>• 생후 6개월 이후의 양성반응은 반사의 성숙이 늦어짐을 의미함<br>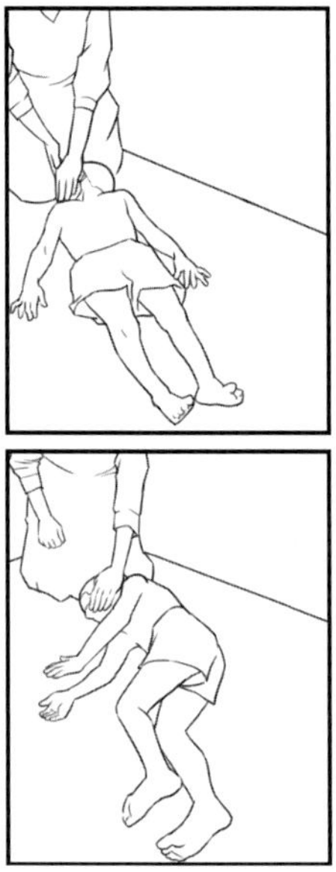<br>음성반응/양성반응</td></tr>
<tr><td>몸통에 대한 몸통 정위반사<br>(body righting acting on the body)</td><td>① 검사자세<br>• 바로 눕힌 자세<br>• 머리를 중앙에 위치<br>• 양쪽 팔과 다리를 폄시킴<br>② 검사자극<br>• 능동적 또는 수동적으로 머리를 한 쪽으로 돌림<br>③ 음성반응<br>• 몸통 전체가 머리가 돌아간 쪽으로 돌아감<br>– 분절형태는 아님<br>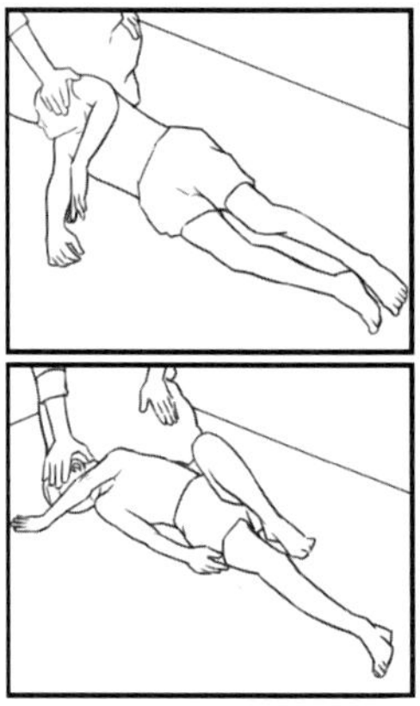<br>음성반응/양성반응<br>④ 양성반응<br>• 어깨와 골반 사이의 몸통에서 부분적 회전이 일어남<br>예 머리가 돌아간 후 어깨가 돌며, 마지막으로 골반이 돌아감<br>⑤ 기타<br>• 양성반응은 생후 6개월에 나타나 18개월까지 지속됨<br>• 생후 6개월 이후에도 음성반응이 나타나면 반사성숙이 늦어짐을 의미함</td></tr>
<tr><td>머리에 대한 미로 정위반사 1</td><td>① 검사자세<br>• 환자의 눈을 가리고 엎드린 자세로 들어 올림</td></tr>
</table>

<table>
<tr>
<td>머리에 대한 미로 정위반사 1<br>(labyrinthine righting action on the head 1)</td>
<td>② 검사자극<br>• 엎드린 자세를 그대로 유지함<br>③ 음성반응<br>• 머리를 그대로 둠<br>④ 양성반응<br>• 머리를 들어 올려 정상위치로 만듦<br>⑤ 기타<br>• 양성반응은 정상에서 생후 1~2개월에 나타남<br>– 이후 일생동안 지속됨<br>• 생후 2개월 이후에 음성반응이 나타나면 반사성숙이 늦어짐을 의미함<br>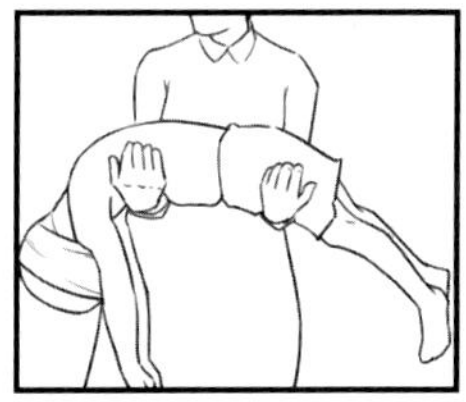<br>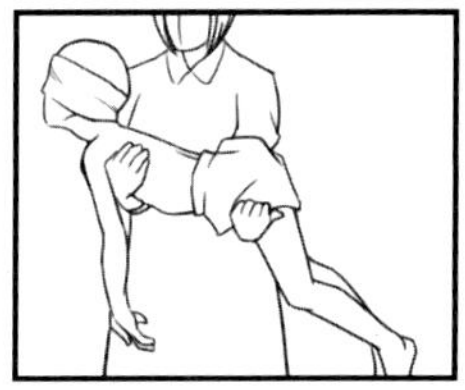<br>음성반응/양성반응</td>
</tr>
<tr>
<td>머리에 대한 미로 정위반사 2<br>(labyrinthine righting action on the head 2)</td>
<td>① 검사자세<br>• 환자의 눈을 가리고 누운 자세로 들어 올림<br>② 검사자극<br>• 자세를 그대로 유지함<br>③ 음성반응<br>• 머리를 자동적으로 정상위치로 들어 올리지 못함<br>④ 양성반응<br>• 머리를 들어 올려 정상위치로 바르게 함<br>⑤ 기타<br>• 양성반응은 생후 6개월경에 나타나는 것이 정상임<br>– 이후 일생동안 지속됨<br>• 생후 6개월 이후에 음성반응이 나타나면 이것은 반사성숙이 늦어짐을 의미함<br>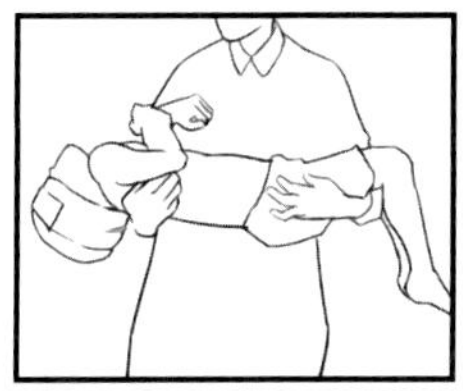<br>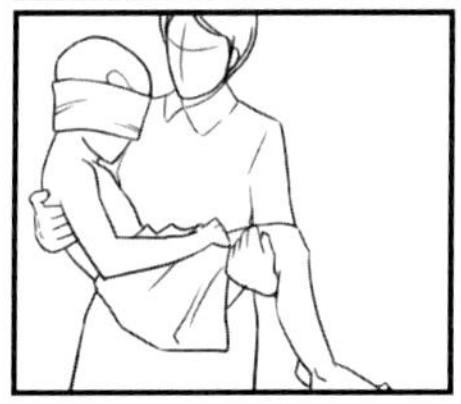<br>음성반응/양성반응</td>
</tr>
<tr>
<td>머리에 대한 미로 정위반사 3<br>(labyrinthine righting action on the head 3)</td>
<td>① 검사자세<br>• 환자의 눈을 가리고 골반부를 잡고 들어 올림<br>② 검사자극<br>• 오른쪽으로 기울임<br>③ 음성반응<br>• 머리를 자동적으로 정상 위치로 들어 세우지 못함<br>④ 양성반응<br>• 머리를 들어 올려 정상 위치로 만듦<br>⑤ 기타<br>• 양성반응은 정상아에서 생후 6~8개월경에 나타남<br>– 그 이후 일생동안 지속됨<br>• 생후 8개월 이후에 음성반응이 나타나면 반사성숙이 늦어짐을 의미함<br>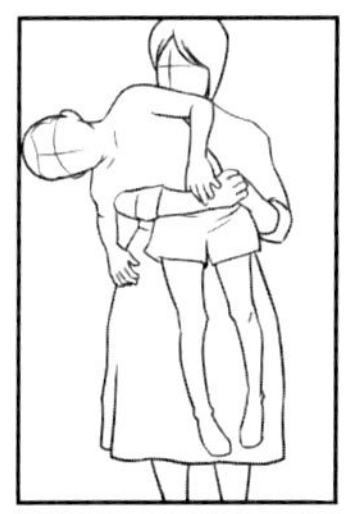<br>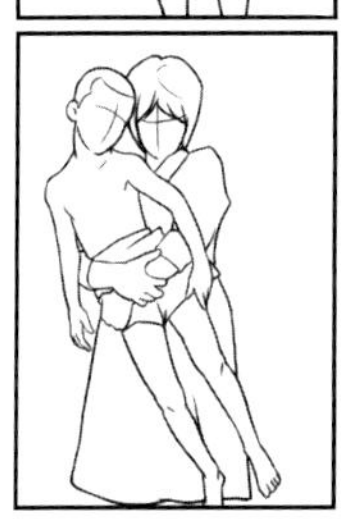<br>음성반응/양성반응</td>
</tr>
</table>

| | |
|---|---|
| **머리에 대한 미로 정위반사 4** (labyrinthine righting action on the head 4) | ① 검사자세<br>• 환자의 눈을 가리고 골반부를 잡고 들어 올림<br>② 검사자극<br>• 왼쪽으로 기울임<br>③ 음성반응<br>• 머리를 자동적으로 정상 위치로 들어 올리지 못함<br>④ 양성반응<br>• 머리를 들어 올려 정상 위치로 만듦<br>⑤ 기타<br>• 양성반응은 정상에서는 생후 6~8개월경에 나타남<br>– 일생 지속됨<br>• 생후 8개월 이후에 음성반응이 나타남<br>– 반사성숙이 늦어짐을 의미함<br>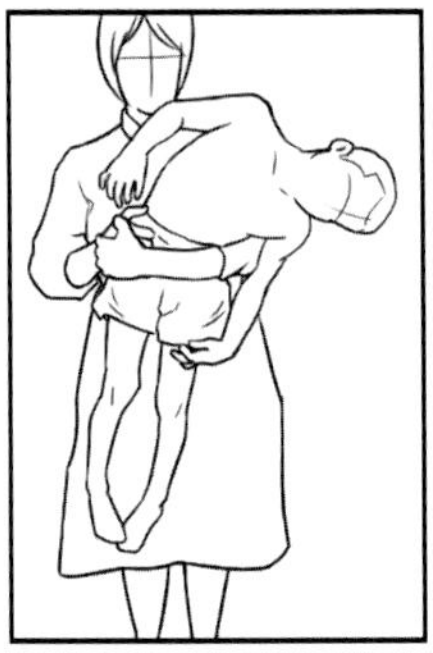<br>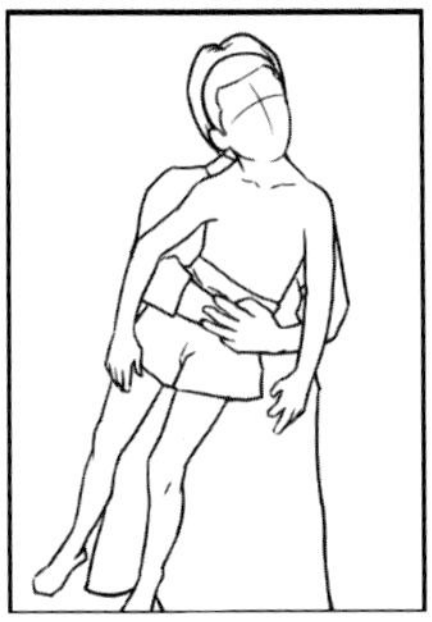<br>음성반응/양성반응 |
| **시각 정위반사 1** (optical righting) | ① 검사자세<br>• 환자를 엎드린 자세로 들어 올림<br>② 검사자극<br>• 공간에서 엎드린 자세로 있게 함<br>③ 음성반응<br>• 머리를 자동적으로 들어 올리지 못함<br>④ 양성반응<br>• 머리를 들어 올려 정상 위치에 둠<br>⑤ 기타<br>• 양성반응은 정상인 경우 머리에 대한 미로 정위반사 (생후 1~2개월)가 나타난 직후 나타남<br>– 일생동안 지속됨<br>• 생후 2개월 이후에 음성반응이 나타나면 반사성숙이 늦어짐을 의미함<br>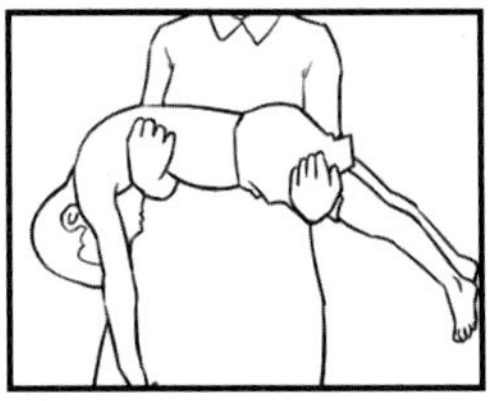<br>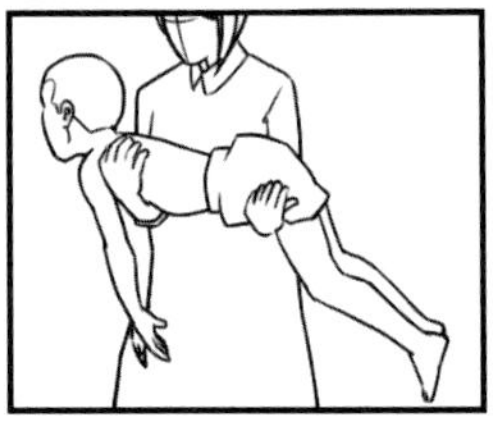<br>음성반응/양성반응 |

| | |
|---|---|
| **시각 정위반사 2**<br>**(optical righting 2)** | ① 검사자세<br>• 환자를 누운 자세로 들어 올림<br>② 검사자극<br>• 누운 자세로 그대로 둠<br>③ 음성반응<br>• 머리를 정상 위치로 들어 올리지 못함<br>④ 양성반응<br>• 머리를 들어 올려 정상 위치에 둠(수직)<br>⑤ 기타<br>• 양성반응은 정상에서는 생후 6개월경에 나타남<br>– 그 후 일생동안 지속됨<br>• 음성반응이 6개월 이후에 나타나면 반사의 성숙이 늦어짐을 의미함<br>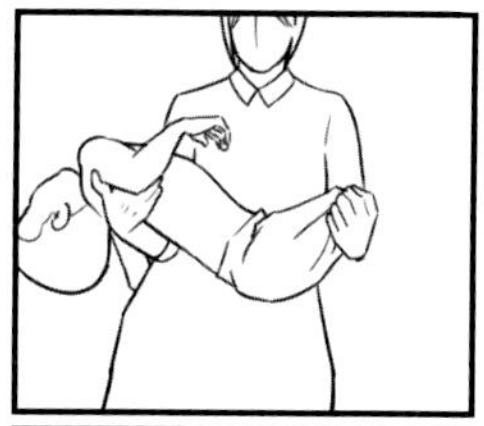<br>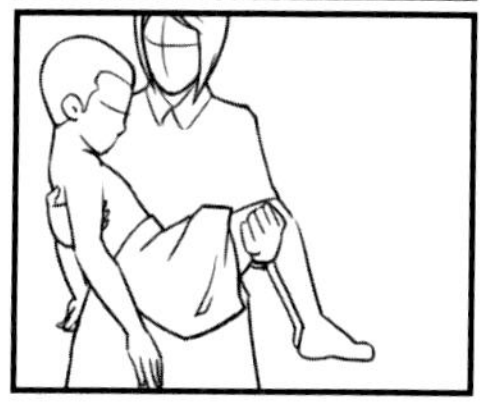<br>음성반응/양성반응 |
| **시각 정위반사 3**<br>**(optical righting 3)** | ① 검사자세<br>• 골반부를 잡고 들어 올림<br>② 검사자극<br>• 오른쪽으로 기울임<br>③ 음성반응<br>• 머리를 들어 올리지 못함<br>④ 양성반응<br>• 머리를 들어 올려 정상 위치로 만듦<br>⑤ 기타<br>• 양성반응은 정상에서는 생후 6~8개월경에 나타남<br>– 그 후 일생동안 지속됨<br>• 음성반응이 생후 8개월 이후에 나타나면 반사의 성숙이 늦어짐을 의미함<br>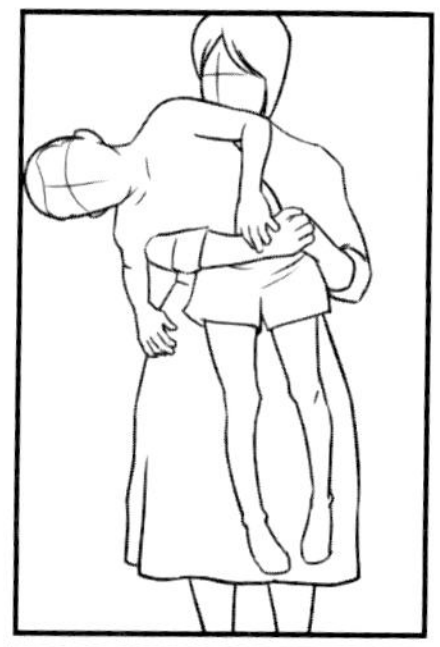<br>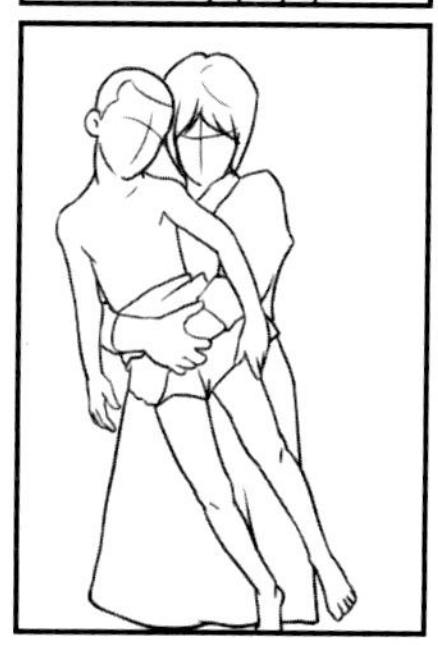<br>음성반응/양성반응 |

| | |
|---|---|
| **시각 정위반사 4**<br>(optical righting 4) | ① 검사자세<br>• 골반부를 잡고 들어 올림<br>② 검사자극<br>• 왼쪽으로 기울임<br>③ 음성반응<br>• 머리를 자동적으로 정상위치로 들어 올리지 못함<br>④ 양성반응<br>• 머리를 들어 올려 정상 위치로 만듦<br>⑤ 기타<br>• 양성반응은 정상에서는 생후 6~8개월경에 나타남<br>– 그 이후 일생동안 지속됨<br>• 음성반응이 생후 8개월 이후에 나타나면 반사성숙이 늦어짐을 의미함<br>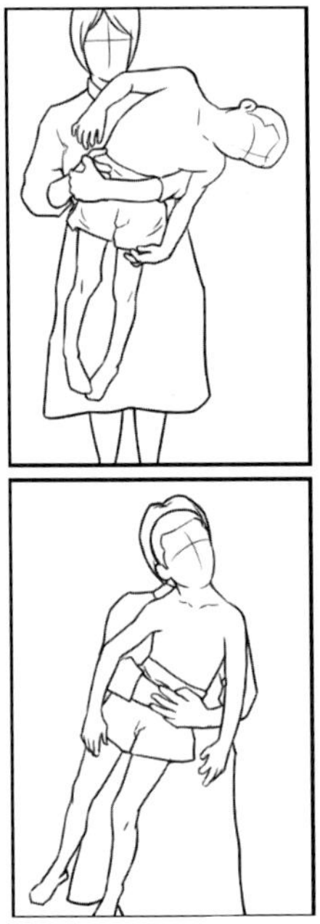<br>음성반응/양성반응 |
| **양서류 반응**<br>(amphibian reaction) | ① 검사자세<br>• 환자를 배로 눕힘<br>• 머리를 중간에 위치시킴<br>• 양쪽 다리는 펴시킴<br>• 양쪽 팔은 머리 위로 들어 펴시킴<br>② 검사자극<br>• 한쪽 골반을 들어 올림<br>③ 음성반응<br>• 팔, 둔부, 무릎에서 굽힘이 일어나지 않음<br>④ 양성반응<br>• 같은 쪽 팔, 둔부, 무릎이 자연스럽게 굽힘이 됨<br>⑤ 기타<br>• 양성반응은 정상아에서는 생후 6개월경에 나타남<br>– 일생동안 지속됨<br>• 음성반응이 생후 6개월 이후에 나타나면 반사성숙이 늦어짐을 의미함<br>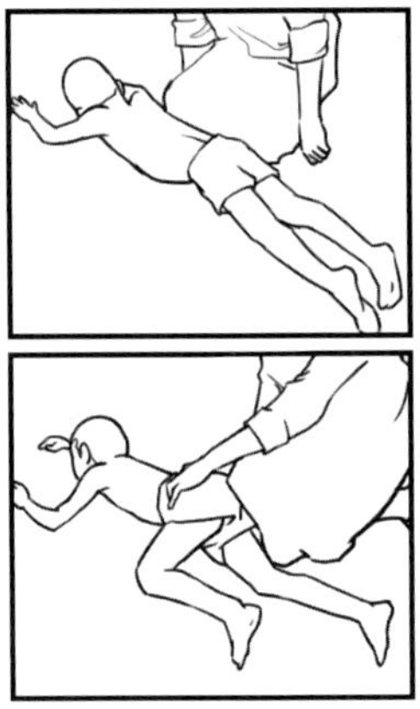<br>음성반응/양성반응 |

2) **자율운동반응**(automatic movement reactions)

| | |
|---|---|
| **모로반사**<br>(moro reflex) | ① 검사자세<br>• 바로 눕힌 반자세(semi-reclined)<br>② 검사자극<br>• 머리를 뒤쪽으로 갑자기 젖힘(떨어뜨림)<br>③ 음성반응<br>• 놀람 반응(startle response)이 없거나 미미함<br>④ 양성반응<br>• 양쪽 팔이 벌림, 폄(혹은 굽힘), 바깥돌림이 나타남<br>• 손가락은 벌림, 폄이 됨<br>⑤ 기타<br>• 양성반응은 정상에서는 출생 시부터 4개월까지 나타남<br>• 양성반응이 생후 4개월 이후에 나타나면 성숙의 늦어짐을 의미함<br>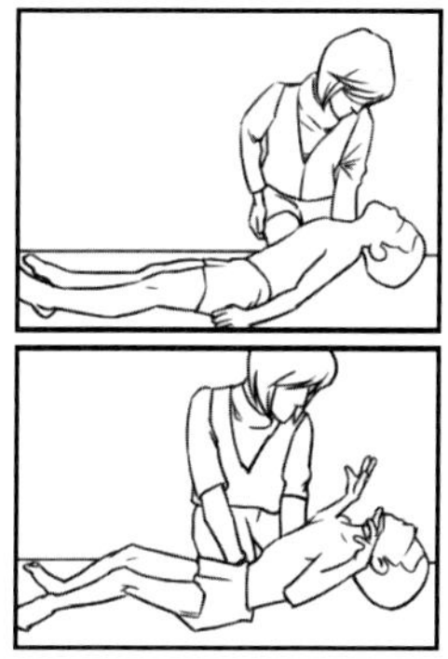<br>음성반응/양성반응 |
| **란다우반사**<br>(landau reflex) | ① 검사자세<br>• 엎드린 자세에서 가슴을 받쳐 들고 들어 올림<br>② 검사자극<br>• 능동적 또는 수동적으로 머리를 듦<br>③ 음성반응<br>• 척추와 양 다리가 굽힘 상태로 있음<br>④ 양성반응<br>• 척추와 양 다리는 폄이 됨<br>• 머리를 밑으로 구부리면 척추와 양 다리가 굽힘이 됨<br>⑤ 기타<br>• 양성반응은 정상에서는 생후 6개월~2년 반까지 나타남<br>• 생후 2년 반 이후 양성반응이 보이면 반사성숙이 늦어짐을 의미함<br>• 음성반응은 출생 시부터 6개월 사이에는 정상임<br>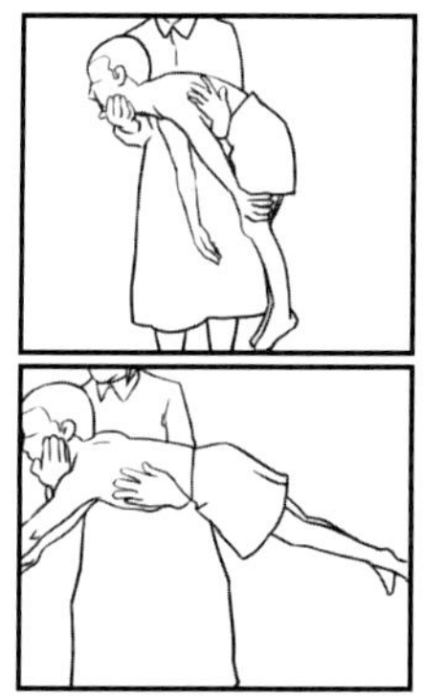<br>음성반응/양성반응 |
| **보호적 폄근 뻗침**<br>(파라슈트 반응)<br>(protective extensor thrust : parachute reaction) | ① 검사자세<br>• 엎드려 누운 자세에서 양쪽 팔을 머리 위로 폄시킴<br>② 검사자극<br>• 양쪽 발목이나 골반을 잡고 들어 올려 갑자기 머리가 발바닥 쪽으로 떨어지게 함<br>③ 음성반응<br>• 양쪽 팔로 머리를 보호하려 하지 않음<br>④ 양성반응<br>• 양팔을 폄시키고 손가락은 벌리고 펴서 머리를 보호하는 자세가 됨<br>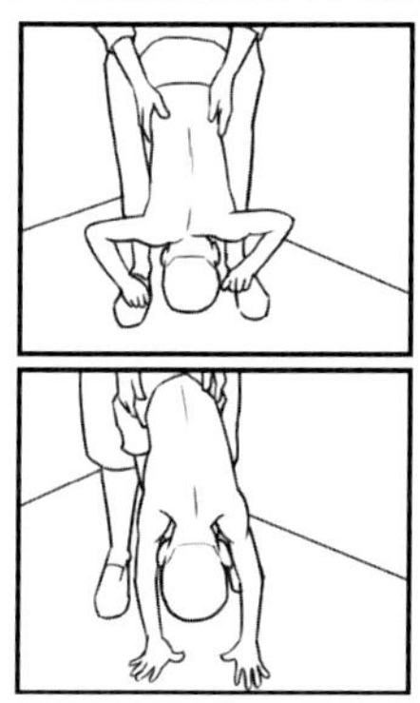<br>음성반응/양성반응 |

| 보호적 폄근 뻗침<br>(파라슈트 반응)<br>(protective extensor thrust : parachute reaction) | ⑤ 기타<br>• 양성반응은 정상에서는 생후 6개월경에 나타남<br>– 일생동안 지속됨<br>• 생후 6개월 이후에도 음성반응이 나타나면 이는 반사성숙이 늦어짐을 의미함 |
|---|---|

## 4. 대뇌피질 수준의(Cortical level) 반사

| | |
|---|---|
| 바로 누운 자세 반응<br>(supine) | ① 검사자세<br>• 환자를 경사판 위에 바로 눕히고 양쪽 팔과 다리를 펴시킴<br>② 검사자극<br>• 경사판을 한쪽으로 기울임<br>③ 음성반응<br>• 머리와 가슴을 똑바로 유지하지 못하며 평행 또는 보호반응이 나타나지 않음<br>④ 양성반응<br>• 머리와 가슴을 똑바로 유지하며 올라간 쪽의 팔과 다리는 벌림 및 폄(평형반응)되고 내려간 쪽에서는 보호반응이 나타남<br>⑤ 기타<br>• 양성반응은 정상에서는 6개월경에 나타남<br>– 일생동안 지속됨<br>• 생후 6개월 이후에 음성반응이 나타나면 이는 반사성숙이 늦어짐을 의미함<br>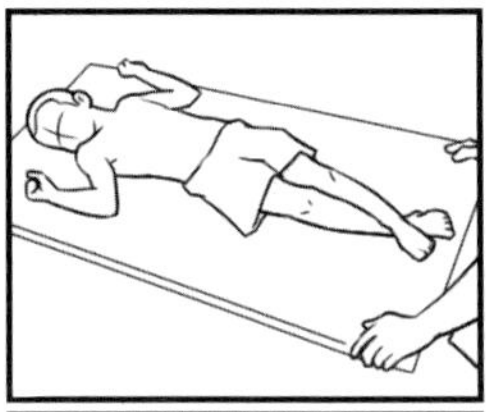<br>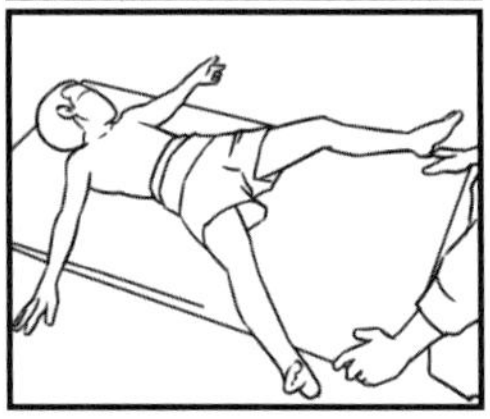<br>음성반응/양성반응 |
| 엎드려 누운 자세 반응<br>(prone) | ① 검사자세<br>• 경사판 위에 엎드려 눕게 하고 양쪽 팔과 다리를 펴시킴<br>② 검사자극<br>• 경사판을 한 쪽으로 기울임<br>③ 음성반응<br>• 머리와 가슴을 똑바로 유지하지 못하며 평형 또는 보호반응이 나타남<br>④ 양성반응<br>• 머리와 가슴을 똑바로 유지하며 올라간 쪽의 팔과 다리는 벌림 및 폄(평형반응)되고 내려간 쪽에서는 보호반응이 나타남<br>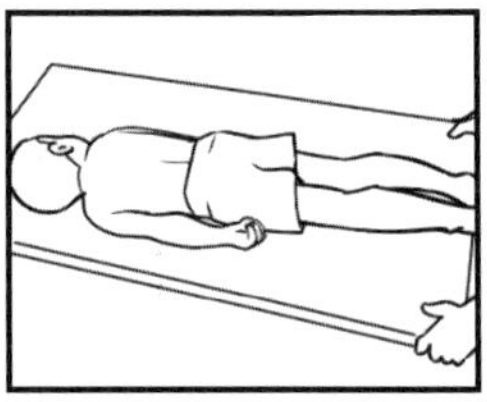<br>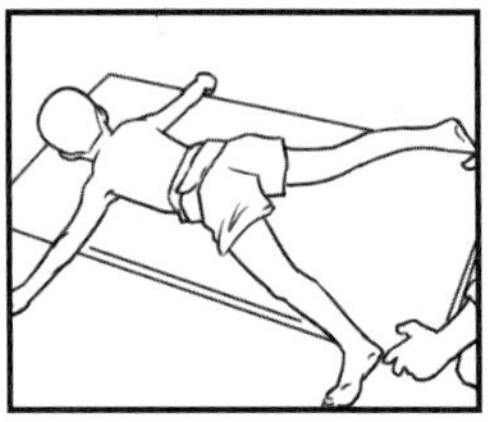<br>음성반응/양성반응 |

| | |
|---|---|
| **엎드려 누운 자세 반응 (prone)** | ⑤ 기타<br>• 양성반응은 정상에서는 생후 6개월에 나타남<br>– 일생동안 지속됨<br>• 생후 6개월 후에 음성반응이 나타나면 이는 반사성숙이 늦어짐을 의미함 |
| **네발기기(four-foot kneeling) 반응** | ① 검사자세<br>• 사지로 짚기 자세를 취하게 함<br>② 검사자극<br>• 한 쪽 편을 손으로 들어 올림<br>③ 음성반응<br>• 머리와 가슴을 똑바로 유지하지 못하며 평형 또는 보호반응이 나타나지 않음<br>④ 양성반응<br>• 머리와 가슴을 똑바로 유지하며 올라간 쪽의 팔과 다리는 벌림 및 폄(평형반응)되고 내려간 쪽에서는 보호반응이 나타남<br>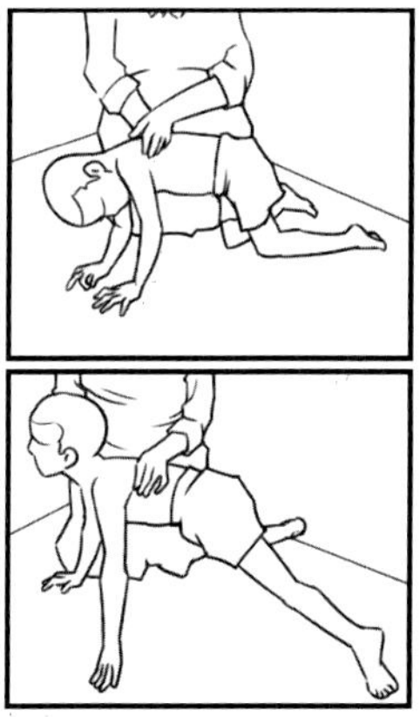<br>음성반응/양성반응<br>⑤ 기타<br>• 양성반응은 정상에서는 생후 8개월경에 나타남<br>– 일생동안 지속됨<br>• 생후 8개월 이후에 음성반응이 나타나면 이는 반사성숙이 늦어짐을 의미함 |
| **앉기(siting) 반응** | ① 검사자세<br>• 환자를 의자에 앉힘<br>② 검사자극<br>• 한쪽 편으로 끌어당겨 몸을 기울게 함<br>③ 음성반응<br>• 머리와 가슴을 똑바로 유지하지 못하며 평형 또는 보호반응이 나타나지 않음<br>④ 양성반응<br>• 머리와 가슴을 똑바로 유지하며 올라간 쪽의 팔과 다리는 벌림 및 폄(평형반응)이 되고 내려간 쪽은 보호반응이 나타남<br>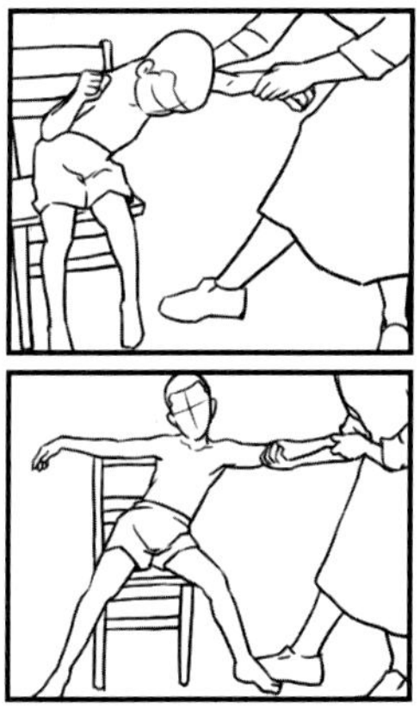<br>음성반응/양성반응<br>⑤ 기타<br>• 양성반응은 정상에서는 생후 10~12개월에 나타남<br>– 일생동안 지속됨<br>• 생후 12개월 이후에 음성반응이 나타나며 이는 반사성숙이 늦어짐을 의미함 |

| | |
|---|---|
| **무릎서기(kneel-standing) 반응** | ① 검사자세<br>• 양쪽 무릎을 꿇고 서 있는 자세<br>② 검사자극<br>• 환자를 한쪽으로 끌어당겨 몸이 기울어지게 함<br>③ 음성반응<br>• 머리와 가슴을 똑바로 유지하지 못하며 평형 또는 보호반응이 나타나지 않음<br>④ 양성반응<br>• 머리와 가슴을 똑바로 유지하며 올라간 쪽의 팔과 다리는 벌림 및 폄이(평형반응) 되고 내려간 쪽에서는 보호반응이 나타남<br>⑤ 기타<br>• 양성반응은 정상에서는 생후 15개월경에 나타남<br>– 일생동안 지속됨<br>• 생후 15개월 이후에 음성반응이 나타나면 반사성숙이 늦어짐을 의미함<br>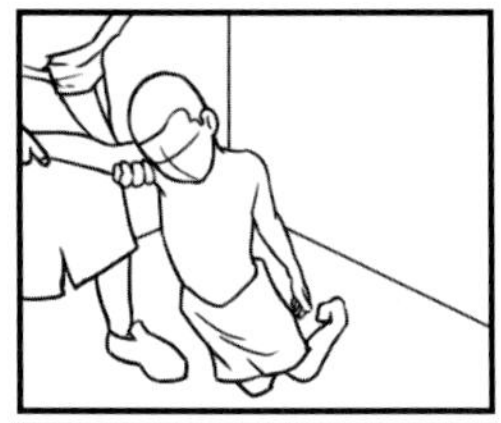<br>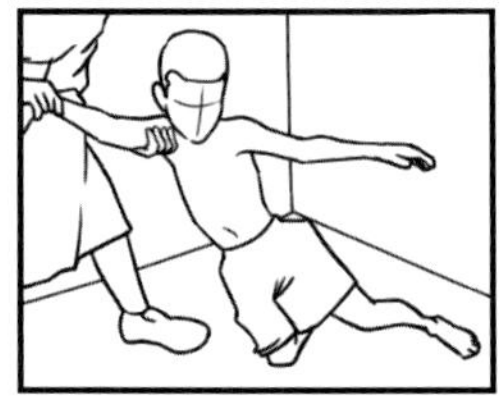<br>음성반응/양성반응 |
| **서서-발 떼기 반응 1 (hopping 1)** | ① 검사자세<br>• 양쪽 팔을 잡고 서 있는 자세를 취하게 함<br>② 검사자극<br>• 왼쪽이나 오른쪽으로 움직임<br>③ 음성반응<br>• 머리와 가슴을 똑바로 유지하지 못함<br>• 몸의 균형을 잡기 위해 한 쪽 발을 들어 옮기지 못함<br>④ 양성반응<br>• 머리와 가슴을 똑바로 유지하고 평형을 유지하기 위해 반대편 다리를 들어 옆으로 옮김<br>⑤ 기타<br>• 양성반응은 정상에서는 생후 15~18개월에 나타남<br>– 이후 일생동안 지속됨<br>• 생후 18개월 이후에 음성반응이 나타나면 이는 반사성숙이 늦어짐을 의미함<br>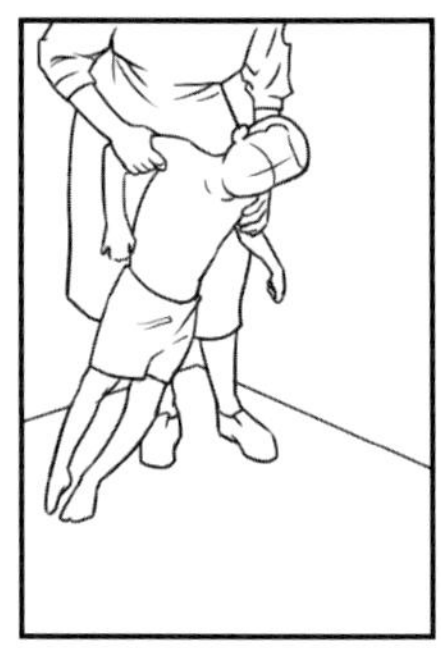<br>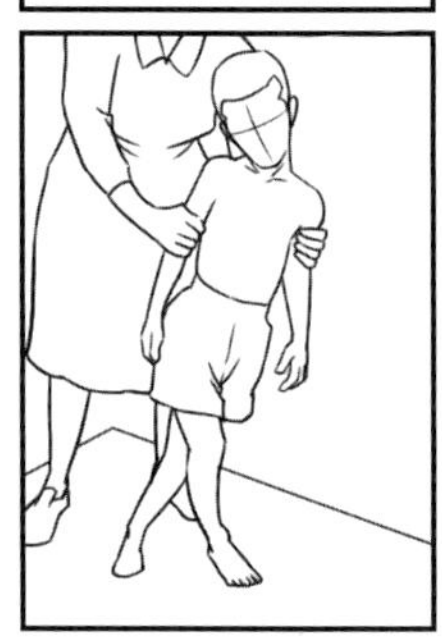<br>음성반응/양성반응 |

| | | |
|---|---|---|
| **서서-발 떼기 반응 2**<br>**(hopping 2)** | ① 검사자세<br>• 양쪽 팔을 잡고 서 있는 자세를 취함<br>② 검사자극<br>• 앞으로 움직임<br>③ 음성반응<br>• 머리와 가슴을 똑바로 유지하지 못함<br>④ 양성반응<br>• 평형을 유지하기 위해 발을 앞으로 보냄<br>⑤ 기타<br>• 양성반응은 정상에서는 생후 15~18개월 사이에 나타남<br>• 생후 18개월 이후에 음성반응이 보이면 반사성숙이 늦어짐을 의미함 | 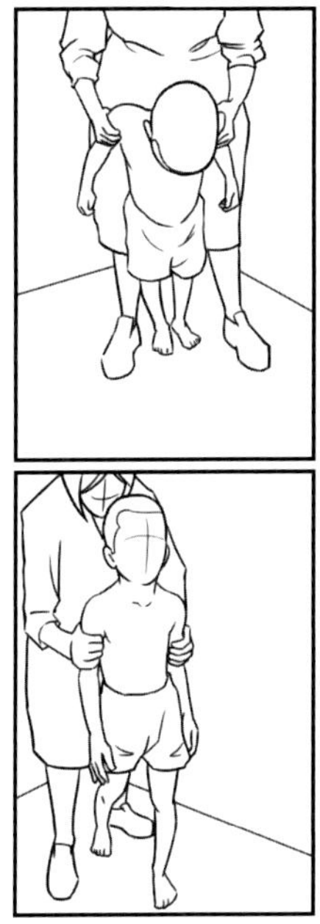<br>음성반응/양성반응 |
| **서서-발 떼기 반응 3**<br>**(hopping 3)** | ① 검사자세<br>• 양팔을 잡고 서 있는 자세를 취함<br>② 검사자극<br>• 뒤로 움직임<br>③ 음성반응<br>• 머리와 가슴을 똑바로 유지하지 못하고 균형을 잡기 위해 다리를 옮기지 못함<br>④ 양성반응<br>• 머리와 가슴을 똑바로 유지하고 몸의 평형을 잡기 위해 발을 들어 옮김<br>⑤ 기타<br>• 양성반응은 정상에서는 생후 15~18개월에 나타남<br>– 일생동안 지속됨<br>• 생후 18개월 이후에 음성반응이 나타나면 이는 반사성숙이 늦어짐을 의미함 | 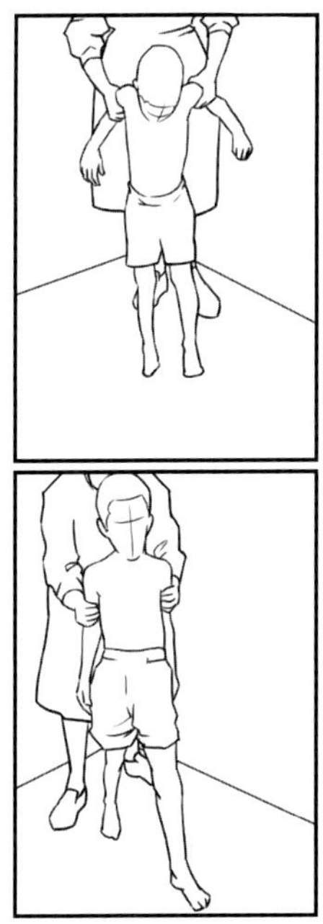<br>음성반응/양성반응 |

<table>
<tr>
<td>발등굽힘<br>(dorsiflexion)<br>반응</td>
<td>① 검사자세<br>• 환자의 겨드랑이에 손을 넣고 들어 세움<br>② 검사자극<br>• 환자를 뒤로 기울임<br>③ 음성반응<br>• 발의 배측 굽힘이 나타나지 않음<br>④ 양성반응<br>• 머리와 가슴을 똑바로 유지하고 발의 발등굽힘이 일어남<br>⑤ 기타<br>• 양성반응은 정상에서는 생후 15~18개월에 나타남<br>- 일생동안 지속됨<br>• 생후 18개월 이후에 음성반응이 나타나면 이는 반사성숙이 늦어짐을 의미함</td>
<td>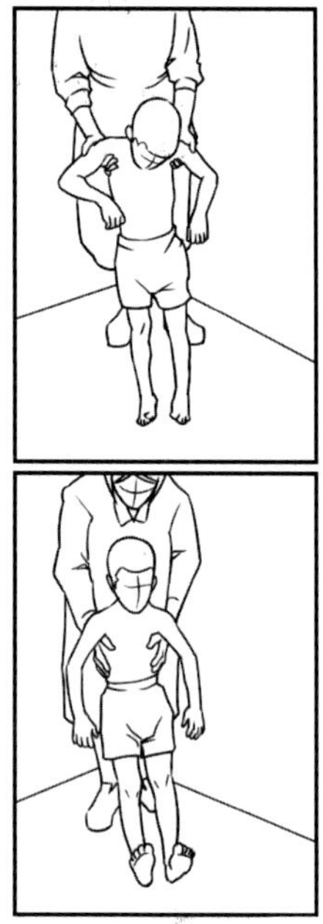<br>음성반응/양성반응</td>
</tr>
<tr>
<td>시소 반응<br>(see-saw)</td>
<td>① 검사자세<br>• 환자가 혼자 설 수 있어야 함<br>• 환자를 서게 함<br>• 한편의 손과 발을 잡고 고관절과 무릎관절을 굽힘 함<br>② 검사자극<br>• 팔을 앞쪽으로 그리고 옆쪽으로 서서히 당김<br>③ 음성반응<br>• 머리와 가슴을 똑바로 유지하지 못하고 서 있을 때 균형을 유지하지 못함<br>④ 양성반응<br>• 머리와 가슴을 똑바로 유지하고 평형을 유지하기 위해 굽혔던 무릎관절이 약간 벌어지며 완전 폄(extension)이 됨<br>⑤ 기타<br>• 양성반응은 정상에서는 생후 15개월경에 나타남<br>- 일생동안 지속됨<br>• 생후 15개월 이후에 음성반응이 나타나며 이는 반사성숙이 늦어짐을 의미함</td>
<td>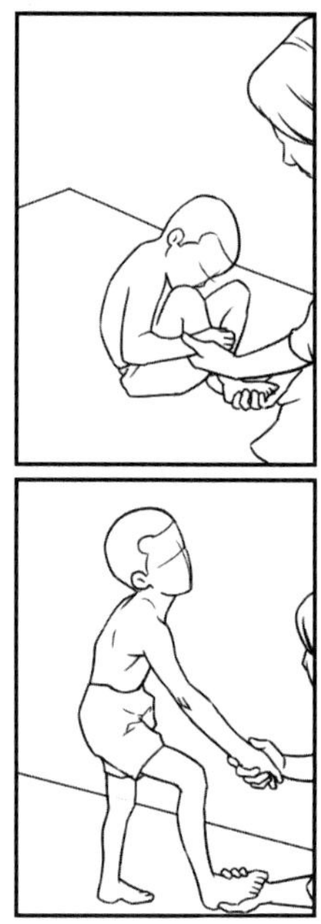<br>음성반응/양성반응</td>
</tr>
</table>

| | |
|---|---|
| **유인원자세 반응 (simian position)** | ① 검사자세<br>• 환자를 쪼그려 앉게 함<br>② 검사자극<br>• 한쪽으로 몸이 기울어지도록 함<br>③ 음성반응<br>• 머리와 가슴을 똑바로 유지하지 못함<br>④ 양성반응<br>• 머리와 가슴을 똑바로 유지하고 올라간 쪽의 팔과 다리가 벌림과 폄되며(평형반응) 내려간 쪽에서는 보호반응이 나타남<br>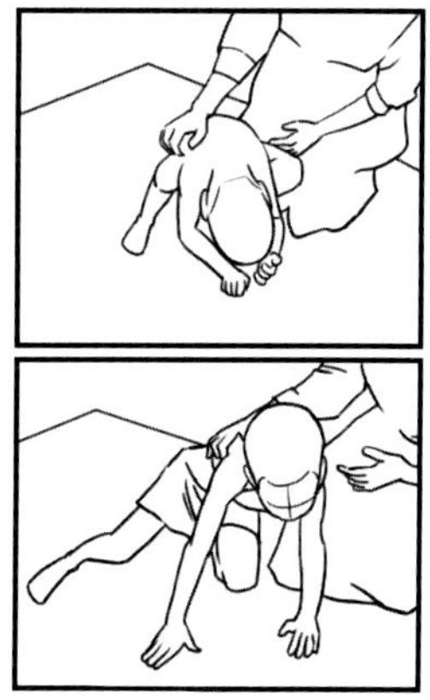<br>**음성반응/양성반응**<br>⑤ 기타<br>• 양성반응은 정상에서는 생후 약 15～18개월에 나타남<br>– 일생동안 지속됨<br>• 생후 18개월 이후에 음성반응이 나타나면 이는 반사성숙이 늦어짐을 의미함 |

S.U.M.M.A.R.Y

# 1. 운동발달

## 1) 고개 조절

(1) 엎드린 자세에서 45° 들기 : 2개월
(2) 엎드린 자세에서 90° 들기 : 4개월
(3) 바로 누운 자세에서 중심선 유지 : 2개월
(4) 바로 누운 자세에서 고개 들기 : 6개월

## 2) 뒤집기(rolling)

(1) 몸통회전 없이 엎드린 자세에서 바로 누운 자세 : 4~6개월
(2) 몸통회전과 함께 엎드린 자세에서 바로 누운 자세 : 6~9개월
(3) 몸통회전 없이 바로 누운 자세에서 엎드린 자세 : 5~7개월
(4) 몸통회전과 함께 바로 누운 자세에서 엎드린 자세 : 6~9개월

## 3) 걷기

(1) 지지 반사(supporting reflex) : 0~3개월
(2) 자동적 디디기(automatic stepping) : 0~3개월
(3) 가구 잡고 서기 : 7~9개월
(4) 도움 없이 서기가 가능함 : 12~14개월
(5) 걷기가 가능함 : 12~18개월

# 2. 자세발달

## 1) 항중력(antigravity) 움직임

(1) 1단계
- 이동성(mobility) : 항중력 움직임의 발달이 시작됨

(2) 2단계
- 안정성(stability) : 몸쪽(proximal) 관절 근육의 동시수축이 일어남

(3) 3단계
- 안정에 바탕을 둔 이동성 : 몸쪽 관절을 고정시키고 먼쪽(distal) 몸통을 움직이는 단계

(4) 4단계
- 기술(skill)의 발달

## 2) 엎드린 자세(prone)에서의 항중력 움직임

(1) 1단계

① 머리가 가장 무거움(top heavy)
② 가슴, 어깨, 얼굴로 체중을 지지함
③ 골반은 후방경사, 무릎관절(무릎) 굽힘, 어깨뼈 후퇴, 가슴 굽힘, 모음, 비대칭적 자세가 나타남
④ 고개는 한쪽으로 돌아가 있음

(2) 2단계

① 가슴과 윗배로 체중을 지지함

② 골반은 후방 경사, 어깨뼈 후퇴, 어깨관절 굽힘/모음이 나타남

③ 고개는 한쪽으로 돌아가 있음

(3) 3단계

① 골반 중립, 어깨뼈 돌출(protraction), 엎드린 자세 유지

② 배, 가슴아래, 무릎, 허벅지로 대칭적인 체중지지가 나타남

③ 전체적인 몸통 만곡이 나타남

(4) 4단계

① 골반 전방 경사, 배와 허벅지로 체중을 지지하면서 어깨를 올린 상태에서 손으로 바닥을 집고 버팀

② 머리와 상부 몸통이 하부 몸통에서 분리되어 옆으로 체중이동을 함

③ 옆으로 몸통 굽힘이 가능해 지고 피봇(pivoting)을 시작함

④ 한쪽 발차기가 가능하고 손과 발이 중심선을 지나 움직일 수 있음

(5) 5단계

① 팔꿉관절 폄, 요추(허리) 폄으로 버티기 가능해짐

② 엎드린 자세에서 바로 누운 자세로 돌아눕기(rolling) 가능

(6) 6단계

① 골반과 어깨뼈의 자유로운 움직임이 나타남

② 네발자세가 가능해짐

2024 OCCUPATIONAL THERAPY

OCCUPATIONAL THERAPY

5

C·H·A·P·T·E·R

# 손 기술의 발달

**꼭! 알고 넘어가기!!**

- 손기술의 요소와 발달을 이해한다.
- 잡기 패턴이 국가고시에 빈번히 출제되고 있다.
- 손 기술과 관련 다양한 치료 방법을 이해한다.

## 5.1 손 기술

| | |
|---|---|
| 요소 (Components) | • 뻗기(reach) : 물체를 위치시키거나 잡기위해 팔을 움직이거나 팔을 펴는 동작<br>• 잡기(grasp) : 손안에 물체를 유지하는 동작<br>• 운반(carry) : 손에 물체를 쥐고 한 장소에서 다른 장소로 이동하는 동작<br>• 수의적 방출(voluntary release) : 의도적으로 쥐고 있는 물체를 특정 시간과 장소에 위치시키는 동작<br>• 손 안의 조작(in-hand manipulation) : 손으로 물체를 쥔 후 조작하는 동작<br>• 양 손의 사용(bilateral hand use) : 양손을 함께 사용하여 특정 활동을 완성하는 것 |

## 5.2 감각기능(Sensory function)

| | |
|---|---|
| 시각기술 (Visual skills) | • 손 기능 발달에 중요한 역할을 함<br>• 새로운 운동학습에 매우 중요한 역할을 함 |
| 체성감각 기능 (Somatosensory functions) | • 촉각지각(haptic perception)<br>　– 터치를 통해 물체의 정보를 얻을 수 있는 지각<br>• 손가락 끝(fingertip)<br>　– 다양한 종류의 사물에 대한 정보제공에 있어 중요한 역할 |

| | |
|---|---|
| 감각통합<br>(Sensory integration) | • 손 기능에 부정적 영향을 미치는 형태들<br>– 감각등록(sensory registration)의 문제<br>– 과도한 촉각(tactile hypersensitivity)<br>– 빈약한 촉각구분(poor tactile discrimination)<br>– 실행의 문제(dyspraxia) |
| 시지각 및 인지<br>(Visual perception and cognition) | • 물체의 특징, 크기, 모양, 표면의 질 등에 손이 반응함<br>– 손의 활동을 조절함<br>• 물체 조작을 통해 다양한 자극을 얻게 됨<br>– 시각, 촉각 등이 소운동에 영향을 미침 |

## 5.3 신경/근육/골격

| | |
|---|---|
| 관절의 기능 | • 관절의 ROM 제공<br>– 뻗기(reaching)나 운반(carrying) 기술에 중요한 역할을 함<br>– 손의 사용과 팔의 위치에 중요한 역할을 함 |
| 근육의 기능 | • 근력(strength)을 만듦<br>• 근 긴장(muscle tone)을 만듦<br>• 근 지구력(muscle endurance)을 만듦 |

## 5.4 손 기술 발달

### 1. 뻗기(Reach) 발달

| | | |
|---|---|---|
| 발달순서 | ① 신생아의 비대칭적 움직임 | • 팔의 움직임이 비대칭적임<br>• 신생아는 양쪽 팔다리의 비대칭적 움직임을 보임 |
| | ② 사물에 대한 시각 집중(visual regard)의 증가 | • 사물에 대한 반응 활동이 증가됨 |
| | ③ 뻗기의 시작 | • 12～22주 사이에 뻗기 동작이 나타나기 시작함 |

| 발달 순서 | | |
|---|---|---|
| 발달 순서 | ④ 정중선(midline)에 대한 지각 발달 | • 대칭성 양측 뻗기(symmetric bilateral reaching)가 나타남<br>• 바로누운(supine) 자세나 앉기 자세에서 나타남<br>– 위팔의 벌림(humeral abduction)<br>– 부분적인 어깨관절의 안쪽돌림(partial shoulder internal rotation)<br>– 아래팔의 엎침(forearm pronation)<br>– 손가락의 완전 폄(full finger extension) |
| | ⑤ 편측 뻗기(unilateral reaching) | • 양측 뻗기 후 편측 뻗기가 나타남 |
| | ⑥ 어깨뼈 조절(scapular control) 및 몸통 안정성(trunk stability)의 성숙 | • 어깨관절의 굽힘(shoulder flexion)<br>• 어깨관절의 경미한 바깥돌림(slight external rotation)<br>• 완전한 팔꿉관절 폄(full elbow extension)<br>• 아래팔의 뒤침(forearm supination)<br>• 약간의 손목 폄(slight wrist extension) |
| | ⑦ 뻗기(reach)의 성숙 | • 흥미 있는 사물 쪽으로 약간의 몸통 회전(trunk slight rotation) 및 폄이 나타남<br>• 사물의 크기에 맞게 손가락을 폄시키며, 팔을 정확한 위치에 놓음<br>• 12세까지 뻗기의 성숙이 완성됨<br>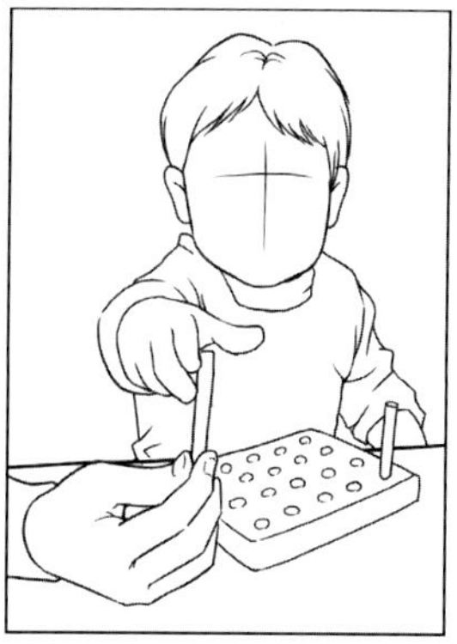<br>그림 5-1 몸통의 회전을 동반한 뻗기 |

## 2. 잡기 패턴(Grasp patterns)

### 1) 분류

| 구분 | 내용 |
|---|---|
| 정교한 잡기(precision grasps) | • 엄지와 손끝의 대립을 포함한 잡기 |
| 강한 잡기(power grasp) | • 손 전체를 사용한 쥐기<br>• 엄지<br>– 굽힘 상태 유지(held flexed) 또는 나머지 손가락들은 벌림이 됨<br>– 폄 및 모음(extension and adduction) |

<table>
<tr><td>강한 잡기<br>(power grasp)</td><td>• 물체나 도구를 사용할 때 사용됨<br>– 자뼈쪽 : 자뼈쪽 손가락의 굽힘(flexion of the ulnar finger)<br>→ 안정성(stability) 제공<br>– 노뼈쪽 : 노뼈쪽 손가락의 적은 굽힘(less flexion with the radial fingers)<br>→ 유동성(mobility) 제공<br>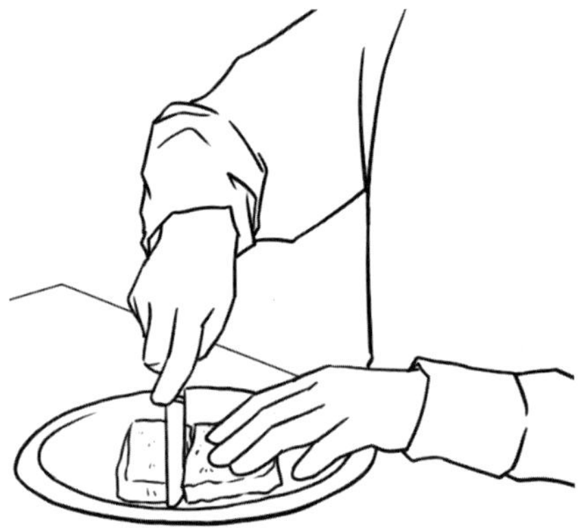<br>그림 5-2 Power grasp</td></tr>
<tr><td>갈고리 잡기<br>(hook grasp)</td><td>• ‘가로 손허리 활(transverse metacarpal arch)’은 평평함(flat)<br>• 손가락 : 모음+IP 관절의 굽힘<br>• MCP 관절 : 굽힘 또는 폄<br>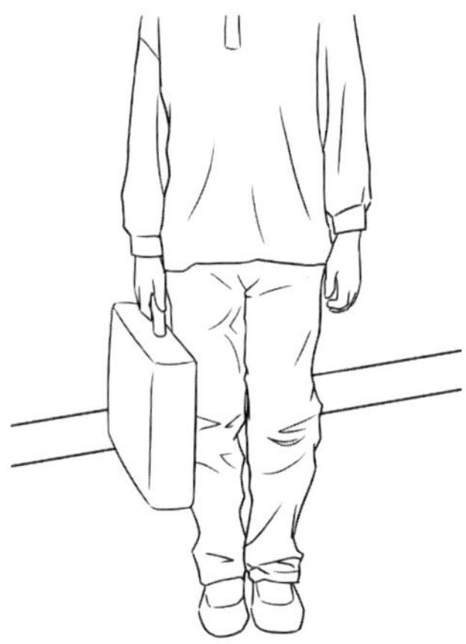<br>그림 5-3 hook grasp</td></tr>
<tr><td>측면집기<br>(lateral pinch)</td><td>• 부분적 엄지의 모음(partial thumb adduction)<br>• MCP 굽힘<br>• 약간의 IP 굽힘<br>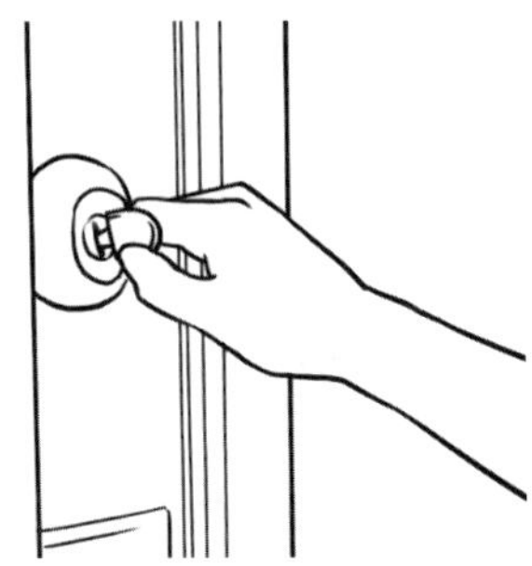<br>그림 5-4 lateral pinch</td></tr>
</table>

| | |
|---|---|
| **핀서 집기**<br>**(pad-to-pad pinch)** | • 이점집기(two-point pinch) 또는 핀서잡기(pincer grasp)이라고도 함<br>• 팁 핀치(tip pinch)는 다음 단계에 나타남<br>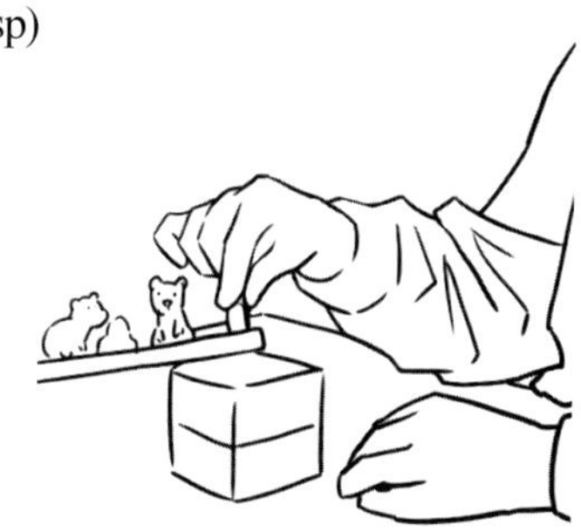<br>**그림 5-5** pincer grasp |
| **삼점 집기**<br>**(three-point pinch)** | • 'three-jaw chuck grasp', 'tripod pinch', 'palmar prehensiori'과 같은 용어<br>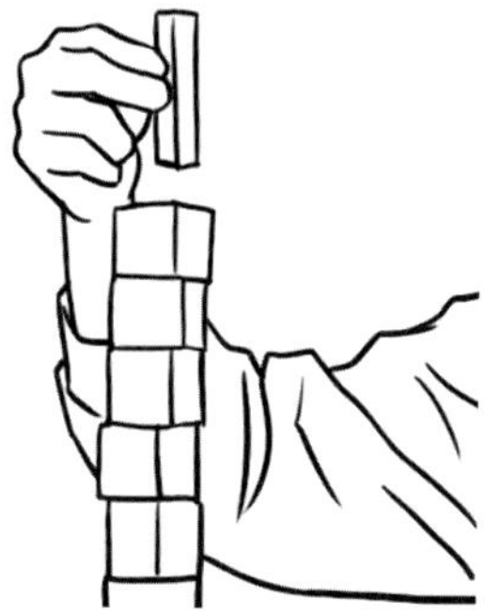<br>**그림 5-6** three-point pinch |
| **손끝 집기/팁 핀치**<br>**(tip pinch)** | • 엄지와 검지의 부분적 굽힘(partly flexed)<br>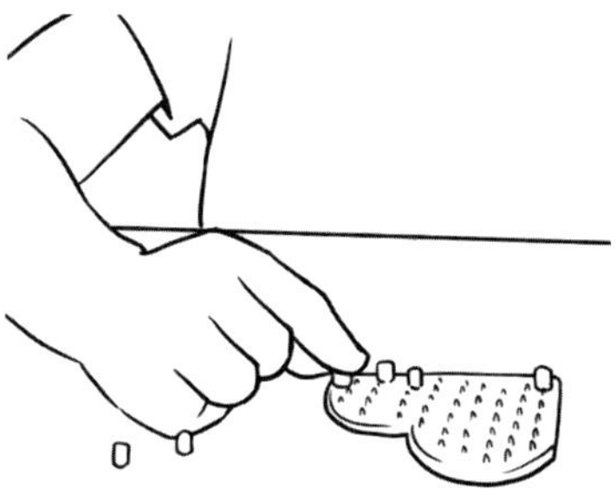<br>**그림 5-7** tip pinch |
| **구형 쥐기**<br>**(spherical grasp)** | • 손목의 폄<br>• 수지의 벌림<br>• MCP 및 IP 관절의 약간의 굽힘<br>• '세로 활(longitudinal arch)'의 안정성이 필요함<br>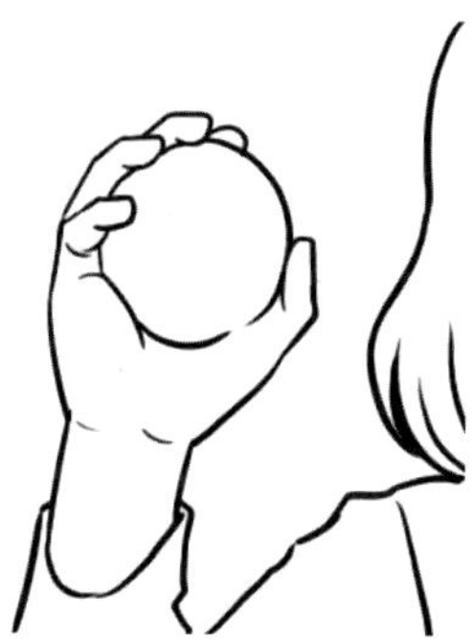<br>**그림 5-8** spherical grasp |

<table>
<tr><td>원통형 쥐기<br>(cylindrical grasp)</td><td>• '가로 활(transverse arch)'이 펴짐(flattened)<br>• IP 관절과 MCP 관절은 사물의 크기에 따라 굽힘 정도가 다양함<br>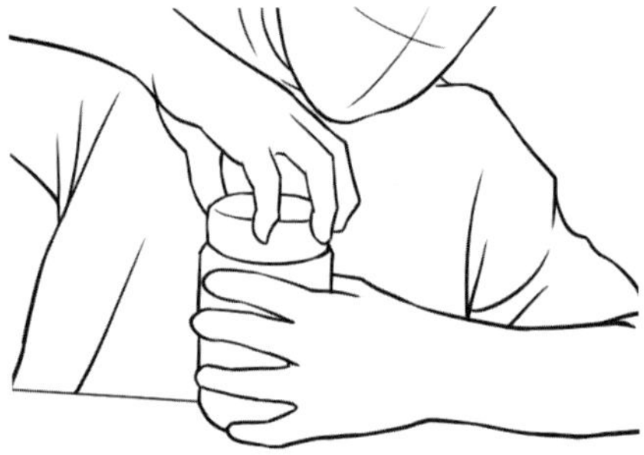<br>그림 5-9 cylindrical grasp+disk grasp</td></tr>
<tr><td>원판잡기<br>(disk grasp)</td><td>• 사물의 크기에 따라 손가락 벌림 정도가 다양함<br>• MCP 관절의 과도한 폄(hyperextension)<br>• IP 관절의 굽힘<br>• 물체에 손가락 면(finger pad) 부분만 접촉함</td></tr>
</table>

## 5.5 잡기 패턴의 발달순서(Sequential development)

| | |
|---|---|
| 일반적인 발달 | • 자뼈잡기(ulnar grasp) → 손바닥잡기(palmar grasp) → 노뼈잡기(radial grasp)<br>• 손바닥 접촉(palmar contact) → 손가락 면 접촉(finger surface contact) → 손가락 패드 접촉(finger pad contact)<br>• 긴손가락굽힘근(long finger flexors)의 사용 → 내재근 및 외재근의 사용(long flexors and extensors) |
| 6개월 | • 수의적 사용이 없음(no voluntary hand use)<br>• 반복적인 쥐기와 펴기(alternately open and close)가 나타남<br>• 쥐기반사(grasp reflex)는 감소하고 수의적 손바닥잡기(voluntary palmar grasp)가 나타나기 시작함<br>• 노뼈쪽 손바닥 잡기(radial palmar grasp)가 발달됨 |
| 8~9개월 | • 엄지와 노뼈쪽 손가락(radial finger)을 사용하여 큰 물체를 잡을 수 있음 |
| 12~15개월 | • 내재근(intrinsic muscles)의 조절이 향상됨 |

| | |
|---|---|
| 18개월~3세 | • 디스크 잡기(disk grasp), 원통형 잡기(cylindrical grasp), 구형 잡기(spherical grasp)의 사용이 가능함<br>• '강한 잡기(power grasp)'의 지속적인 발달이 있음 |
| 5세 | • 모든 잡기 패턴이 지속적으로 발달됨<br>• 초기 학령기까지 성숙됨 |



## 5.6 In-Hand Manipulation 기술

### 1. 분류

| | |
|---|---|
| 손가락에서 손바닥으로 (finger-to-palm) 이동 또는 손바닥에서 손가락으로 (palm-to-finger) 이동 | • 물체가 손가락에서 손바닥으로 움직임(또는 손바닥에서 손가락 쪽으로 움직임)<br>• 직선적 움직임이 특징 |
| 이동 (shift) | • 직선적 움직임으로 물체가 손가락 면(finger surface)에서 손가락 패드(finger pad)로 다시 자리 잡기(repositioning)를 할 때 일어나는 움직임<br>예 펜이나 연필을 잡은 후 글씨를 쓰기 위해 위치 다시 잡기 |
| 단순회전 (simple rotation) | • 손가락 패드(finger pad)에서 90° 또는 그 이하로 물체를 돌리거나(turning) 굴리(rolling)는 움직임<br>예 작은 병뚜껑 돌리기, 퍼즐 조각 돌리기 |
| 복잡회전 (complex rotation) | • 물체를 180°~360° 회전시키기<br>예 – 동전 돌리기<br>– 패그(peg) 돌리기<br>– 지우개 사용을 위한 지우개연필 돌리기 |

### 2. 발달적 고려사항(Developmental considerations)

| | |
|---|---|
| 12~15개월 | • '손가락에서 손바닥으로 이동(finger-to-palm translation)'을 사용하여 작은 음식 조각을 집거나, 손 안에 숨길 수 있음 |
| 2~2.5세 | • '손바닥에서 손가락으로 이동(palm-to-finger translation)' 또는 '단순회전(simple rotation)'이 가능함 |

| | |
|---|---|
| 2.5~3세 | • '복잡회전(complex rotation)' 기술이 나타남 |
| 3세 이후 | • 'in-hand manipulation' 기술이 능숙해짐 |
| 4세 | • '복잡회전(complex rotation)'을 사용함 |
| 6세까지 | • 'in-hand manipulation' 기술이 다양해지고 안정됨 |
| 6~9세 | • 'in-hand manipulation' 기술의 사용이 더욱 다양해지며 성숙됨 |
| 9~10세 | • 'in-hand manipulation' 기술이 보다 더 세련화 됨 |
| 12세까지 | • 지속적인 발달을 보임(성숙) |

### 3. 자발적 놓기(Voluntary release)

| | |
|---|---|
| 9개월까지 | • 손의 안정성은 떨어지지만 물건 놓기가 시작됨 |
| 약 1년 | • 어깨, 팔꿈치, 손목이 안정된 상태에서 물건을 놓음<br>• MCP 관절은 아직 불안정하며, 손가락의 과도한 폄이 나타남<br>• 작은 그릇이나 블록 쌓기 등을 통해 물건 놓기 능력이 발전함 |

### 4. 양측 손의 사용(Bilateral hand use)

| | |
|---|---|
| 3개월까지 | • 비대칭적인 움직임이 나타남 |
| 3~10개월 | • 대칭적인 움직임이 나타남<br>• 양측 뻗기(bilateral reach)<br>• 양측 잡기(grasp)<br>• 손이나 물체를 입에 가져오기 |
| 9~10개월 | • 물건을 각각의 손에 쥐고 흔들 수 있음 |

### 5. 공 던지기 기술(Ball-throwing skills)

| | |
|---|---|
| 2세까지 | • 몸이 앞으로 쏠리지 않고 균형을 유지한 상태로 공을 앞으로 던질 수 있음 |
| 2.5~3세 | • 3피트 앞의 목표 지점에 공을 던질 수 있음 |
| 3.5세까지 | • 5~7피트 떨어진 목표점에 직선으로 공을 던질 수 있음 |
| 5세 | • 5피트 떨어진 지점에 오버핸드로 공을 던질 수 있음 |
| 6~7세 | • 12피트 떨어진 목표점에 오버핸드로 공을 던질 수 있음 |

## 6. 도구사용(Tool use)

### 1) 가위사용(scissors skills)

| 2세까지 | • 가위를 사용하여 자를 수 있음 |
|---|---|
| 2.5세까지 | • 6인치 정도 자를 수 있음 |
| 3~3.5세 | • 6인치 이상의 선을 자를 수 있음 |
| 3.5~4세 | • 원을 자를 수 있음 |
| 4.5~5세 | • 사각형을 자를 수 있음 |

# 5.7 손 기술(Hand skill)의 문제

## 1. 조립 활동(Constructive play)에 문제가 되는 원인들

| | |
|---|---|
| 손 조작<br>(hand maipulation)<br>기술 부재의 원인 | ① 손목의 불안정한 중립자세<br>• 폄근의 감소된 긴장도<br>• 굽힘근의 증가된 긴장도<br>② MCP 관절의 불안정성<br>• 손가락 관절의 저하된 동시수축(co-contraction)<br>• '손가락 폄근(extensor digitorum)'의 당김이 증가됨<br>③ 감소된 'tactile discrimination'<br>• 손가락 인식의 문제가 발생됨<br>④ 손가락 관절의 중간범위 움직임의 결핍<br>• 감소된 고유수용감각(proprioception)<br>• MCP와 IP 굽힘근 및 폄근의 동시수축(co-contraction)능력의 저하<br>• 내재근 및 손가락 굽힘근들의 당김(tightness) |
| 도구의 파손<br>(떨어뜨림 또는 쥐어짜기) | ① 지속적인 '손가락 면으로 쥐기(finger pad grasp)'의 어려움<br>• 촉감 또는 고유수용성 감각 인식의 저하<br>• 근육 그룹의 동시수축(co-contraction) 저하<br>② 잡기(grasp) 시 발생하는 과도한 굽힘근의 긴장도<br>• 사물의 크기와 무게에 대한 낮은 고유수용감각(proprioception)<br>• 증가된 굽힘근의 긴장도 |

| 도구의 파손<br>(떨어뜨림 또는 쥐어짜기) | • 연합반응(association reaction)<br>• 내재근 활동의 부재(inactivity)<br>③ 비효율적인 양측 손의 사용(handling)<br>• 굽힘근 긴장의 증가로 인한 불안정한 잡기<br>• 상지의 과도한 움직임(overflow)<br>• 학습된 비사용(learned nonuse) |
|---|---|

## 5.8 아동의 작업과 손 기술과의 관계

### 1. 놀이

| 감각 자극 | • 시각, 청각, 촉각 등의 감각이 필요함 |
|---|---|
| 탐색 놀이 | • 감각 정보를 통한 감각놀이가 이루어짐 |
| 아동의 놀이 | • 소근육을 이용한 놀이가 필요함<br>– 가위사용, 인형놀이, 퍼즐놀이 등<br>– 컴퓨터 게임 |

### 2. ADL

| | 옷 입기 | 목욕 | 식사 |
|---|---|---|---|
| 필요한 손 기술 | • 다양한 쥐기 패턴들<br>• 작은 손 기술들<br>• 양손의 사용 | • 도구 조작에 필요한 손 기능들<br>예 치약 짜기 | • 다양한 쥐기 패턴들<br>• 아래팔의 조작 기술<br>• 도구들을 다루는 데 필요한 손 기술 |

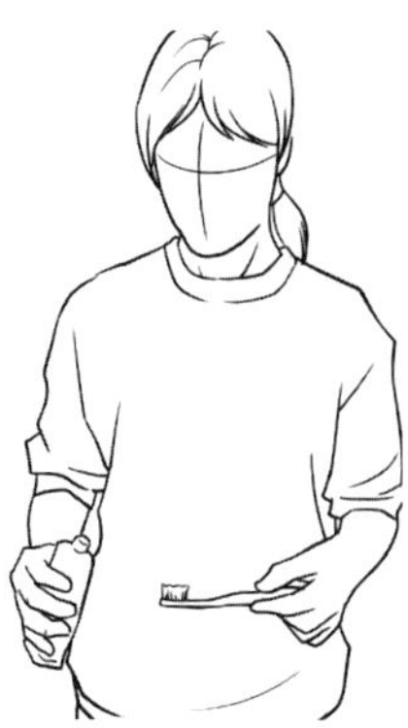

그림 5-10 강한 잡기(power grasp)과 원통형 잡기(cylindrical grasp)

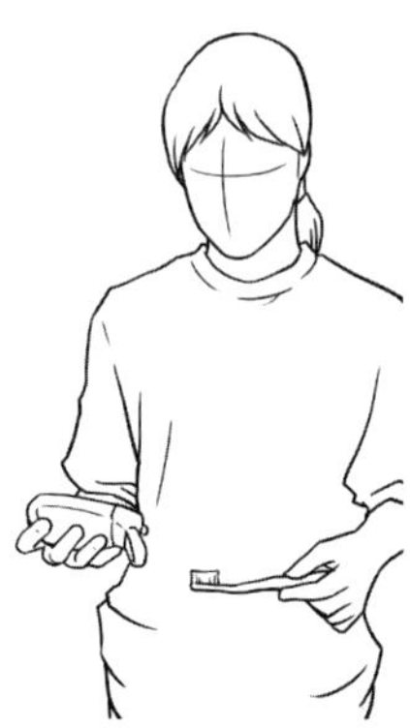

그림 5-11 아래팔의 뒤침과 단순회전(imple rotation)

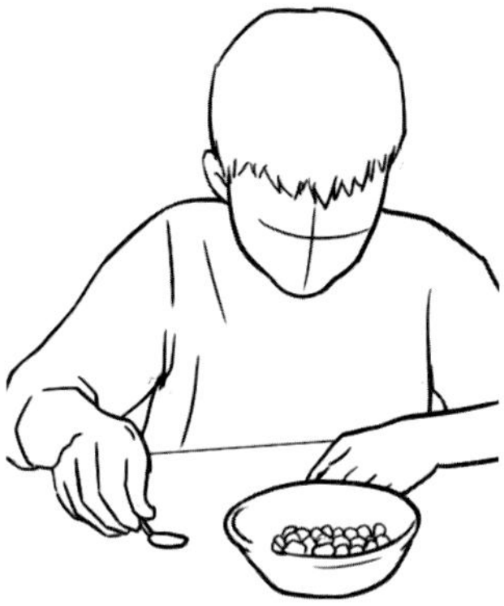

**그림 5-12** 척측 손가락 잡기(radial digital grasp) : 아래팔은 뒤침

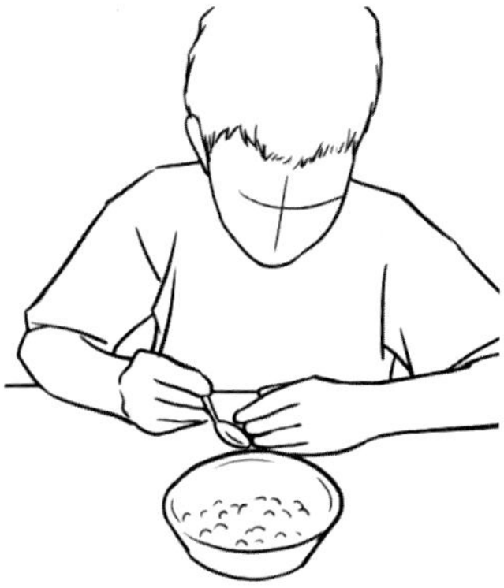

**그림 5-13** 복잡회전(complex rotation)으로 숟가락 손잡이를 조작함

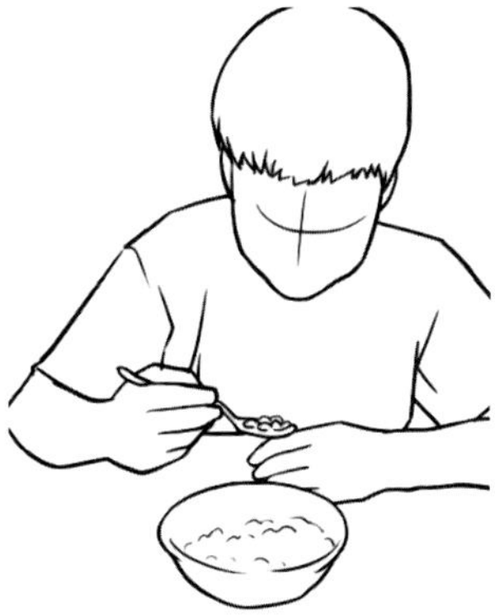

**그림 5-14** 손잡이가 'web space'에 안정적으로 놓임

## 3. 학교 참여

| 다양한 도구의 사용 | • 연필, 가위, 퍼즐 등의 사용이 필요함 |
|---|---|
| 유치원 및 초등학교 | • 대부분 작은 근육의 사용이 요구되는 활동을 수행하게 됨<br>• 글씨쓰기는 매우 중요한 소근육 활동임 |

## 5.9 평가

### 1. 손 기술 스크리닝(Screening)을 위한 활동들

| 구분 | 활동 | | 6~12개월 | 1~2년 | 3~5년 | 6년 이상 |
|---|---|---|---|---|---|---|
| 뻗기 (reach) | • 완전한 ROM을 이용한 움직임 | | ○ | ○ | ○ | ○ |
| | • 정중선까지 뻗기(팔꿈치 폄 동반) | | ○ | ○ | ○ | ○ |
| | • 정중선 통과하기 | | × | ○ | ○ | ○ |
| 쥐기 (grasp) | • 손바닥 쥐기의 사용 | | ○ | ○ | ○ | ○ |
| | • 'radial digital grasp'의 사용 9개월 | | 9개월 | ○ | ○ | ○ |
| | • 표준 핀서(pincer) 쥐기의 사용 10개월 | | 10개월 | ○ | ○ | ○ |
| | • 구형 쥐기(spherical grasp)의 사용 | | × | ○ | ○ | ○ |
| | • 'intrinsic plus grasp'의 사용 | | × | ○ | ○ | ○ |
| | • 'power grasp'의 사용 | | × | × | ○ | ○ |
| 놓기 (release) | • 자유롭게 놓기 | | ○ | ○ | ○ | ○ |
| | • 1인치 크기의 물체를 용기 속에 넣기 | | | ○ | ○ | ○ |
| | • 1인치 크기의 적목을 쌓기 | | × | ○ | ○ | ○ |
| | • 작은 물체를 작은 구멍에 넣기 | | × | ○ | ○ | ○ |
| | • 3피트 이상 공 던지기 | | × | | ○ | ○ |
| in hand manipulation | • 두 손으로 물체 조작하기 | | ○ | ○ | ○ | ○ |
| | • 'finger to palm' 이동 | | × | ○ | ○ | ○ |
| | • 'palm to finger' 이동 | • 한 개의 물체 | × | 2년 | ○ | ○ |
| | | • 2~3개의 물체 | × | 2년 | ○ | ○ |
| | | • 동전 | × | × | ○ | ○ |
| | • 용기의 뚜껑 열기 | | × | 2년 | ○ | ○ |
| | • 찰흙을 공 모양으로 만들기 | | × | × | ○ | ○ |
| | • 회전(rotation)을 사용하여 크레용 집어 들기 | | × | × | 4년 | ○ |
| | • 연필 'shift' 하기 | | × | × | 5년 | ○ |
| | • 지우개 연필 돌리기(지우기 위해) | | × | × | × | ○ |
| 양손사용 기술 | • 두 손으로 큰 공 운반하기 | | ○ | ○ | ○ | ○ |
| | • 글씨쓰기 시 종이 고정하기 | | × | × | ○ | ○ |
| | • 가위사용 시 종이 고정하기 | | × | × | ○ | ○ |
| | • 가위사용 시 종이 조작하기 | | × | × | × | ○ |
| 도구 사용 | • 가위 사용 | • 직선 | × | × | 3년 | ○ |
| | | • 단순 형태 | × | × | 4년 | ○ |
| | | • 복잡 형태 | × | × | × | ○ |
| | • 연필로 낙서하기 | | ○ | | | |
| | • 형태 따라 그리기 | | | ○ | | |
| | • 글씨쓰기 | | | | | ○ |

# 5.10 치료적 중재

## 1. 개요

### 1) 치료 세션(session)의 순서

| | |
|---|---|
| **준비 단계** | ① 자세 잡기(positioning)<br>② 자세 긴장(postural tone)의 문제 해결<br>③ 자세 조절(골반, 어깨, 머리) 증진 |
| **손 기술 발달 과정** | ① 팔과 손의 독립된 움직임 증진시키기<br>② 뻗기, 쥐기, 놓기, 옮기기 등 향상시키기<br>③ 양손 사용 기술 촉진하기<br>④ 습득된 기술들 일반화시키기 |

## 2. 손 기술 개발

### 1) 독립적인 팔과 손의 움직임 증진

| | |
|---|---|
| **개요** | • 팔꿈치의 굽힘과 폄, 뒤침과 엎침, 손목의 굽힘과 폄 등<br>– 뻗기, 쥐기, 놓기 등의 패턴으로 통합되므로 치료사는 이런 움직임들을 아동에게 훈련시킴 |
| **뒤침의 촉진** | • 장애를 가진 아동들에게 가장 어려운 동작 중 하나가 됨<br>• 비정상적인 몸통, 어깨, 팔꿈치, 손목의 자세는 뒤침을 유지하거나 시작하는데 어려움을 제공함<br>• 팔꿈치 관절의 굽힘을 90° 이상 유지하는 활동들<br>– 뒤침을 촉진할 수 있음<br>예 손가락으로 음식 먹기, 만화경(kaleidoscope) 잡고 있기 등<br>• 뒤침을 시작하기 어려운 아동의 활동<br>– 지면에 아래팔을 고정하고, 뒤침을 90°로 유지하는 활동이 유익함<br>– 수직으로 물체를 제공하는 활동이 유익함 |

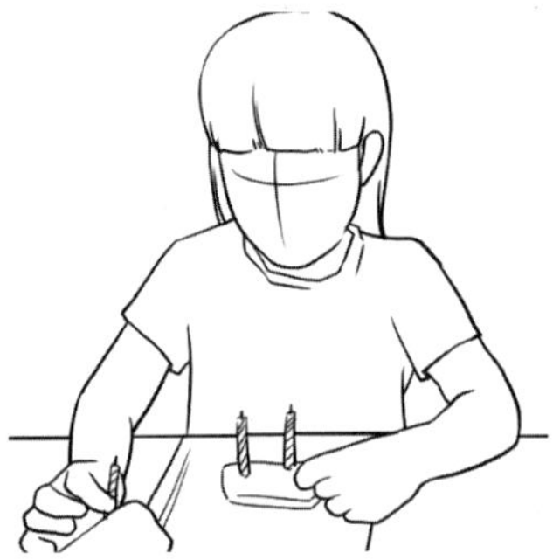

**그림 5-15** 팔을 지면에 지지하고 팔꿈치를 굽혀 작은 초를 넘겨주고 있음.
아동은 아래팔의 뒤침과 손끝 조절을 이용해 생일 케이크에 초를 꽂고 있음

### 2) 뻗기(reach) 기술의 향상

| | |
|---|---|
| **문제 사례** | • 뻗기를 시작하기 위해 벌림과 안쪽돌림을 사용하게 됨<br>• 팔을 높이 들어 뻗기를 하기 위해 어깨의 올림(elevation)과 몸통의 가쪽 굽힘(lateral flexion)을 사용하게 됨<br>• 손 펴기 조절의 실패(또는 적절한 시간에 손 위치시키기)의 실패가 나타남<br>• 앞으로 뻗거나 정중선 넘어갈 때 몸을 직립으로 유지하기 어렵게 됨 |
| **중재내용** | • 물체 접촉 시 시각적 응시(regard) 유지하기<br>• 위생도구들을 가져오기 위해 다양한 방식으로 손 이동하기<br>• 신체 주변에 위치한 위생 관련 도구들 가져오기<br>• 양손을 이용해 정중선에 위치한 물건 집어 올리기<br>• 양손을 이용해 다양한 위치에 있는 큰 물건 들기<br>• 성숙한 뻗기 패턴을 이용한 적절한 잡기의 사용으로 위생 관련 도구들 가져오기<br>• 몸통의 직립 자세, 어깨의 바깥돌림, 팔꿈치의 폄, 그리고 아래팔의 중심점(midpoint)까지의 뒤침 등을 동반한 상태로 정중선(midline)을 통과하여 다양한 위치에 있는 물건 들기<br>• 캐비닛 또는 옷장의 모든 높이에 있는 물건 가져오기 |
| **치료 전략**<br>(strategy) | ① **팔을 움직이는 동안 손을 펼 수 없는 아동(또는 움직임의 시작이 어려운 아동)**<br>• 치료의 포커스는 '팔 움직임의 시작'<br>• 사물을 잡기 위해 다양한 팔 동작이 필요하며, 그 동작을 유지할 수 있어야 함<br>② **움직임의 제한이 매우 심한 아동(또는 극도의 근력 약화를 가진 아동)**<br>• 뻗기가 최우선의 성취목표가 됨<br>• 장난감 놀이를 위해 스위치가 사용될 수 있음<br>• 다양한 전동장치들이 추천됨 |

**치료 전략 (strategy)**

**③ 팔 움직임 및 물체 접촉 촉진 방법**

- 치료사는 먼저 최적의 자세를 찾아야 함
  - 안정성과 시각응시가 좋은 최적의 자세이어야 함
- 가장 보편적인 자세는 앉기 자세가 됨
  - 머리와 몸통을 조절할 수 있음
  - 시각 응시가 용이함
  - 시각 트래킹(tracking)이 가능함
- 엎드려 누운 자세(prone) 및 측면으로 눕기 자세(side-lying)
  - 이 두 자세 또한 치료사가 효과적으로 사용할 수 있음

**④ 아동이 심한 운동장애를 가진 경우**

- 실패의 위험 없이 쉽게 작동되는 장난감이나 도구들을 사용해야 함
- 장난감의 예
  - 비누 거품
  - 약한 접촉에도 작동하는 장난감
  - 콩, 쌀
  - 놀이용 폼(play foam)
- 치료의 강조점

| 단계적 적용 | ① 초기에는 전반적인 팔의 움직임<br>② 다음단계에는 손과 팔의 위치<br>③ 마지막단계에는 팔의 움직임과 동시에 손가락의 폄(extension)이 있는 활동 |
|---|---|

- 치료사의 도움
  - 전방(또는 후방)으로 팔을 뻗지 못하는 아동
    → 위팔 또는 팔꿈치에 핸들링 테크닉을 적용해 적절한 방향을 제시해야 함

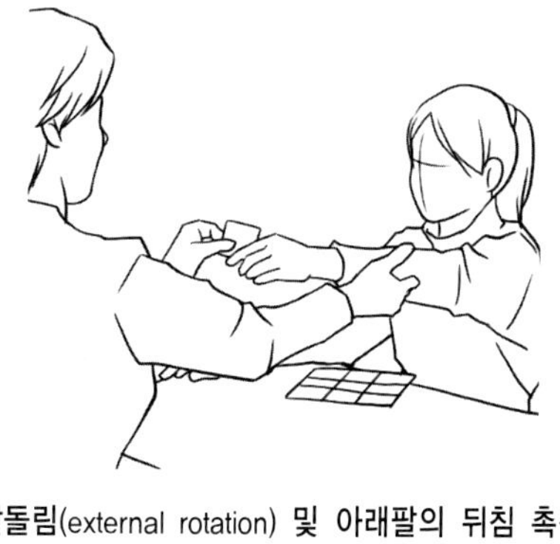

**그림 5-16** 위팔의 바깥돌림(external rotation) 및 아래팔의 뒤침 촉진하기

**⑤ 근력 약화가 있는 아동**

- 테이블 윗면을 사용하면 뻗기를 도울 수 있음
  - 팔꿈치 높이 또는 약간 더 높은 지면을 제공함
- MAS(mobile arm suspension) 시스템을 사용할 수 있음

### 3) 취기(grasp) 기술의 향상

| | |
|---|---|
| **효율적인 잡기의 문제 사례** | • 주먹쥐기(fisting) 또는 손가락 굽힘<br>– 손 펴기(opening)를 방해함<br>• 손가락 폄과 동반된 손목의 굽힘<br>– 종종 자뼈 편위(ulnar deviation)와 같이 나타남<br>• 과도한 아래팔의 엎침<br>– 노측 손가락 잡기(radial finger grasp) 패턴 사용을 방해함<br>• 쥘 때 나타나는 엄지의 모음<br>• MCP 및 IP의 폄과 동시에 엄지의 벌림과 모음 동작 구성하기의 어려움<br>• 엄지의 대립(opposition)을 시작하거나 유지하기 어려움<br>• 손가락 내재근(intrinsic muscle)의 조절이 있는 잡기 패턴의 수행이 어려움<br>• 사물의 특징과 활동 요구에 따른 다양한 잡기가 어려움<br>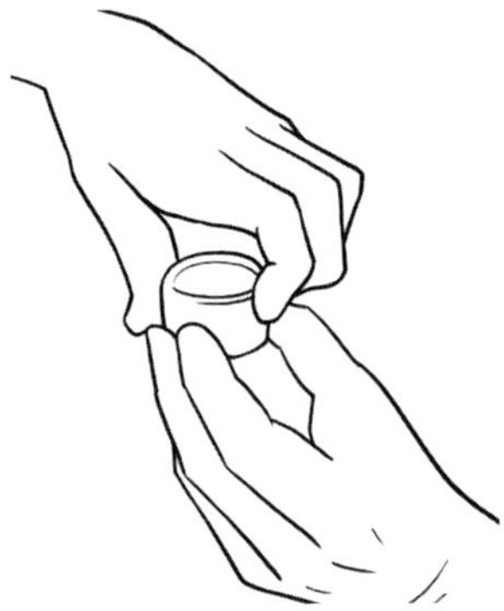<br>**그림 5-17 잡기와 뻗기가 동반될 때 아동은 효율적인 손의 자세를 이용해 어려운 과제를 수행함.** 손목의 굽힘, 엄지의 모음, MCP 관절의 과도한 폄(hyper extension), IP 관절의 굽힘 등이 안정성을 제공함. 팔은 벌림 및 안쪽돌림 자세를 만듦 |
| **중재 내용** | • 다양한 팔의 자세를 유지하며 지속적인 쥐기 수행하기<br>• 다양한 사물을 손가락으로 쥐기<br>• 작은 물체를 엄지의 대립을 이용해 '손가락 끝 쥐기(finger pad grasp)' 수행하기<br>• 사물의 모양과 특징에 따라 엄지의 대립 및 '손가락 끝 쥐기' 사용하기<br>• 효율적인 '측면 쥐기(lateral pinch grasp)' 패턴 사용하기<br>• 얇고 넓은 사물을 손가락 면을 이용해 잡기<br>• '강한 잡기(power grasp)' 사용하기 |
| **치료 전략 (strategy)** | ① 잡기 발달의 지체를 보이는 아동(또는 기능적 잡기가 어려운 아동)<br>• 준비 테크닉(preparation technique)이 필요함<br>예 포지셔닝(positioning), 핸들링, 근력강화 등 |

| | |
|---|---|
| 치료 전략<br>(strategy) | ② 촉각에 과감각(hypersensitivity)이 있는 아동<br>• 쥐기를 유지하기의 어려움<br>• 등급화된 촉각자극 입력을 제공함<br>• 초기에는 단단한 물체, 부드러운 표면을 지닌 물체가 유리함(더 잘 견딤)<br>③ 촉각 분별(tactile discrimination)의 문제를 가진 아동<br>• 쥐기 문제가 나타남<br>• 낮은 분별감은 쥐기 패턴을 통한 다양한 손사용 및 쥐기 압박감 조절에 부정적인 영향을 미침<br>• 쥐기 압박감 문제는 과도한 힘을 사용해 물건을 쥐거나 반대로 물건을 떨어뜨리는 문제를 만듦<br>• 등급화된 감각입력, 감각분별에 집중하기 등은 쥐기기술 중재의 일부분이 됨<br>• 치료 내용에 사물의 크기, 모양, 질감 등에 대한 탐색이 포함되어야 함 |

(1) 장애 정도에 따른 접근

| | |
|---|---|
| 매우 심한 장애를 가진 아동 | ① **개요**<br>• 효율적인 손바닥 잡기(palmar grasp)를 발달시켜야 함<br>• 가능할 경우 손가락 면을 이용한 잡기 패턴을 발달시켜야 함<br>• 가능할 경우 다양한 팔의 위치에서 잡기 시작 및 유지행동을 강조해야 함<br>② **아동이 손을 펼 수 없는 경우**<br>• 치료사는 아동이 자세 변화를 스스로 탐색할 수 있는 기회를 제공해야 함<br>③ **옆으로 누운 자세**(side-lying position)<br>• 전신에서 스트레스를 감소시킬 수 있음<br>• 보다 쉽게 손을 펼 수 있음<br>④ **지지된 상태로 앉기**(supported sitting)<br>• 의자의 시트 높이보다 아래에 물체를 놓을 경우, 아동의 측면에 물건을 놓을 경우 보다 쉽게 손을 뻗을 수 있음<br>⑤ **독립적으로 손을 펼 수 있지만 쥐기와 동시에 손목의 굽힘이 나타나는 아동**<br>• 치료사는 테이블 상면(또는 가슴 높이)에 물체를 놓고 손목 폄을 동반한 잡기를 강조할 수 있음<br>• 아동이 팔의 폄을 유지할 경우<br>– 아동이 물체를 잡고 있는 동안 팔의 움직임을 도와주거나 유도할 수 있음<br>• 추천 활동<br>– 막대를 이용해 매달린 달려 있는 풍선 찌르기<br>– 비눗방울 터트리기 |

<table>
<tr><td>매우 심한 장애를 가진 아동</td><td>
– 벽에 걸린 그림을 막대로 치기<br>
– 벽에 걸린 거울을 막대로 치기<br>
– 천(cloth)을 잡고 유지하도록(holding) 위 아래로 당겨주기<br>
⑥ 보조도구의 사용<br>
• 손잡이 보강(built up handle)<br>
– 손바닥 잡기를 강화함<br>
– 큰 물체 잡기를 강화함<br>
• 스프린트 제작<br>
• 페이지 터너, 스위치, 컴퓨터 적응장치 등을 이용함
</td></tr>
<tr><td>중도의 장애를 가진 아동</td><td>
① 중간정도의 장애를 가진 아동들의 잡기<br>
• 잡기는 가능하나 다양한 잡기 패턴들을 기능적으로 사용할 수 없음<br>
② 문제점<br>
• 아래팔 조절의 어려움<br>
• 손목의 폄의 어려움<br>
• 엄지의 대립(opposition)의 어려움<br>
• MCP 및 IP 관절 조절의 어려움<br>
• 쥐기시 손목 굽힘이 같이 나타남<br>
③ 사물의 선택(selection of object)<br>
• ‘대립 잡기(opposed grasp)’ 패턴 개발에 중요한 부분이 됨<br>
• 사물은 아동에게 흥미롭고 의미 있어야 함<br>
• 게임, 상상 놀이 도구(imaginary play material) 등이 선택될 수 있음<br>
• 중간 크기, 작은 크기, 매우 작은 크기의 사물들이 대립 쥐기 훈련에 사용될 수 있음<br>
– 매우 작은 사물은 매우 섬세한 조작이 필요함<br>
④ ‘대립 잡기(opposed grasp) 패턴’ 발달시키기<br>
• 초기에는 뻗기와 함께 수행하는 것보다는 쥐기만을 수행하는 것이 더 바람직함<br>
• 손목의 중립 또는 약간의 폄 자세가 필요함(중요한 요소가 됨)<br>
• 테이블 상면에 아동의 아래팔 바닥을 안정시키고, 아래팔의 등 쪽에 치료사의 지지(support)를 제공함<br>
• 제공되는 물체는 정중선(midline)이 아닌 아동의 어깨 라인정도에 제공됨<br>
– 이유 : 정중선에서는 엎침이 발생되기 때문에<br>
• 물체의 위치 및 자세<br>
– 물체를 어깨 라인(line with shoulder)에 위치시킴<br>
– 위팔(humerus)의 중립적 회전(rotation)을 유지함
</td></tr>
</table>

<table>
<tr>
<td>중도의 장애를 가진 아동</td>
<td>
- 치료사는 아동의 손가락에 물체를 직접 제시함<br>
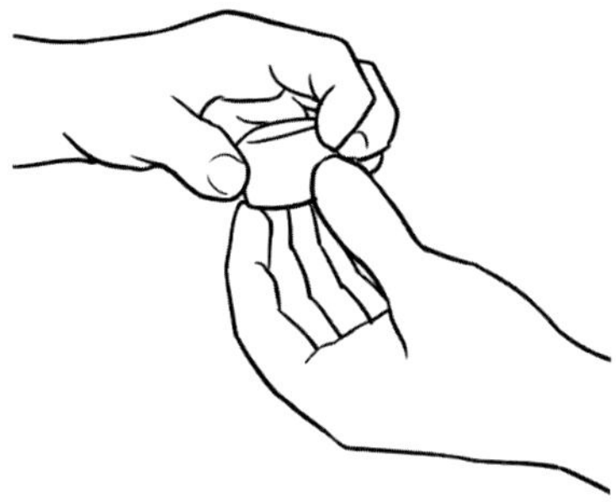<br>
**그림 5-18 치료사의 물체 제공.** 아동은 손목의 중립자세, 엄지의 대립, 적절한 손가락 굽힘을 동반한 조절된 'radial digital grasp' 패턴을 보여 주고 있음. 뻗기(reach)에 대한 요구 없이 쥐기만을 수행하고 있음<br>
<br>
**⑤ 아동이 '대립 잡기 패턴'을 잘 수행할 경우**<br>
• 다음 단계의 기술을 수행할 수 있음<br>
• 움푹 들어간 손바닥(cupped hand) 위에 물체 올려놓기<br>
– 물체가 안정된 후 그것을 쥐도록 아동에게 요구함<br>
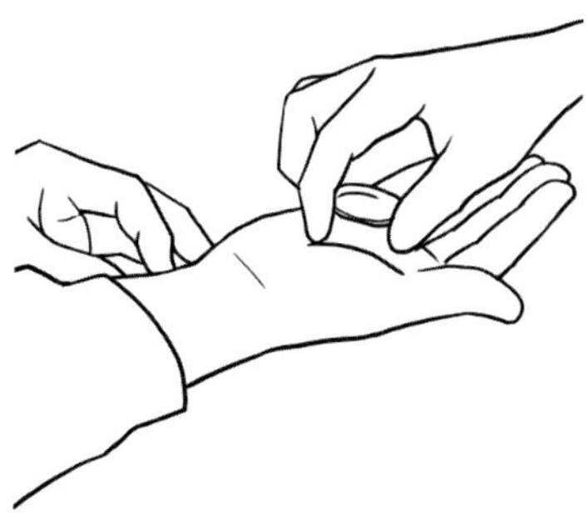<br>
**그림 5-19 치료사가 제공한 물체 쥐기를 연습하기.** 아동의 팔은 자신의 다리(leg) 위에 안정됨<br>
<br>
**⑥ 치료사 손에 있는 물건 쥐기가 가능할 경우**<br>
• 물체를 테이블 위에 놓아줌<br>
– 어깨 라인에 맞춰 제공함<br>
• 점차 정중선(midline) 근처로 물체를 이동시킴<br>
• 바닥면은 미끄럽지 않은 면이어야 함 : 물체가 미끄러지지 않음
</td>
</tr>
<tr>
<td>경도의 장애를 가진 아동</td>
<td>
**① 문제점**<br>
• 작은 범위에서의 움직임이 어려움<br>
– 뒤침(supination)과 손목 폄과 같은 움직임<br>
• 손의 내재근(intrinsic muscle) 조절을 유지하기 어려움<br>
• 손 끝(finger tip) 잡기의 빈약함
</td>
</tr>
</table>

<table>
<tr>
<td>경도의 장애를 가진 아동</td>
<td>

• 검지의 사용대신 중지를 사용해 핀서 잡기(pincer grasp)를 수행하기도 함

- 근 긴장의 문제가 있는 아동에게 종종 중지를 이용한 핀서 잡기가 나타남
  → 검지의 불안정성 때문
  → 엄지의 대립을 만들기 어렵기 때문(엄지는 중지에 더 가까운 자세를 취하게 됨)

• 만약 검지의 사용이 어려울 경우 중지가 더 효과적으로 사용될 수 있음

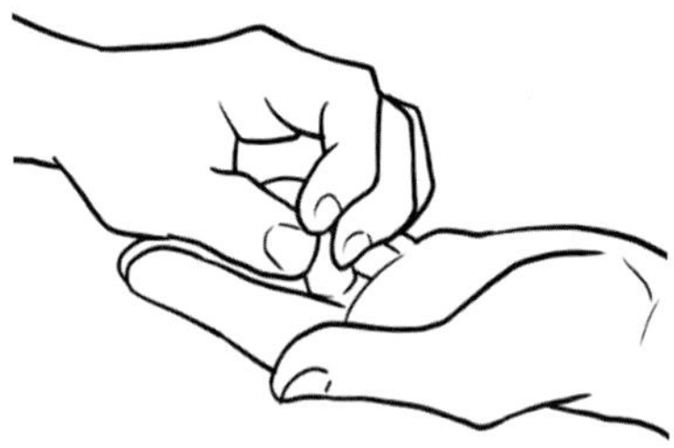

**그림 5-20 핀서 잡기 또는 손끝 잡기의 대체 형태.** 엄지가 약간 모음(adduction)되므로 엄지의 패드는 검지보다 중지와 더 잘 맞음

② **쥐기 기술의 목표 성취**

• 다양한 쥐기 패턴의 사용에 포커스를 둠
- 사물의 특성에 맞는 쥐기 패턴을 적용함

• 성취해야 할 내용들
- 효율적인 핀서 쥐기 및 측면 쥐기(lateral grasp) 패턴
- 얇은 물체 쥐기에 필요한 MCP 관절의 굽힘과 IP 관절의 폄
- 다양한 물체에 맞는 '강한 잡기(power grasp)'의 사용

• 치료사가 사용하는 치료 전략들
- 언어적 큐(verbal cue)
- 내재근 촉진을 위한 활동
- 고무 밴드를 이용한 손가락 벌림 운동
- 손가락 게임의 개발
- 손바닥 위에서 물건 잡기 및 숨기기
- 찰흙 짜기(squeezing)
- 엄지 패드와 다른 손가락 패드로 물건 집기

</td>
</tr>
</table>

### 4) 운반 기술(carrying skill)의 향상

| | |
|---|---|
| 운동 중 물체 쥐기 능력을 향상시키는 방법 | • 손목의 폄과 지속적인 손가락 굽힘이 강조됨<br>• 몸통의 움직임에 보상적 동작을 사용하는 아동 및 팔과 분리된 움직임을 만들기 어려운 아동의 경우<br>– 정중선에서의 몸통조절을 증진시킴<br>– 팔의 움직임과 동시에 몸통 회전을 증진시킴 |
| 보조도구의 사용 | • 몸통을 대칭적으로 지지하는 도구가 필요함<br>• 자세를 만들어주는 도구가 도움이 됨<br>• 어깨의 안정성을 위해 어깨뼈 상승(elevation)을 예방해야 함 |

### 5) 자발적 놓기 기술(voluntary release skill)의 향상

| | |
|---|---|
| 문제점 | **〈놓기의 문제점〉**<br>• 주먹 쥐기와 단단한(tight) 손가락 굽힘이 원인이 됨<br>• 물체 놓기와 위치시키기 동안 지속적인 팔의 자세유지가 어려움<br>• 손가락 폄과 손목 폄의 조합이 어려움<br>• 좁은 공간(또는 가까운 위치에) 사물 놓기 시 필요한 '아래팔 뒤침(forearm supination)'의 사용이 어려움<br>• 놓기 시 손가락의 과도한 폄(overextension)이 나타남 |
| 치료적 중재 | **〈치료 포커스〉**<br>• 물체 놓기를 위한 손 펴기(opening)가 촉진됨<br>• 놓기에 필요한 팔의 위치 및 안정성 확보가 필요함<br>• 정확한 위치에 물체 내려놓기를 성취함 |
| | **〈아동이 과도한 손가락 굽힘을 보일 경우〉**<br>• 초기 치료의 포커스<br>– 손가락 폄을 유지하면서 팔의 움직임에 초점을 둠<br>• 스플린트의 사용<br>– 아동의 손목을 지지해 줌<br>– 손목과 손가락 폄을 촉진함 |
| | **〈아동이 자발적인 놓기를 수행할 수 있는 경우〉**<br>• 큰 사이즈 및 중간 사이즈의 물체를 용기에 넣기 활동을 수행함<br>– 용기의 입구가 큰 것을 사용함<br>• 구조화된 활동 및 치료사의 핸들링이 도움이 될 수 있음<br>• 스플린트의 사용이 필요할 수 있음 |

| | |
|---|---|
| 치료적 중재 | **〈아동이 손목 굽힘과 같은 자발적 놓기를 수행할 수 있는 경우〉**<br>• 용기(container)를 아동의 측면에 위치시킴<br>• 용기는 팔꿈치를 충분히 뻗을 수 있을 만큼의 거리에 위치시킴<br>• 점차 용기를 아동의 신체에 가깝게 이동시킴<br>  – 놓기 시 팔꿈치의 굽힘과 손목 폄을 증진시킴<br>• 아동이 손목의 폄을 유지한 상태로 중간 크기의 물체를 용기에 넣을 수 있을 때 치료사는 용기 입구(opening)의 직경을 줄일 수 있음 |
| | **〈아동이 자발적 놓기 수행 시 과도한 손가락 폄을 보일 경우〉**<br>• 용기에 물건 넣기 활동을 수행함<br>  – 앞서 언급한 활동이 도움이 됨<br>  – 내재근 조절을 발달시킴<br>• 손의 체성감각(somatosensory) 및 지각(awareness)을 증진시키는 치료를 수행함<br>  – 크기와 안정성이 다양하며, 가벼운 물체를 사용함<br>  – 언어적 큐(cue), 시각적 모니터링 등이 도움이 됨<br>  – 편마비 아동의 경우 느린 움직임의 수행이 도움이 됨 |

### 6) 'in hand manipulation' 기술의 향상

#### (1) 문제점

| | |
|---|---|
| 'in hand manipulation'에 어려움을 가진 아동들에게 나타나는 물체조작의 문제들 | • 물체를 떨어뜨림<br>• 물체 조작을 위해 지면을 이용함<br>• 기술사용이 느림 |
| 'in hand manipulation'으로 인한 문제 | • 손가락의 독립적 사용 및 조절이 제한됨<br>• 손바닥으로 물체를 받을 때 오목한 손 모양(cup hand)을 효율적으로 만들지 못함<br>• 동시에 한 개 이상의 물체를 손안에 유지하지 못함<br>• 손가락 패드(pad)에서 물체의 움직임 조절에 필요한 안정성이 부족함 |

#### (2) 치료적 중재

① 'in hand manipulation' 중재를 위한 준비 활동들

| | |
|---|---|
| 일반적인 촉각 지각(tactile awareness)이 내포된 활동들 | • 'crazy foam' 사용하기<br>• 면도 거품 사용하기<br>• 핸드 로션 사용하기<br>• 핑거 페인팅(finger painting) 수행하기 |

| | |
|---|---|
| 고유수용성감각 입력(proprioceptive input)이 내포된 활동들 | • 무거운 물건 밀기(예: 벤치, 박스 등)<br>• 손의 여러 부위로 찰흙 누르기<br>• 찰흙이나 퓨티(putty)에 손가락 밀어 넣기<br>• 공위에서 체중지지하기<br>• 구멍난 카드보드(card board)를 밀어(push) 모양 만들기<br>• 박스 찢기<br>• 박수치기 놀이하기 |
| 압박(pressure) 조절이 내포된 활동들 | • 컴퓨터 용지의 끝 부분 찢어내기<br>• 찰흙을 밀어 공 모양으로 만들기<br>• 스펀지 또는 천을 이용해 물 짜기(squeeze)<br>• 스냅(snap) 잠그기(push) |
| 촉각 분별(tactile discrimination)이 내포된 활동들 | • 노래 부르며 손가락 놀이하기<br>• 손가락 맞추기 놀이하기<br>• 물체 분별하기<br>• 모양 분별하기<br>• 신체에 글씨쓰기, 그림그리기, 모양그리기<br>• 질감 분별하기 |

② 특정 'in hand manipulation' 활동들

| | |
|---|---|
| 이동(translation) : 손가락에서 손바닥(finger to palm) | • 동전지갑 안에 있는 동전 꺼내기<br>• 손 안에 동전 숨기기(마술 테크닉)<br>• 종이 구기기(crumpling)<br>• 작은 음식 조각을 집어 손바닥으로 가져오기 |
| 이동 : 안정성을 갖춘 손가락에서 손바닥(finger to palm) | • 동전 지갑에서 동시에 2개 이상의 동전 꺼내기<br>• 동시에 종이 클립이나 페그(peg)를 집어 올려 손안에 2개 이상 유지하기<br>• 한 번에 여러 개의 용기를 집어 들고 2개 이상을 손안에 유지하기 |
| 이동 : 손바닥에서 손가락(palm to finger) | • 손바닥에 있는 동전을 손끝으로 이동시키기<br>• 칩(chip)을 손가락으로 옮겨 자석 막대에 올려놓기<br>• 물건을 집어 용기 안으로 옮겨 놓기<br>• 음식물을 입으로 가져오기 |
| 이동 : 안정성을 지닌 손바닥에서 손가락(palm to finger) | • 동시에 몇 개의 칩을 잡고 막대(wand) 위에 올려놓기<br>• 동전을 집어 자판기에 넣기<br>• 여러 개의 용기를 잡은 상태에서 하나만 내려놓기<br>• 여러 개의 게임 칩을 잡고 유지하기 |

| | |
|---|---|
| 쉬프트 (shift) | • 책장 넘기기<br>• 종이, 화장지, 지폐 등 집어 들기<br>• 놀이 카드 분리하기<br>• 구슬 꿰기(stringing beads)<br>• 펜, 연필, 크레용을 쉬프트하기<br>• 종이 자르기 동안 손에 있는 종이를 쉬프트 하기<br>• 숟가락, 포크 등을 사용하기 위해 쉬프트 하기 |
| 단순회전 및 복합 회전 | • 용기의 뚜껑 열기<br>• 너트에서 볼트 빼기/넣기<br>• 연필 돌리기<br>• 퍼즐 돌리기<br>• 장난감 돌리기<br>• 정육면체 돌리기 등 |

③ 'in hand manipulation' 사용 정도에 따른 중재

| | |
|---|---|
| 'in hand manipulation' 기술이 전혀 없는 아동 | • 양손 사용을 통한 물체 조작을 촉진함<br>• 물체 조작을 촉진하기 위해 지지면을 이용함<br>　– 손가락을 능동적으로 움직이도록 도움<br>• 치료사는 육면에 그림이 있는 큐브(cuve), 만화경(kaleidoscope), 질감을 가진 장난감 등을 이용할 수 있음<br>• 아동이 효율적으로 손가락을 움직일 때<br>　– 치료사는 다양한 물체를 사용한 숨기기 놀이를 통해 'finger to palm' 이동을 소개할 수 있음<br>　– 손가락 고립(isolation) 게임<br>　　→ 아동에게 유용한 놀이<br>　　→ 치료사는 엄지를 사용해 적절히 보조해 주어야 함<br>• 다양한 잡기 패턴의 기능적 사용 및 개발을 보조함<br>　– MCP 관절의 굽힘과 IP 관절의 폄이 복합된 패턴의 사용 및 개발<br>　– 촉각분별과 고유수용성감각의 사용이 내포된 활동을 수행함<br>　　→ 손가락의 지각능력 및 손바닥 영역의 지각능력을 향상시킴 |
| 'in hand manipulation' 기술을 사용하기 시작한 아동 | ① 'finger to palm' 이동을 사용하는 아동 및 단순 회전(simple rotation), 쉬프트(shift), 'palm to finger' 이동을 이제 막 시작한 아동<br>　• 현재 가진 기술들을 세련화시켜 줌<br>　• 기술의 레퍼토리를 확대함 |

<table>
<tr><td>'in hand manipulation' 기술을 사용하기 시작한 아동</td><td>

• 노뼈 쪽 손가락을 사용한 물체 조작 시 자뼈 쪽 손가락은 물체 안정화 기술을 시작하게 됨<br>
② 물체의 크기<br>
• 작은 물체(너무 작은 것은 배제함)는 다루기 쉬움<br>
• 큰 물체는 모든 손가락이 물체조작에 참여하게 됨<br>
– 손이 펴지는 물체가 적절함<br>
– 보다 다루기 어려움<br>
• 아주 작은 물체의 경우 촉각분별 및 손끝 조절이 더 요구됨<br>
– 작은 물체보다 더 다루기 어려움<br>
③ 'palm to finger'에 대한 중재<br>
• 처음에는 검지(index)의 중간마디뼈(middle phalanx)에 물체를 제공함<br>
• 아동이 물체를 중간마디뼈에서 손끝으로 이동시킬 수 있게 될 경우<br>
– 치료사는 검지 첫마디뼈(proximal phalanx)의 손바닥(volar)면에 물체를 제공함<br>
– 보다 더 발전할 경우 나중에는 손바닥에 물체를 제공함<br>
④ 단순회전에 대한 중재<br>
• 물체를 아동의 손에 제공하고, 그것을 수직으로 회전시킬 것을 요구함<br>
• 페그(peg) 또는 페그 모양의 물체가 사용됨<br>
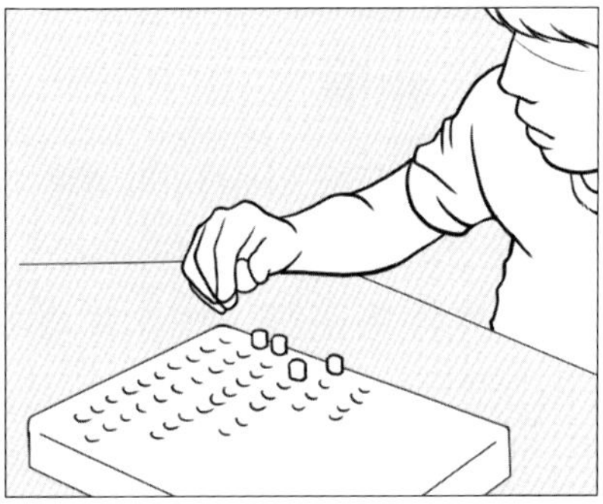<br>
**그림 5-21** 회전된 페그를 아동에게 제공해 게임 판에 페그를 회전시켜 넣을 수 있도록 유도함

</td></tr>
<tr><td>기본 'in hand manipulation' 기술을 가진 아동</td><td>

• 복잡회전의 발달이 강조됨<br>
• 기술들이 안정성을 바탕으로 수행되어야 함<br>
• 아동에게 작은 크기와 중간 크기의 물체를 제공함<br>
• 다양한 기능적 활동에서의 기술사용을 강조하게 됨<br>
– 옷입기, 위생, 학교 활동 등<br>
• 치료사는 기술의 속도 및 타이밍을 강조함

</td></tr>
</table>

| | |
|---|---|
| 기본 'in hand manipulation' 기술을 가진 아동 | 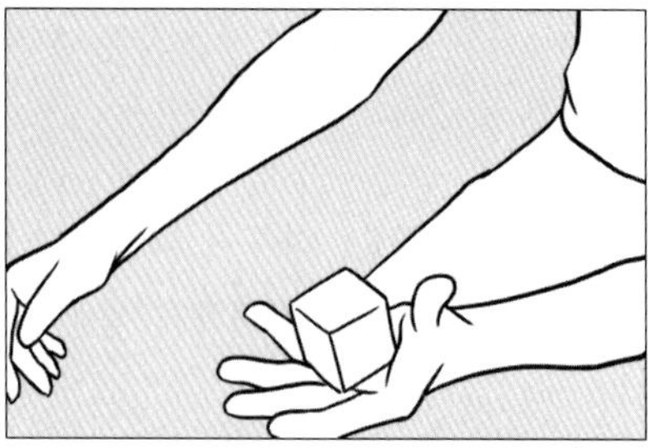<br>**그림 5-22** 아동이 퍼즐의 그림을 찾기 위해 퍼즐을 회전시킬 수 있도록 해당 그림을 손바닥과 닿도록 위치시킴<br>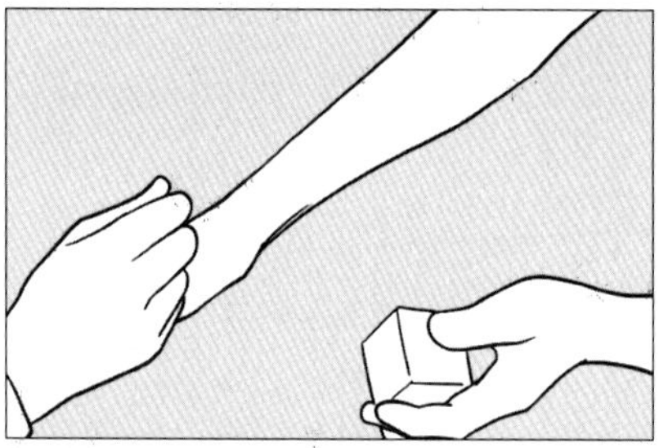<br>**그림 5-23** 아동은 먼저 'palm to finger' 이동을 사용해 물체를 손끝으로 이동시킴<br>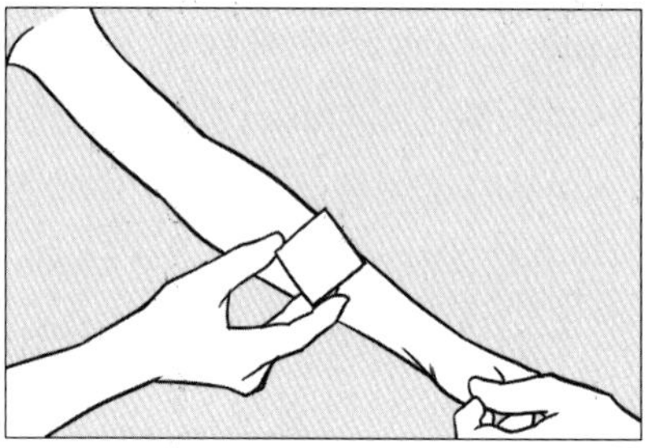<br>**그림 5-24** 아동은 손끝으로 물체를 이동시켜 치료사에게 건네 줌 |

### 7) 양손 사용 기술(bilateral hand use skills)의 촉진

#### (1) 다양한 문제를 만드는 원인들

| | |
|---|---|
| 원인들 | • 양쪽 신체 통합이 이루어지지 않을 경우<br>• 감각 손상으로 한 쪽 신체의 지각을 결핍되는 경우<br>• 양쪽 신체의 운동경험 부족으로 인해(예 편마비, BPI 등)<br>• 기타 원인들<br>– 아동이 정중선에서 효율적인 양손 유지가 어려울 경우<br>– 양 손을 사용하는 동안 뒤침(supination)을 효율적으로 사용하기 어려운 경우<br>– 아동이 한 팔을 사용할 때 다른 팔에서 과도한 움직임과 연합반응(associated reaction)이 나타날 경우 |

#### (2) 목표

| | |
|---|---|
| 난이도별 목표<br>(점차 증가됨) | ① 양손을 함께 사용해 큰 물체 밀기<br>② 양손을 함께 사용해 큰 물체 들기 및 옮기기<br>③ 양손을 함께 사용해 중간 크기의 물체 들기 및 옮기기<br>④ 한 손이 물체를 조작할 때 다른 한 손은 테이블에 있는 물체 안정시키기 |

<table>
<tr>
<td>난이도별 목표<br>(점차 증가됨)</td>
<td>⑤ 한 손이 물체를 조작할 때 다른 한 손은 손바닥 쥐기(palmar grasp)를 사용해 물체를 안정시키기<br>⑥ 한 손이 물체를 조작할 때 다른 한 손은 다양한 잡기 패턴을 사용해 물체를 안정시키기<br>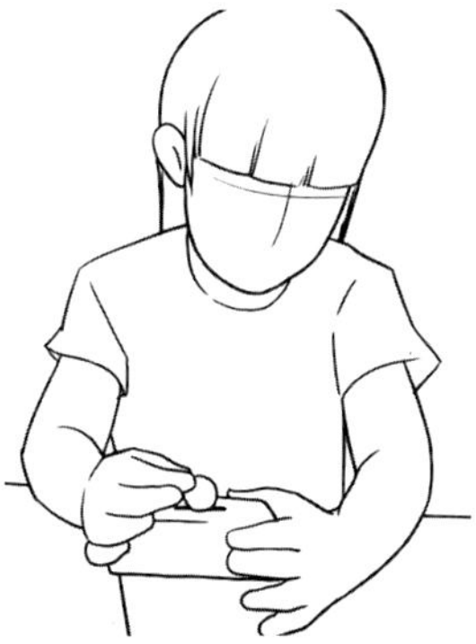<br>그림 5-25 아동은 한 손으로 세련된 잡기 패턴을 사용해 물체에 안정성을 제공하며, 동시에 저금통에 동전을 넣고 있음<br>⑦ 양손을 동시에 사용해 물체를 조작하기<br>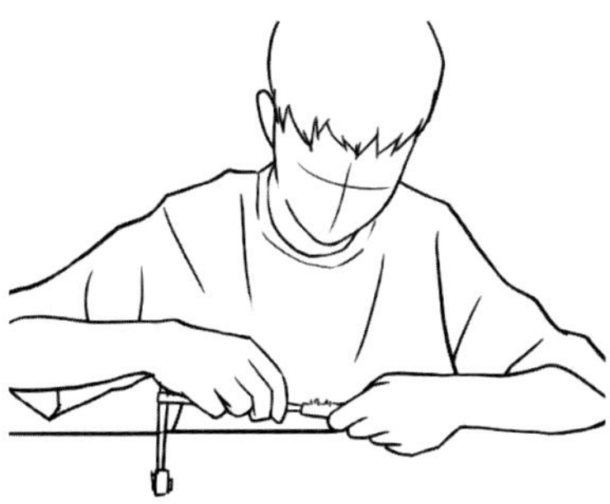<br>그림 5-26 양손을 동시에 사용해 구성활동을 수행하고 있음. 아동은 변형된 'power grasp'과 아래팔의 다양한 자세를 만들고 있음</td>
</tr>
</table>

### (3) 치료적 중재

<table>
<tr>
<td>매우 심한 장애를<br>가진 아동</td>
<td>① 근 긴장도가 매우 증가된 아동 또는 비대칭적인 아동<br>• 물체를 안정시키는 능력에 포커스를 둠<br>② 특정 핸들링 테크닉의 사용<br>• 물체 안정시키기를 촉진하기 위해<br>• 아동의 뒤에 앉아 아동의 양쪽 어깨를 안정시키기<br>– 아동의 물체 가져오기를 도울 수 있음<br>– 정중선에 양손 유지를 도울 수 있음<br>• 아동의 몸통회전을 촉진함(몸통이 정중선을 효율적으로 지날 수 있도록 도움)</td>
</tr>
</table>

| | |
|---|---|
| 매우 심한 장애를 가진 아동 | ③ 장난감 및 도구의 선택<br>• 처음에는 양측 대운동 기술의 성공을 도움(예 나무 막대기로 풍선 치기)<br>• 한 손은 물체의 안정화를 도움<br>– 미끄러운 표면 위에 물체를 두고 한 손이 물체를 안정시키는 역할을 하도록 함<br>• 손잡이가 있는 도구의 사용<br>• 활동이 단순할 경우에는 자신의 손을 안정화시키는 것에 집중할 수 있음<br>• 미끄럼 방지 표면, 기타 보조도구들이 물체 안정화에 사용될 수 있음 |
| 중간(moderate) 정도의 장애를 가진 아동 | • 낮은 근 긴장 또는 약간의 수의적(voluntary) 움직임이 있는 경우<br>– 초기에는 대칭성과 안정성의 발전에 포커스를 둠<br>– 점차 잡기 없는 안정성을 통해 아동의 기술을 발전시킴<br>• 약간 불안정한 지면에서의 물체 조작은 자발적인 안정성 촉진을 유도할 수 있음<br>• 특정 활동에서 적응(adaptation)이 필요함<br>예 글씨쓰기 시 한 손은 반드시 효율적으로 안정성을 제공해야 함 |
| 경한 장애를 가진 아동 | • 보다 세련된 대칭성 양측기술의 사용을 요구함<br>• 치료사는 기술발달을 돕는 활동의 등급화, 구조화, 적절한 수준 선택 등을 고려해야 함<br>• 기능적 ADL의 수행을 통해 기술을 발전시킴 |
| 근력 약화를 가진 아동 | • 팔을 지지(support)해 주는 테이블 면을 통해 대칭성 양측 기술들을 수행할 수 있음<br>– 동시에 조작하는 활동을 수행함<br>• 물체 안정화에 적응(adaption)과 치료사의 도움이 필요할 수 있음 |

## 5.11 스플린트의 사용

| | |
|---|---|
| 적용 대상 | • 지속적인 비정상적 자세를 유지하는 아동<br>• 근 긴장이 증가된 아동(또는 심한 근 긴장의 감소가 있는 아동)<br>• 손의 움직임에 제한이 있는 아동<br>• 손의 기능적 사용에 제한이 있는 아동<br>• 중추신경계 문제를 가진 아동<br>– 스프린트를 통해 근 긴장의 감소와 기능의 향상을 기대할 수 있음 |

# 1. 잡기 패턴(Grasp Patterns)

## 1) 정교한 잡기(precision grasps)

- 엄지와 손끝의 대립을 포함한 잡기

## 2) power grasp

(1) 손 전체를 사용한 쥐기

(2) 엄지(thumb)

① 굽힘 상태로 유지(held flexed) 또는 나머지 손가락은 벌림이 됨

② 폄 및 모음(extension and adduction)이 됨

(3) 다른 물체나 도구를 사용할 때 사용함

(4) 자뼈쪽 손가락의 굽힘(flexion of the ulnar finger)

- 안정성(stability) 제공

(5) 노뼈쪽 손가락의 굽힘은 적음(less flexion with the radial fingers)

- 유동성(mobility) 제공

## 3) hook grasp

(1) transverse metacarpal arch는 평평함(flat)

(2) 손가락

- 모음+IP 관절의 굽힘(flexion at the IP joint)

(3) MCP 관절

- 굽힘 또는 폄(flexion or extension)

## 4) lateral pinch

(1) 부분적 엄지 모음(partial thumb adduction)

(2) MCP 굽힘

(3) 약간의 IP 굽힘(slight IP flexion)

## 5) pad-to-pad pinch

- 'two-point pinch' 또는 'pincer grasp'이라고도 함

## 6) three-point pinch

- 'three-jaw chuck grasp'이라고도 함

## 7) tip Pinch

- 엄지와 검지의 부분적 굽힘(partly flexed)

## 8) spherical grasp

(1) 수지의 벌림(finger abduction)

(2) MCP 및 IP 관절의 약간 굽힘(some degree of flexion)

## 9) cylindrical grasp

## 10) disk grasp

6

C·H·A·P·T·E·R

# 감각통합 (Sensory Integrations : SI)

OCCUPATIONAL THERAPY

꼭! 알고 넘어가기!!

- 감각 통합 치료의 개념들을 이해해야 한다.
- 감각 통합의 문제를 가진 아동들의 다양한 문제들을 학습해야 한다.
- 감각 통합으로 인한 문제와 치료결과가 국가고시에 빈번히 출제되어 있다.

## 6.1 개요

| 창시자 | • 작업치료사이며 교육심리학자인 Jean Ayres에 의해 시작됨 |
|---|---|
| Ayres의 시각 | • 발달, 학습, 감정의 문제를 이해하는데 새로운 방식으로 아동을 바라봄 |
| 1960년대 후반 ~1970년대 | • 초기의 치료법과 혁신적 연구는 큰 저항에 부딪히기도 함<br>• 오늘날에도 여전히 SI에 대한 의구심이 존재함<br>– 하지만 SI에 대한 지속적 연구가 이루어지고 있으며, 새롭게 재조명되고 있음 |
| SI의 영향 | • 작업치료의 기초 중 하나가 됨<br>• 작업치료의 고유영역으로 자리 잡음<br>• 소아작업치료에 새로운 영향을 미침 |

## 6.2 아동의 감각통합(SI)

| 초기 감각 (Proximal sense) | • Ayres는 '초기 감각(proximal sense)'를 강조함<br>• 원시적이고 매우 중요한 감각을 의미함<br>• 아동의 인생 초기에 세상과 교류를 만들어 주는 중요한 감각이 됨<br>• 가장 기본적인 감각이 됨<br>– 전정감각(vestibular)<br>– 촉각(tactile)<br>– 고유수용성 감각(proprioception) |
|---|---|

| | |
|---|---|
| 후기 감각 | • 시각과 청각이 후기감각(distal sense)이 됨<br>• 아동이 성장했을 경우 더 우세한 감각이 됨 |
| 최초의 서적 | • sensory integration and learning disorders<br>– Ayres가 저술함(1972년) |

## 6.3 신경생리학을 기초로 하는 개념들(Neurobiological based concepts)

| | | |
|---|---|---|
| 감각 영양분<br>(sensory nourishment) | 뇌와 감각입력 | • 감각입력(sensory input)은 최상의 뇌기능에 있어 필수조건이 됨<br>• 뇌는 지속적으로 감각정보를 받아들이는 구조임<br>– 만약 감각입력을 제거할 경우 뇌의 기능은 비정상적이 됨<br>– 만약 중요한 시기에 적절한 감각자극이 들어오지 못하면 뇌의 비정상적 발달 및 행동의 장애가 초래될 수 있음 |
| | Ayres의 주장 | • 음식물이 신체에 있어 영양분이 되는 것처럼 감각 입력은 뇌의 영양분이 됨<br>• 최적의 효과를 얻기 위한 감각입력 조건<br>– 아동은 능동적으로 감각을 조직화시켜야 함<br>– 아동은 환경에서 활동을 통해 감각입력을 얻게 됨 |
| 적응적 반응<br>(adaptive response) | 아동의<br>감각수용 | • 어떤 감각이든지 능동적으로 흡수함<br>– 수동적으로 받아들이기 어려움<br>• 매시간 마다 가장 유용한 감각과 특정 방식을 이용하여 감각을 조직화함<br>– 목표 수행을 위해 감각들을 정리 조절함<br>– 능동적으로 감각을 선택함(감각을 통합함)<br>– 아동이 성공적으로 목표 지향적 활동을 조절할 수 있음 |
| | 정의 | • 앞을 향해 나가려는 강력한 욕구<br>• 앞서 취득한 반응보다 더 복잡한 반응을 만들려고 함<br>– 뇌는 보다 더 조직화되고 감각통합 능력은 더욱 향상됨<br>• 감각통합은 적응적 반응을 만들어 냄<br>– 감각통합을 더 효율적으로 만듦 |

| | | |
|---|---|---|
| 적응적 반응<br>(adaptive response) | Ayres가<br>제시한 예 | • 자전거 타기의 감각통합<br>• 전정감각(vestibular) 및 고유수용성 감각(proprioceptive) 체계의 통합<br>　– 자전거 균형 잡기 학습을 통해 이루어짐<br>• 결과적으로 많이 넘어진 후에 아동은 감각 정보를 효율적으로 통합시키게 됨<br>　– 적절한 무게 이동을 통해 자전거를 탈 수 있음<br>• 적응적 반응(adaptive response)이 만들어졌을 때 아동은 보다 더 효율적으로 균형을 유지하며 다음의 자전거 타기 때보다 더 잘 수행할 수 있음<br>　– 아동의 신경 시스템에 변화가 일어남<br>　– 결국, 자전거 타기에 보다 적합한 상태의 신경시스템을 확보함 |
| 신경 가소성<br>(neural plasticity) | 적응적 반응이<br>만들어질 때의<br>변화 | • 신경의 시냅스 수준의 변화를 의미함<br>• 이 변화가 뇌의 신경가소성(neural plasticity)임 |
| | 신경 가소성이<br>일어날 때의 변화 | • 가지돌기(dendrite)의 가지치기(branching)가 증가됨<br>• 시냅스(synaptic)의 접촉이 증가됨<br>• 시냅스(synaptic)의 효율성이 증가됨<br>• 뇌 조직(brain tissue)의 크기가 증가됨<br>　– 이 변화는 나이 어린 동물에서 극대화되어 나타남 |
| CNS의 조직화 | 계층 모델<br>(hierarchic model) | • 신경 시스템의 수직적 상하레벨<br>　– 아래에는 척수(spinal cord)가 있음<br>　– 중간에는 뇌간(brain stem)이 있음<br>　– 상부에는 대뇌반구(cerebral hemispheres)가 있음<br>• 대뇌피질(cerebral cortex)<br>　– 최상위 계층<br>　– 고도로 세분화 되고 정교함<br>　– 감각정보의 섬세한 분석이 이루어짐 |
| | CNS의 계층과<br>Ayres의 이론 | • 중추신경계는 아래에서 위로 순차적으로 발달함<br>• 상위의 신경계(higher-level center)가 성숙하기 전 척수와 뇌간이 먼저 성숙함 |

## 6.4 아동의 작업과 감각통합의 발달

• Ayres는 생후 7세까지 감각통합이 급격히 발달하는 시기라고 주장함

| | |
|---|---|
| 태아기<br>(prenatal period) | • 5.5주 후에 반응이 나타남<br>• 처음 반응은 촉각자극(tactile stimuli)에 의해 나타남<br>• 특히 반사적으로 피하는 반응이 나타남 |
| 태생기<br>(neonatal period) | ① 신생아의 지각<br>• 촉각(touch), 냄새, 운동감(movement sensation)은 매우 중요한 감각이 됨<br>② 촉감(tactile sensation)<br>• 가장 중요한 감각이 됨<br>• 보호자와 애착관계 형성에 기여함<br>• 아동이 보호받고 있다는 것과 양육에 대한 안정감을 만드는데 중요한 역할을 함<br>③ 고유수용성감각(proprioception)<br>• 엄마와 아동의 관계에 있어 중요한 감각이 됨<br>• 엄마의 몸에 안겨 있는 아동은 고유수용성감각을 지각하게 됨<br>④ 신체도식(body scheme)의 형성<br>• 촉감과 고유수용성 감각의 통합으로 구성됨<br>• 신체에 대한 뇌 지도가 형성됨<br>• 각각의 신체 부위가 어떻게 관계하는지에 대한 통합<br>⑤ 전정계(vestibular system)<br>• 전정감각은 태어나자마자 완전한 기능을 함<br>• 아동기까지 발전이 됨<br>• 모든 감각계(sensory system) 중 전정계(vestibular system)가 가장 먼저 성숙함<br>⑥ 아동을 어깨로 안아주기<br>• 자세<br>– 아이는 보호자와 마주보는 방향으로 수직자세(upright position)로 안아줌<br>– 아이는 보호자의 뒷 방향을 바라보게 됨<br>• 이 자세는 명료성(alertness)과 시각 추적(visual pursuit)의 증가를 발생시킴<br>• 어린 유아의 경우<br>– 전정계(vestibular system)가 중력에 대해 반응하는 느낌을 받게 됨<br>– 보호자의 어깨로부터 머리가 떨어지면서 목 근육이 자극을 받게 됨<br>→ 목 근육의 강화가 일어남<br>→ 이 적응적 반응(adaptive response)은 6개월이 되면서 완전 성숙이 이루어짐<br>⑦ 시각계 및 청각계(visual and auditory system)<br>• 신생아기에는 미성숙 상태로 있음 |

| | |
|---|---|
| **생후 6개월**<br>(first 6 months) | • 뒤집기가 일어나 이동이 가능해짐(4~6개월)<br>• 아동은 중력을 이기고 일어나려고 하는 강한 내적 욕구를 가짐<br>• 머리 조절이 가능해짐<br>– 6개월이면 거의 끝나고 눈동자의 움직임이 더 잘 나타남<br>– 전정감각(vestibular), 고유수용성감각(proprioceptive), 시각의 통합이 성장에 반영된 것 |
| **생후 6개월~1년**<br>(second 6 months) | ① 이동 기술(locomotor skill)<br>• 많은 적응적 반응(adaptive response)에 의해 만들어짐<br>② 환경의 탐색<br>• 보다 많은 기회가 발생<br>• 신체도식(body scheme)과 공간지각(spacial perception)의 발달이 이루어짐<br>– 많은 탐색의 기회가 제공됨<br>– 외부 환경과 자신과의 관계를 확고하게 만들어 감 : 6~12개월<br>→ 촉각이 보다 더 정교화 됨<br>→ 아동의 손기술 발달에 중요한 역할을 함<br>③ 청각<br>• 초기 1년 동안 중요한 역할을 함<br>• 특히 사회적 환경을 지각하는데 중요한 역할을 함<br>④ 이유식의 시작<br>• 1년 안에 시작됨<br>• 입, 턱, 입 안쪽의 감각처리가 정교하게 됨<br>• 맛과 냄새의 통합이 이루어짐<br>– 눈손협응(eye hand coordination)의 발달<br>→ 스스로 먹기(self-feeding)에 중요한 기능이 됨<br>→ 태어나 처음으로 도구의 사용이 이루어짐 : 숟가락(18개월)<br>– 스스로 먹기(self-feeding)에 참여하기<br>→ 사회성의 성취가 이루어지는 활동임 |
| **생후 2년**<br>(second year) | • 기본적으로 전정감각/고유수용성감각/시각(vestibular/proprioceptive/visual) 통합은 지속적으로 세련화 됨<br>• 촉각의 구별이나 특정 부위로부터 올라오는 감각이 정교화 됨<br>• 신체도식(body scheme)의 발달<br>• 운동계획(motor planning) 능력의 향상<br>• 운동수행(praxis) 능력의 향상<br>– 운동수행(praxis) 능력의 발달은 자아개념(self-concept)의 발달에 중요한 역할을 함 |

| | |
|---|---|
| 생후 3세~7세 | • 감각운동(sensorimotor) 영역의 성숙이 이루어 짐<br>• 시운동(visual-motor) 영역의 발달<br>- 가위, 연필, 지퍼, 단추, 포크, 칼 등 도구의 사용이 가능해짐<br>- 문화적 도구의 사용에 익숙해짐<br>• 아동은 작업(occupation) 참여 시 환경 속에서 일어나는 여러 상황에 대한 예측이 가능해짐 |

## 6.5 감각통합의 문제

| | |
|---|---|
| SI가 효율적으로 이루어지지 않을 경우 | • 일상생활에서의 스트레스를 경험하게 됨<br>- 의자에 앉아 있을 때 균형 유지하기가 어려움<br>- 옷 입기의 어려움<br>- 줄넘기 수행의 어려움<br>- 정상적인 사회적 방법을 이용한 식사하기<br>• 좌절감을 경험하게 됨<br>- 일반 아동들이 쉽게 극복할 수 있는 일에 SI의 장애를 가진 아동들은 어려움을 느끼게 됨<br>- 반복되는 실패로 인해 좌절감을 느끼게 됨 |
| 감각통합의 문제를 가진 아동들 | • 단순한 감각을 피하거나 거부하게 됨<br>• 무엇인가 요구했을 경우 아동들이 거부하거나 좌절하게 됨<br>• 감각의 문제가 오래 지속되는 경우<br>- 아동은 성장에 있어 중요한 경험들을 하지 못하게 됨<br>• 아동에게 필요한 중요한 경험의 사례들<br>- 또래 아이들과 함께하는 놀이 |
| 감각통합의 문제를 가진 아동들 | → 게임과 같은 놀이는 만족도와 관련된 감정을 형성함<br>→ 유용한 기술을 습득함<br>→ 융통성 있는 사회적 전략을 개발함 |
| 작업치료 의뢰 시 일반적인 문제들 | • 행동, 사회, 학습, 운동행동의 문제 |
| 작업치료사의 역할 | • 평가 수행<br>• 목표 설정<br>• 목표에 대한 중재 활동(activity) 결정 |

## 6.6 감각통합의 장애(Sensory integrative disorder)

| | |
|---|---|
| 개요 | • 특정 문제만을 의미하는 것이 아님<br>• 다양한 그룹의 문제를 말함<br>– 'primarily subcortical' 및 'multi sensory system'을 포함한 다양한 신경학적 문제들을 말함<br>• 감각통합장애의 일반적인 문제<br>– 감각조절(sensory modulation problems)<br>– 감각구별 및 지각(sensory discrimination and perception problems)<br>– 전정감각 및 고유수용감각(vestibular proprioceptive problems)<br>– 운동실행(praxis problems) |

### 1. 감각조절의 문제(Sensory modulation problems)

#### 1) 감각조절(sensory modulation)

| | |
|---|---|
| 정의 | • 중추신경계 자체의 활동을 조절하는 것(CNS regulation of its own activity)<br>• 입력되는 자극을 적절히 등급화하고 반응하는 것 |
| 반응의 예 | • 과소반응(hyporesponsivity)<br>• 과대반응(hypervesponsivity) |

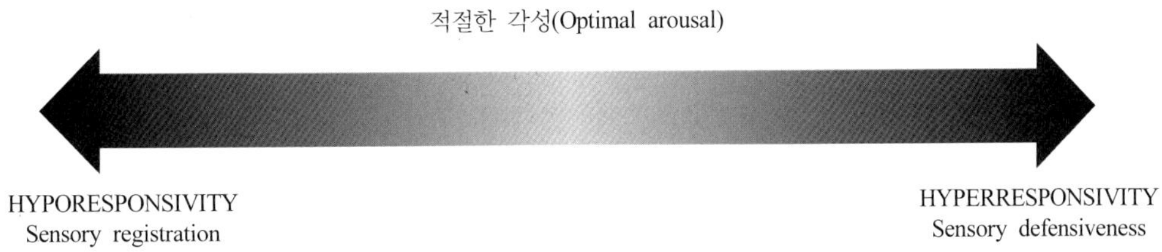


**그림 6-1** 감각반응 및 의식에 대한 단계도

#### 2) 기능장애(dysfunction)

| | |
|---|---|
| 개요 | • 개인의 반응이 극단에 있을 때를 말함<br>• 특정한 쪽(고/저)에 치우쳐 있을 때 발생함 |
| 극단적으로 낮은 곳에 있는 경우 | • 감소된 감각등록을 의미함<br>• 이 사람들은 감각자극에 집중하기가 어려움 |

<table>
<tr><td></td><td>• 경한 경우<br>– 감각반응에 어느 정도 집중할 수 있으나 반응이 느림<br>– 보다 강한 감각자극을 원하는 것처럼 보임</td></tr>
<tr><td>극단적으로 높은 곳에 있는 경우</td><td>• 보다 과도한 반응을 보임<br>• 감각방어를 가지게 됨<br>• 평범한 자극에서도 과도한 스트레스를 가지게 됨</td></tr>
</table>

(1) 문제

<table>
<tr><td>감각등록문제<br>(sensory registration problems)</td><td>① 정의<br>• 환경의 자극을 등록하거나 자극 참여함에 실패한 사람들의 문제에 ‘감각등록문제(sensory registration problem)’라는 용어를 사용함<br>② 감각등록의 문제를 가지고 있는 아동<br>• 자폐<br>• 발달상 문제가 있는 아동<br>③ 문제의 내용<br>• 촉각, 통증, 움직임, 맛, 냄새, 통찰(sight), 소리 등에 대한 등록의 문제가 발생됨<br>• 보통 하나 이상의 감각계(sensory system) 문제를 지님<br>– 어떤 아동의 경우는 특정 한 가지 영역에만 문제가 발생하기도 함</td></tr>
<tr><td>감각탐색행동<br>(sensation-seeking behavior)</td><td>• 감각에 저반응적인 아이들에게 주로 나타남<br>– 저반응(hyporesponsive)의 아동<br>• 전정감 자극(vestibular stimuli)의 예<br>– 반응이 적은 아동은 보다 크고 강한 자극을 필요로 함<br>– 매달려 있는 도구(suspended equipment)를 사용하여 자극할 경우<br>→ 전정감각(vestibular sensation)이 들어오면 즐거워하는 증상을 보이지만 많이 즐거워하지는 않음</td></tr>
<tr><td>과반응<br>(overresponsiveness)</td><td>• 감각방어(sensory defensiveness)가 나타남<br>– Knickerbocker에 의해 처음 소개됨<br>– 특정 감각에 대한 과도한 반응이 나타남<br>→ 촉각, 움직임, 소리, 냄새, 맛에 대해 반응<br>• 반응<br>– 불편감(discomfort)<br>– 회피(avoidance)<br>– 주의산만(distractibility)<br>– 짜증(anxiety) 등</td></tr>
</table>

(2) 사례

| 촉각방어 (tactile defensiveness) | 구분 | 내용 |
|---|---|---|
| 촉각방어 (tactile defensiveness) | 개요 | • 평범한 촉각 자극에 대해서도 과도하게 반응하는 문제<br>• 가장 일반적으로 관찰되는 감각통합의 문제가 됨<br>• 일반인에게 문제가 되지 않는 감각에 대해 민감한(irritation) 또는 불편한(discomfort) 상태를 보임 |
| | 가벼운 접촉 (light touch) | • 촉각방어 중 가장 대표적인 문제가 됨<br>예 – 옷에 대한 특정 질감들<br>– 잔디나 모래가 맨살에 닿았을 때<br>– 풀칠이나 페인트에 대한 접촉<br>– 다른 사람에 의한 가벼운 솔질<br>– 빗질 또는 이를 닦을 때 발생되는 감각<br>– 음식의 특정 질감들 |
| | 타인과의 접촉 | • 타인과 근접하게 있는 것 자체를 피함<br>– 줄서기<br>– 다른 아이들과 놀기<br>• 평범한 일상의 활동들이 아이들에게 외상을 입힐 수 있음 |
| | 민감한 반응 | • 산만함(distractibility)<br>• 쉬지 못함(restlessness)<br>• 화(anger)<br>• 화를 표출함(throwing a tantrum)<br>• 공격성(aggression)<br>• 두려움<br>• 감정적 스트레스 |
| | 자조 활동 | • 옷 입기, 목욕, 치장(grooming), 식사(eating) 등의 활동이 촉각방어에 영향을 받음 |
| | 교실 활동 | • 'finger painting', 모래놀이, 물놀이, 수공예(craft) 등의 활동을 피함 |
| | 선생님 및 또래 아동들의 오해 | • 거절하는(rejecting) 아이<br>• 공격적인(aggressive) 아이<br>• 부정적인 아이(simply negative) |
| | 특별히 민감한 부위 | • 얼굴<br>• 배<br>• 손바닥 면<br>• 하체 |

| | | |
|---|---|---|
| 촉각방어 (tactile defensiveness) | 잘 견디는 상황 | • 일반적으로 아이 스스로 능동적으로 주는 촉각자극을 잘 견딤<br>– 수동적으로 제공되는 촉각자극보다 훨씬 더 잘 견디게 됨<br>• 접촉을 보지 못하면 더 두려워함<br>• 가벼운 접촉보다 깊은 접촉(deep touch)을 더 편하게 수용함 |
| 중력불안감 (gravitational insecurity) | 개요 | • 전정감각(vestibular sensation)에 대한 과도한 반응을 보임<br>– 특히 공간에서의 직선상의 움직임과 중력감에 반응을 보임<br>• 중력과 관련된 불안감을 가짐<br>– 평범한 움직임 수행에도 과도한 불안감이 발생함<br>– 특히 공간 내에서 뒤쪽으로 또는 위쪽으로의 움직임에 불안해 함<br>• 높이에 대한 불안(fear of height)<br>– 지면으로부터 조금 떨어지기만 해도 두려움이 발생함 |
| 중력불안감 (gravitational insecurity) | 다양한 증상 | • 비정상적인 공포감(inordinate fear)<br>• 짜증<br>• 계단과 관련된 시설의 회피<br>• 에스컬레이터 또는 엘리베이터에 대한 불안감<br>• 움직임에 대한 불안감<br>• 높이에 대한 불안감<br>• 시소, 그네와 같은 기구를 즐기지 못함<br>– 자신의 발을 땅에서 떼는 것에 대한 거부감<br>• 평평하지 않고 불규칙한 지면에 대한 불안감<br>• 높이 차가 있는 지면에 대한 불안감<br>– 인도에서 잔디밭으로의 전환<br>– 아주 작은 변화에도 불안을 느낌<br>• 공원 활동 및 일반적인 아동의 활동 수행에 어려움<br>– 자전거 타기, 스케이트 타기, 산책, 친구와의 놀이, 환경 탐색 등<br>• 지역사회 내의 기능<br>– 에스컬레이터, 계단, 엘리베이터 등의 이용이 어려움 |
| | 타 감각 자극 | • 다른 감각 시스템에 의한 과도한 반응이 나타날 수 있음<br>– 소리, 냄새, 맛 등에서 종종 문제가 발생됨 |

## 2. 감각구별 및 지각의 문제(Sensory discrimination and perception problems)

| | |
|---|---|
| 촉각 구별 (tactile discrimination) 및 지각의 문제 | • 가장 일반적인 문제가 됨<br>• 문제 : 소운동 기술(fine motor skill)의 문제가 일반적임 |
| 고유수용성 감각의 문제 (proprioception problems) | • 증상<br>– 서툼(clumsy)<br>– 산만함(distracted)<br>– 어설픔(awkward) |
| 기타 | • 시지각 문제(visual perceptual problems)<br>• 전정 감각 및 고유수용성 감각 지각의 문제(vestibular-proprioceptive problems)<br>• 운동실행의 문제(praxis problems) |

# 6.7 감각통합 장애의 치료(Intervention)

## 1. 감각통합치료 원칙

| | |
|---|---|
| 감각통합치료의 6원칙 | • 감각입력(sensory input)은 적응적 반응(adaptive response)을 이끌어내기 위해 체계적으로 사용되어져야 한다.<br>• 적응적 반응이 만들어지기 전 먼저 의미 있는 감각등록이 필요하다.<br>• 적응적 반응은 SI발달에 기여한다.<br>• 적응적 반응의 보다 더 나은 조직화(organization)는 아동의 일반적 행동의 조직화를 향상시킨다.<br>• 보다 성숙되고 복잡한 움직임의 패턴들은 보다 원시적 행동의 통합에 의해 이루어진다.<br>• 보다 더 내재화된(inner-directed) 아동의 활동은 신경 조직화(neural organization) 향상을 추구하는 활동의 가능성을 더욱 높게 만든다. |

## 2. 개별치료(Individual therapy)

| | |
|---|---|
| **개요** | • 감각 통합장애에 대한 개별적 작업치료의 특징<br>– 보다 더 강도가 높으며 집중적임<br>– 초기 아동의 능력 향상을 돕는 가장 효과적인 방법<br>– 집, 놀이, 학교, 지역 사회에서 실시함 |
| **전통적인 SI 치료** | ① 개요<br>• SI 문제를 치료하기 위해 Ayres가 개발한 개인 작업치료의 종류<br>• 보상적 접근과 상담이 치료의 내용에 포함됨<br>• 신경 가소성(plasticity)은 어린 아이의 발달에 있어 특징적임<br>• Ayres는 '신경계는 회복될 수 있으며 특히, 어린 아이에게 있어 회복 가능성이 높다'라는 가설을 제시함<br>② 전통적 SI 치료의 특징<br>• 치료사는 치료활동에 특정 도전이나 감각경험을 제공함<br>– 아동의 흥미, 반응에 따라 순간순간 바꿔줌<br>• 구조화와 자율성 사이의 균형(balance between structure and freedom)이 필요함<br>– 아이가 원하는 활동을 아이가 직접 선택하게 함<br>• 내적욕구(inner drive)의 유발이 필요함<br>– 어려운 활동을 아동이 보다 더 오랜 시간동안 노력할 수 있도록 도움<br>– 아동의 흥미와 상상을 끌어내는 것이 중요함<br>– 능동적 참여가 중요함<br>– 지금 할 수 있는 수준의 활동(just the right level)을 사용함<br>– 안정감 있고 편안하도록 만들어줌<br>③ 치료 세팅(setting)<br>• 감각자극을 많이 만들 수 있는 치료적 환경을 구성함<br>• 전통적인 SI 치료를 위한 디자인<br>– 전정감각(vestibular system) 자극을 위해 필요한 현수 장치들(suspended equipment)을 사용함<br>④ 다양한 체성감각 자극(somatosensory stimuli)의 제공<br>• 촉각, 진동, 고유수용성 감각<br>• 매트와 큰 쿠션들이 안전을 위해 사용됨<br>⑤ 치료 기간<br>• 전통적인 SI 치료는 강도가 높은 것이 특징이며 장기간의 치료를 필요로 함<br>• 전형적인 스케줄<br>– 주 2회 |

| | |
|---|---|
| 전통적인 SI 치료 | – 회당 45분~1시간 소요<br>– 보통 2년 정도의 치료기간<br>– 대부분의 전문가들은 6개월 이상의 치료를 통해 결과를 알 수 있다고 함<br>⑥ 기타<br>• 전문적인 학습과 훈련을 필요로 함 |
| 보상기술의 개발 (compensatory skill development)의 적용 : 전통적 SI의 반대 개념 | • 전통적인 SI 치료와 반대 개념<br>– 하부에 있는 SI 요소를 치료하려는 것이 아님<br>– 아동에게 있는 감각통합장애가 있을 경우<br>• 극복할 수 있는 특정 기술 또는 극복 기술을 개발하는 방법<br>– 전통적인 SI 치료를 대체하거나 보충적인 방법으로 사용됨<br>• 보상 전략을 사용할 경우<br>– 전통적인 SI 치료를 교육받은 치료사가 없을 경우<br>– 전통적인 SI 치료의 효과를 기대할 수 있는 나이 선을 넘었을 경우<br>– 특정기술을 필요로 할 경우 |

## 3. 그룹 치료 프로그램(Group therapy programs)

| | |
|---|---|
| 개요 | • 일반적으로 개별 치료 후 그룹 치료로 옮겨짐<br>• 새롭게 개발된 기술을 적용시킴<br>– 보다 적은 치료사의 지지 환경<br>– 사회적 또래들이 있는 환경 |

## 4. SI를 사용하는 작업치료에서 기대되는 결과

| | |
|---|---|
| 기대되는 결과 | • 적응적 반응(adaptive response)의 기간 및 횟수의 증가<br>• 점진적이며 보다 복잡한 적응적 반응의 발달<br>• 대운동 및 소운동 기술의 향상<br>• 인지, 언어, 학업 수행의 향상<br>• 자신감(self confidence) 및 자존감(self esteem)의 증가<br>• 작업참여 및 사회참여의 증진<br>• 가족생활의 향상 |

# 6.8 감각분별(Sensory discrimination) 및 지각(Perception)의 문제

## 1. 개요

| | |
|---|---|
| 감각분별 및 지각의 기능 | • 감각자극을 정교화하고 해석하는 것 |
| 사례 | • 'b'와 'd'를 시각적으로 분별하기<br>• 'doll'과 'tall'을 청각적으로 분별하기<br>• 사각형과 오각형을 촉각으로 분별하기 |

## 2. 문제들

### 1) 촉각 분별(tactile discrimination)과 지각(perception)의 문제

| | |
|---|---|
| 낮은 촉각 지각 | • SI 문제에 있어 가장 일반적인 문제가 됨<br>• 효율적으로 정교한 촉각 자극을 해석하지 못함<br>• 물체가 닿은 신체부위를 인식하지 못함<br>• 보지 않고 만져봄으로 물체를 인식하지 못함 |
| 소운동 기술의 손상 | • 촉각지각의 문제가 있을 경우 나타남<br>• 촉각방어가 있는 경우 나타남 |
| 촉각 지각이 무딘 아동 | • 사물의 특징 분별하기와 것과 새로운 것 학습에 어려움이 발생됨<br>• 맞추기 놀이, 단추 잠그기 등과 같은 손 조작 발달에도 부정적 영향을 미침<br>• 글씨쓰기, 숟가락 사용하기, 종이 자르기 등과 같은 정교한 운동수행에 장애를 초래함<br>– 부적절한 촉각 지각이 있을 경우 피드백의 문제로 인해 발생됨 |

### 2) 고유수용성 감각(proprioception)의 문제

| | |
|---|---|
| 고유수용성 감각 | • 근육과 관절에서 올라온 신체 부위의 자세(position)에 대한 정보 지각을 의미함 |
| 정보수용에 문제를 지닌 아동 | • 어둔함<br>• 산만함<br>• 서툼(awkward)<br>• 특정 활동 시 너무 강하게나 너무 약한 힘을 사용함<br>– 글씨쓰기, 타자치기, 박수치기 |
| 낮은 고유수용성 감각을 지닌 아동 | • 장난감 부러트리기<br>• 다른 사람과 부딪치기<br>• 개인적 공간에 대한 오판 등 |

### 3) 시지각(visual perceptual)의 문제

| | |
|---|---|
| 시지각 | • 구성놀이 및 소운동 활동의 수행에 매우 중요한 요소가 됨<br>• 전경배경, 공간지각, 깊이지각, 시각차단 등을 평가함 |
| 시지각의 문제 | • SI 문제를 지닌 아동에게 매우 흔한 증상 |

## 6.9 전정감각 및 고유수용성 감각(Vestibular-Proprioceptive)

### 1. 전정감각 및 고유수용성 감각의 문제들

| | |
|---|---|
| 전정감각에 의한 문제들 | • 낮은 평형반응(equilibrium reaction)의 문제<br>• 낮은 근 긴장도, 특히 펌 근(extensor)의 문제<br>• 양측(bilateral) 움직임의 문제 |
| 관련 평가 도구 | • SCPNT<br>• SIPT<br>• PBI |

### 2. 운동 실행(Praxis)의 문제

| | |
|---|---|
| 운동 실행 | • 정의<br>– 비습관적인 운동 활동을 개별화하고, 계획하고, 수행하는 능력<br>• dyspraxia가 발생됨<br>– 운동 실행에 문제가 있음을 의미함 |

### 3. 기타

| | |
|---|---|
| 기타 영향들 | • 작업 참여의 문제 : 가족, 학교, 지역사회에서의 작업<br>• 만족스런 삶의 질에 부정적 영향을 미침<br>• 눈에 보이지 않는 문제이므로 쉽게 오해 받을 수 있음<br>• 감각 및 운동의 발달을 방해함<br>• 자신감 및 자아감 형성에 부정적인 영향을 미침 |

# 6.10 평가

## 1. 인터뷰와 설문

| | |
|---|---|
| 초기 인터뷰 | • 부모, 교사, 심리학자, 전문의 등의 정보가 중요함<br>– 줄서기의 어려움, 앉아있기의 어려움 등을 교사가 보고함<br>– 가위질하기, 자전거 타기 등의 활동을 부모가 보고함 |
| 설문 (questionaries) | • 가장 널리 사용되는 설문지<br>– sensory profile<br>– ESP(evaluation of sensory processing)<br>– sensory rating scale |
| 기타 | • behavior check list<br>• 기타 설문지들 |

## 2. 공식적 관찰 및 비공식적 관찰

• 아동을 직접 관찰하는 것이 SI 평가의 기본이 됨

| | |
|---|---|
| 비공식적 관찰 | • 자연스런 환경에서의 관찰이 필요함<br>– 교실, 운동장, 집 등에서 실시함<br>• 어떤 문제가 아동의 작업을 방해하는지를 찾을 수 있음<br>– 줄서기, 연필 잡기, 체육관에서의 활동 등을 관찰할 수 있음 |
| 임상적 관찰 | ① 공식적 관찰<br>• 매우 구조화되어 있는 형태의 관찰<br>• 테스트의 내용과 유사한 형태<br>• SI 평가에 자주 사용되는 형태<br>• 임상적 관찰(clinical observation)이라고도 함<br>② 임상적 관찰의 사례(보편적 사례)<br>• 정중선 지나가기<br>• 평형반응 평가<br>• 근 긴장 평가<br>• prone extension<br>• supine flexion |

## 3. 표준화된 평가

| | |
|---|---|
| Miller assessment for preschoolers | • 평가 내용<br>– 입체지각(stereognosis)<br>– 촉각지각(tactile perception)<br>– 전정감각기능(vestibular function) |
| Bruininks Oseresky test of motor proficiency | • 평가 내용<br>– 대운동 및 소운동 기술을 평가함<br>• 감각 통합 기능과 관계된 기술을 평가함 |
| Developmental test of visual motor integration | • 평가 내용<br>– 시지각 기술 및 지각/운동 기술을 평가함 |
| SFA(school function assessment) | • SI 문제가 아동의 작업에 미치는 영향을 평가함 |
| SIPT | • 심도 있는 SI 평가를 위해 특별히 고안된 표준화된 유일한 평가도구임<br>• 평가에 필요한 시간은 약 2시간이며, 점수를 얻는데 약 30~45분의 시간이 더 필요함<br>• SIPT의 사용과 점수해석을 위해 특별한 훈련 과정이 필요함<br>• 매우 복잡한 구성으로 독학으로 수행할 수 없는 평가임<br>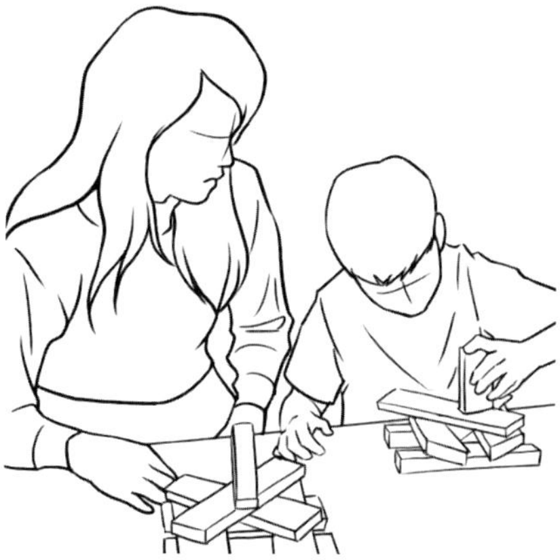<br>**그림 6-2** SIPT. 17개 평가 중 하나인 구성실행을 평가하고 있음 |

S.U.M.M.A.R.Y

## 1. 감각조절의 문제(Sensory Modulation Problems)

- 감각조절(sensory modulation)이란
  - 중추신경계 자체의 활동을 조절하는 것(CNS regulation of its own activity)
  - 입력되는 자극을 적절히 등급화하고 반응

### 1) 감각등록문제(sensory registration problems)

(1) 촉각, 통증, 움직임, 맛, 냄새, 통찰(sight), 소리 등에 대한 등록의 문제

(2) 보통 하나 이상의 감각계(sensory system)의 문제

- 어떤 아동의 경우 특정 한 가지 영역에만 문제가 생김

### 2) 감각탐색행동(sensation-seeking behavior)

(1) 감각에 저반응적인 아이들에게 나타남

(2) 저반응(hyporesponsive)의 아동에게 나타남

### 3) 과반응(overresponsiveness)

(1) 감각방어(sensory defensiveness)

① 특정 감각에 대한 과도한 반응이 나타남

- 촉각, 움직임, 소리, 냄새, 맛에 대해 반응

② 반응

- 불편감(discomfort)
- 회피(avoidance)
- 주의산만(distractibility)
- 짜증(anxiety) 등

(2) 촉각방어(tactile defensiveness)

(3) 중력불안감(gravitational insecurity)

(4) 타 감각 자극에 대한 과민한 반응 등

## 2. 감각구별 및 지각의 문제

1) 촉각구별(tactile discrimination) 및 지각의 문제

(1) 가장 일반적인 문제

(2) 문제 : 소운동 기술(fine motor skill)의 문제가 일반적임

2) 고유수용성감각의 문제(proprioception problems)

3) 시지각 문제(visual perceptual problems)

4) 기타 지각의 문제

OCCUPATIONAL THERAPY

7

C·H·A·P·T·E·R

# 식사를 위한 중재

★ 꼭! 알고 넘어가기!!

- 아동의 식사발달을 이해한다.
- 먹기 기술과 관련된 구강 발달을 이해한다.
- 식사와 관련된 치료테크닉과 중재방법들이 국가고시에 빈번히 출제되고 있다.

## 7.1 개요

| 문제의 원인 | • 조산<br>• 선천적인 문제<br>• 구강의 기형<br>• 운동조절(motor control)의 문제<br>• 수저(utensil)사용의 문제 |
|---|---|
| 정상발달 아동 | • 먹기(eating/feeding)는 출생 후 3년 동안 완성됨 |

## 7.2 식사 발달

### 1. 식사 참여의 발달(Progression of mealtime participation)

| 1개월 | • 부모의 팔에 안겨 먹기(feeding)<br>– 애착의 시간<br>– 가까운 접촉(close holding)<br>– 따뜻함(warmth)<br>– 눈 마주침(eye contact)<br>• 아동과 부모사이의 비언어적 의사소통<br>– 엄마의 가슴과 머리 등을 통해 |
|---|---|

| | |
|---|---|
| 1개월 | – 아빠의 셔츠 잡기를 통해<br>– 부모가 아동을 만지거나 두드리기를 통해<br>• 부모와의 상호작용(interaction)<br>– 애착을 형성하게 됨<br>– 부모와 아동사이의 관계발달이 이루어짐 |
| 7~24개월 | • 7개월의 아동<br>– 손가락 먹기(finger-feeding)가 가능해짐<br>• 18개월 이상 아동의 식사참여<br>– 스푼 및 컵의 사용이 시작됨<br>– 더 이상 부모가 안아주지 않음<br>– 의자나 부스터 의자(booster chair)에 앉음<br>– 보행기의 아동은 음식을 경험하며, 음식물로 어지럽히기 놀이를 즐김<br>→ 손과 혀로 음식 감각의 질을 경험하는 놀이를 즐김<br>– 부모는 아동의 스스로 먹기(self-feeding)에 대한 노력을 격려하며, 음식을 제한하기도 함<br>→ 먹기 어려운 음식에 대한 시도는 제한해야 함<br>→ 씹기와 소화가 어려운 음식들을 제한해야 함<br>– 부모는 새로운 단어를 제공하기 위해 음식 단어 카드를 사용할 수 있음<br>→ 말하기의 첫 단계는 음식이름이 됨 |
| 2세 | • 식사는 상당히 독립적이 됨<br>• 아동은 가족의 식사시간에 완전히 참여하게 됨<br>• 아동은 다른 구성원의 행동과 동작을 모델링(modeling)하게 됨<br>• 가족 구성원의 역할<br>– 식사 행동의 모델이 됨<br>– 스스로 먹기(self-feeding)의 규칙을 가르침 |
| 취학 전 | • 음식에 대한 압박<br>– 더 많이 먹고, 깨끗이 먹고, 특정음식을 먹으라는 압박은 먹기 활동에 대해 짜증을 유발할 수 있음<br>– 장기적으로 볼 때 해가 될 수 있음<br>• 올바르고 적절한 식사교육이 필요함 |

## 2. 식사 및 스스로 먹기(Self feeding)

| | |
|---|---|
| 육체적 성숙 | • 작업치료사는 아동의 저부에 깔려있는 기술의 발달에 관심을 가지게 됨<br>예 혀의 운동조절(motor control) 성숙 |
| 기초 요구사항 | • 스푼 기능의 이해가 필요<br>– 재인식(recognition)과 다른 인지능력들이 요구됨<br>• 스스로 먹기에 대한 동기유발이 필요<br>– 구강운동조절(oral motor control)의 질을 향상시킴<br>– 형태와 공간에 대한 학습을 촉진시킴 |
| 식사 작업의 단계(순서) | ① 엄마의 젖<br>② 의존적 식사(feeding)<br>③ 손가락의 사용<br>④ 수저의 사용<br>⑤ 탁자에서 음식 먹기 |
| 식사에 기여하는 요소들 | • 구강운동(oral motor)<br>• 감각(sensory)<br>• 신경운동(neuromotor)<br>• 인지(cognition)<br>• 사회성/상호작용(social/interactive ability) |

## 7.3 전형적인 구강구조의 발달

| | |
|---|---|
| 아동의 성장에 따른 변화들 | • 목(neck)의 신장(elongate)<br>• 구강 및 목(throat) 구조의 관계 변화<br>• 구강(oral cavity)은 더 커지고 열림(open)<br>• 뚱뚱한 혀(fatty tongue)는 얇아지며 근육화 됨<br>• 볼(cheek)이 얇아짐<br>– 구강 내 공간이 넓어지고 혀의 움직임이 많아짐 |
| 12개월 | • 설골(hyoid), 후두덮개(epiglottis), 후두(larynx)가 내려감<br>• 혀의 구조와 저부(base) 사이에 공간이 만들어짐<br>• 설골(hyoid) 및 후두(larynx)의 변화<br>– 삼키기(swallowing) 진행 시 움직임이 일어남(mobile) |

# 7.4 먹기 기술과 관련된 전형적인 구강운동 발달

## 1. 빨기와 마시기(Sucking and drinking skills)

### 1) 빨기 반사(sucking reflex)

| | |
|---|---|
| 개요 | • 태아(fetus)에게 나타남<br>• 0~4개월 동안의 구강섭식(oral feeding)의 방법 |

### 2) 빨기 패턴(sucking pattern)

| | |
|---|---|
| 비영양적 (non-nutritive) 패턴 | • 인공 젖꼭지 빨기(pacifier) 형태의 패턴<br>• 빠르고 리드믹하게(rapid/rhythmic) 빨기를 함<br>  – 초당 2번의 빨기 |
| 영양적(nutritive) 패턴 | • 리듬을 가짐<br>• 빨고 쉬는 패턴의 빨기 형태임 |

### 3) 조산아의 빨기와 정상아의 빨기

| | |
|---|---|
| 33주 출산 | • 리듬이 있는 비영양적 패턴(rhythmic nonnutritive sucking pattern)이 나타남<br>  – 영양적 빨기는 나타나지 않음<br>• 약한 빠는 힘(sucking strength)과 약한 빨기 지구력이 구강 식사(oral feeding)를 제한 함 |
| 35주 출산 | • 턱과 혀의 움직임(jaw/tongue movement)은 충분하고 강하나, 유지시간은 짧음 |
| 36주 출산 | • 입으로 음식을 섭취함<br>• 정상 아동과 비슷한 빨기 패턴(sucking pattern)을 사용함 |
| 정상아(40주) | • 강한 구강 반사(strong oral reflex)가 나타남<br>• 어려움 없이 유동식(liquid nutrition)을 섭취함<br>• 찾기 반사(rooting reflex)가 나타남<br>  – 입 주위를 자극하면 나타남<br>• 구토 반사(gag reflex), 기침 반사(cough reflex)가 나타남<br>  – 기도를 보호하는 반사들<br>• 빨기 패턴(sucking pattern)<br>  – 리듬이 있음(rhythmic)<br>  – 지속성이 있음(sustained) |

| 정상아(40주) | – 효율적임(efficient)<br>– 배가 부르면 적절하게 감소됨<br>– 각각 아동의 상태에 따라 다양함<br>→ 아동의 피로 및 배고픔 정도에 따라 다름<br>– 대부분의 아동이 20~25분 후 젖 먹기(oral feeding)가 끝남 |
|---|---|

4) 빨기 패턴(sucking pattern)

| 초기 | • 혀<br>– 앞뒤로 움직임(forward-backward movement)이 나타남<br>– 폄(extend)은 가능하지만 입술 수준 이상은 뻗지 못함<br>• 턱<br>– 열기와 닫기(opening/closing)가 가능함 |
|---|---|
| 4개월 | • 혀<br>– 상하로 움직이기 시작함<br>– 실제 빨기 패턴(true sucking pattern)이 나타나기 시작함<br>• 턱<br>– 크게 움직이던 턱의 움직임(wide jaw excursion)이 감소됨 |
| 6개월 | • 혀<br>– 강한 혀의 상하 움직임(up-and down tongue movement)이 나타남<br>– 좀 더 많은 양의 조절된 움직임이 발생함<br>• 턱<br>– 턱의 안정성(stability)이 증가됨<br>– 최소의 움직임이 나타남<br>• 입술<br>– 입술의 닫힘(lip seal)이 좋아짐<br>– 빨기 시 액체의 흘림이 사라짐 |
| 9개월 | • 강한 빨기 패턴(strong sucking pattern)의 사용<br>– 턱<br>→ 컵의 테두리를 이용해 안정적으로 마시지는 못함 |

| | |
|---|---|
| 12개월 | • 젖병에서 컵으로 이동하는 시기<br>• 식사 시간 컵의 사용<br>– 턱 : 컵의 테두리를 이용해 비교적 안정적으로 컵을 사용함<br>– 혀 : 혀의 끝부분(tongue tip)이 삼키는 과정 중 상승(elevation)이 가능해짐<br>– 입술 : 윗입술(upper lip)이 마시기를 위해 사용함 |
| 24개월 | • 컵으로 안정적으로 마시기<br>• 혀<br>– 상하로의 움직임 및 혀끝 들기(tip elevation)가 완성됨<br>• 턱<br>– 내부 안정성(internal jaw stabilization)이 나타남<br>→ 컵을 물고 있을 필요가 없어짐<br>→ 쉽게 입을 다물 수 있음<br>→ 컵으로 먹기 시 흘림이 없음 |

## 2. 빨기, 삼키기, 호흡하기의 조화(Coordination of sucking swallow, and breathing)

| | |
|---|---|
| 1개월 | • '한 번 빨고 한 번 삼키기(one sucking, one swallow)'가 가능함<br>• 초기 배고픔이 만족된 후에는 변화가 있음<br>– '2~3번 빨고 삼키기'가 나타남 |
| 3~4개월 | • '4~5번 빨기 후 삼키기'가 일어남<br>• 호흡(breathing)은 빨기 동안 느려짐<br>• 때때로 아동은 기침이나 목 막힘(cough/choke)이 나타남 |
| 9개월 | • 컵으로 먹기<br>– '1~3번 빨기 후 삼키기'가 나타남<br>– 삼키면서 호흡을 멈출 수 있음 |
| 12개월 | • '멈춤 없이 빨고 삼키기'가 나타남<br>• 멈추기 전까지 '3번 연속적인 삼키기'가 나타남 |
| 15~18개월 | • 빨기/삼키기/호흡하기(sucking/swallowing/breathing)의 조화가 잘 이루어짐<br>• 컵으로 마시기<br>– 빨기 후 멈춤 없이 삼키기가 가능해짐<br>– 최소 3번의 '빨기–삼키기'가 나타남(음식 양의 증가) |

### 3. 물기와 씹기(Biting and chewing)

| 초기 | • 물기와 씹기 움직임이 반사적으로 나타남 |
|---|---|
| 4~5개월 | • 리듬이 있음(rhythmic)<br>• 스테레오타입(stereotypic)<br>• 물기와 놓기(bite-and-release) 형태(pattern)가 나타남<br>• 턱의 움직임 : 상하(up-and-down) 움직임의 반복이 나타남<br>• 'munching pattern'이 나타남<br>– 물기와 놓기(bite-and-release)가 반복되는 형태의 씹기<br>– 리듬이 있음<br>• 혀의 움직임(tongue movement)<br>– 폄과 퇴거(extension/retraction)가 나타남<br>– 측면 움직임은 아직 발달하지 않았음<br>• 단일음식(pureed food) 또는 부드러운 음식(soft food)을 먹는 시기임 |
| 7~8개월 | • 다양한 상하(up-and-down)의 'munching pattern'이 나타남<br>• 턱의 움직임<br>– 약간의 대각선적 움직임(diagonal jaw movement)이 나타남<br>– 쿠키를 물고 있을 수는 있으나 깨물지 못함<br>• 입술<br>– 스푼으로 음식을 먹을 때 윗입술(upper lip)로 음식을 깨끗이 가져감<br>– 빨기(sucking) 동안에 좀 더 활동적(active)이 됨<br>• 입안에 음식을 가둬둠 |
| 9개월 | • 단일음식 및 부드러운 음식(pureed/soft food)을 잘 먹을 수 있음<br>• 대각선적 움직임(diagonal movement)이 있는 'munching pattern'을 사용함<br>• 혀의 측면 움직임(lateral tongue movement)이 가능함<br>– 음식물을 가운데에서 측면(side)으로 이동시키기가 가능해짐<br>• 입술<br>– 턱이 위아래로 움직일 때도 닫혀있을 수 있음 : 음식물 흘림이 거의 없음 |
| 12개월 | • 턱의 움직임<br>– 씹기 시 회전 움직임(rotary chewing movement)이 나타남<br>– 턱의 안정성(stability)이 나타나므로 조절된 유동성(mobility)이 가능해짐<br>• 혀<br>– 씹기 과정동안 활동적임(active)<br>– 음식물을 중심에서 측면(side)으로 이동시킴<br>– 입술의 음식물을 핥아먹을 수 있음<br>– 혀끝 올림(elevation)이 가능해짐 |

| | |
|---|---|
| 18개월 | • 턱의 움직임<br>– 협응된 회전(rotary chewing) 움직임이 나타남<br>• 부드러운 고기와 다양한 음식을 씹을 수 있음<br>• 물기(bite)를 유지하며 조절할 수 있음<br>– 단단한 쿠키나 과자 조각을 씹을 수 있음<br>• 혀<br>– 혀의 움직임이 증가하며 입안의 음식들을 효과적으로 이동시킴 |
| 24개월 | • 대부분의 고기와 생야채를 먹을 수 있음<br>• 턱의 움직임<br>– 원형의 움직임(circular rotary jaw movement)이 나타남<br>– 성숙된 씹기 움직임이 나타남<br>• 혀의 움직임<br>– 혀 말기(rolling movement)를 이용한 음식물 이동이 가능해짐<br>– 한 쪽에서 다른 쪽으로의 음식물 이동이 가능<br>– 입술과 잇몸을 깨끗이 할 수 있음<br>• 입술<br>– 음식물 흘림을 방지하기 위해 씹기 시 닫혀있음 |

## 4. 스스로 먹기(Self-feeding skills)

| | |
|---|---|
| 개요 | • 스스로 먹기<br>– 동기유발(motivation)이 중요함<br>– 사회적 의미(social meaning)를 지님 |
| 초기 6개월 | • 우유병을 잡고 있을 수 있음<br>• 인지적 이해(cognitive understanding) 부족한 상태임<br>• 스스로 우유병 빼기 및 가져오기는 어려움 |
| 8개월 | • 우유병을 능동적으로 물고 다닐 수 있음<br>• 보호자는 아동이 적절한 양을 섭취하는지 관찰해야 함<br>• 손으로 먹기(finger feeding)가 가능함<br>– 빠르고 자연스럽게 나타남<br>– 노쪽 손가락 잡기(radial-digital grasp)가 나타남 |

| | |
|---|---|
| 9~13개월 | • 앉기 자세의 조절이 이루어짐<br>– 앉기 균형(sitting balance)이 향상됨<br>• 'pincer grasp'의 발달<br>– 조절된 놓기가 함께 발달됨<br>• 독립된 아래팔(forearm)과 손목의 움직임(wrist movement)이 발달됨<br>– 효과적인 'finger feeding'이 이루어짐 |
| 12개월 | • 'finger-feeding'이 선호되고 즐겨하는 활동이 됨<br>– 보호자가 먹여주는 것을 거부하게 됨<br>• 금기해야할 음식<br>– 아동에게 땅콩, 딱딱한 캔디, 딱딱한 핫도그, 포도 등을 제공하면 안 됨<br>→ 기도를 막을 수 있음 |
| 1년 이후 | • 스푼을 잡고, 흔들고, 때리기가 가능해짐<br>• 스푼의 기능을 이해함<br>• 음식을 입으로 가져가기 전에 스푼에서 음식물이 이탈됨<br>– 'pronation'의 미성숙으로 인해 |
| 15~18개월 | • 숟가락 먹기(spoon-feeding)가 가능해짐<br>– 끈적끈적한 음식(예 요거트 등)을 먹을 수 있음<br>→ 최소의 흘림을 유도함<br>• 'pronated gross grasp'으로 숟가락을 잡음 |
| 24개월 | • 흘림 없이 숟가락 먹기(spoon-feeding)가 가능해짐 |
| 30~36개월 | • 포크의 사용이 가능해짐 |

## 5. 마시기(Drinking)

| | |
|---|---|
| 6개월 | • 컵으로 마시기에 흥미를 가짐<br>• 12개월까지는 컵으로 마시기 기술(skill)이 나오지 않음 |
| 12~24개월 | • 처음 사용하는 컵<br>– 주둥이(lid/spout)가 있는 컵<br>– 핸들이 있는 작은 컵<br>• 흘림을 감소시키고 아동의 성공을 촉진하기 위해 적은 양을 제공함 |
| 24개월 | • 주둥이가 없는 작은 컵의 사용이 가능함<br>• 2년 이후 빨대(straw)로 마시기가 가능해짐 |

## 6. 먹기 기술 발달

| 개월 | 음식의 형태 | 빨기 & 마시기 | 삼키기 | 물기 & 씹기 |
|---|---|---|---|---|
| 1~4 개월 | • 액체만 가능 | • 젖먹이 형태의 빨기(suckling) 또는 일반적 빨기 패턴을 사용함 | • 삼킴을 위해 혀를 앞뒤로 움직일 수 있음 | • 물기와 씹기가 불가능함 |
| 5개월 | • 액체 및 초기 퓌레(puree) 형태의 음식<br>• 모유 또는 포뮬라(fomula) 형태의 음식이 여전히 주식임(primary source) | • 위와 같은 빨기 패턴을 사용함과 동시에 혀가 위아래로 움직임 | • 모유 수유 및 젖병 수유에 있어 목막힘(choking)은 거의 발생하지 않음<br>• 연속적으로 20회 이상 빨기가 가능함(모유 수유 및 젖병 수유) | • 원시적 물기 반사 및 놓기 반사 패턴을 사용함<br>• 물기(biting)는 아직 조절되지 못함(지속도 어려움)<br>• 턱은 초기 물기 패턴인 먼칭(muching)을 이용해 위아래로 움직임 |
| 6개월 | • 액체 및 퓌레 형태의 음식 | • 빨기 동안 액체 흘림이 사라짐<br>• 주둥이 컵(sippy cup)이나 주둥이가 튀어나온 컵 또는 빨대의 사용(introduction)이 시작됨<br>• 컵으로 마실 때 혀는 전방과 후방으로 움직임<br>• 컵이나 빨대 사용시 전방으로 액체를 흐릴 수도 있음 | • 묽은 퓌레 형태의 음식 삼키기<br>• 모유 수유 또는 젖병 수유시 '빨기/삼키기/호흡하기'의 조화를 길게 지속할 수 있음<br>• 컵을 사용할 때 기침이나 목막힘(choking)이 나타날 수 있음 | • 턱의 위아래 움직임이 보다 더 다양해지고 자동적 움직임은 감소함<br>• 음식물이 측면에 위치해 있을 때 혀의 측면 움직임(lateralization)이 조금 나타남 |
| 8~9 개월 | • 부드러운 음식, 으깨진 음식, 녹을 수 있는 단단한 음식들 | • 강한 빨기 형태가 나타남<br>• 젖병으로 먹을 때 액체 흘림이 없음<br>• 주둥이가 있는 컵 또는 주둥이가 튀어나온 컵이 사용됨 | • 컵을 이용해 마실 때 연속적으로 긴 빨기가 가능함<br>• 호흡하거나 삼키기 전까지 1~3회 연속 빨기가 가능함<br>• 진한 퓌레 또는 묽은 퓌레 모두 삼킬 수 있음 | • 구강 내에서 음식을 중앙에서 측면으로 이동시킬 수 있음<br>• 대각 방향의 움직임을 동반한 먼칭 패턴이 나타남<br>• 음식물이나 물체에 대해 수의적 물기가 가능함<br>• 씹기를 하는 동안 혀의 능동적 움직임이 나타남 |
| 12개월 | • 쉽게 씹을 수 있는 음식들<br>– 부드러운 고기류<br>– 거칠게 쪼개진 식사 음식들(table foods) | • 컵을 이용해 대부분의 액체 음식들<br>• 혀의 상하움직임을 동반한 빨기 패턴을 사용할 수 있음<br>• 일반컵(open cup)을 사용할 경우 약간의 흘림이 발생할 수 있음 | • 혀 끝 올림(tongue tip elevation)을 사용해 액체 및 반고형식 음식을 삼킬 수 있음<br>• 삼키는 동안 혀돌출(protrusion)을 보이기도 함<br>• 삼키는 동안 입술 닫힘이 자주 나타남 | • 부드러운 쿠키를 조절된 물기로 유지할 수 있음<br>• 음식물을 구강의 중앙에서 측면으로 쉽게 이동시킬 수 있음<br>• 회전하며 씹기(rotary chewing)가 시작됨<br>• 씹는 동안 입술은 능동적으로 움직임 |
| 18개월 | • 거칠게 쪼개진 식사 음식들<br>• 몇몇 생과일<br>• 대부분의 요리된 고기류 | • 성숙한 빨기 패턴이 나타남<br>• 컵으로 마실 때 턱이 안정적임 | • 강한 혀 끝 올림이 삼킴과 동시에 나타남<br>• 입술 닫음과 동시에 단단한 음식 삼키기가 가능함<br>• 음식의 흘림이 사라짐 | • 단단한 쿠키를 조절된 물기로 유지할 수 있음<br>• 회전하며 씹기가 가능함 |

| 개월 | 음식의 형태 | 빨기 & 마시기 | 삼키기 | 물기 & 씹기 |
|---|---|---|---|---|
| 24개월 | • 대부분의 식사 음식이 가능함<br>• 껍질이 있는 음식, 질긴 고기, 목막힘이 발생될 수 있는 작고 둥근 형태의 음식, 생야채 등을 섭취할 때는 주의가 필요함 | • 어른과 유사한 패턴이 나타남 | • 액체의 흘림이 없음<br>• 입술 닫기를 쉽게 수행하며 단단한 음식들을 삼킬 수 있음<br>• 삼킴에 혀 끝 올림이 사용됨 | • 씹기를 하는 동시에 음식물을 양쪽 측면으로 보낼 수 있음<br>• 음식물을 이동시키는 동시에 회전하며 씹기를 사용함<br>• 씹는 동안 입술이 닫혀 있음 |



## 7.5 평가(Evaluation)

### 1. 개요

#### 1) 가정 식사에 대한 질문

| | |
|---|---|
| 질문 | • 누가 아동에게 식사를 제공합니까?<br>– 타 보호자가 다른 방식을 사용해 식사를 제공합니까?(예 다른 위치에서)<br>– 다양한 식사 제공자에 대해 아동의 반응은 다릅니까?<br>– 만약 한 명의 보호자가 식사를 제공한다면 전반적인 아동의 반응은 어떻습니까?<br>• 식사에 있어 문제점 기술<br>– 빨기와 마시기(sucking/drinking)에 문제가 있습니까?<br>– 물기와 씹기(biting/chewing)에 문제가 있습니까?<br>– 아이가 가지고 있는 문제의 원인이 무엇이라 생각합니까?<br>• 식사 시 아동을 얼마나 돕습니까?<br>– 씹기(chewing)와 마시기(drinking)를 할 때 신체적 도움이 있습니까?<br>– 스스로 먹습니까? 스스로 먹기를 도와줍니까?<br>– 컵을 독립적으로 사용합니까? 아니면 도와줍니까?<br>• 아이가 배고프다는 것을 어떻게 압니까?<br>• 아동이 충분히 먹거나 마셨다는 것을 어떻게 압니까?<br>– 아동은 배가 부를 때 먹기를 멈춥니까?<br>– 배가 부르기 전 아동의 의지로 먹기를 멈출 수 있습니까?<br>• 언제 어떻게 아동이 식사를 제공받으며, 식사시간은 얼마나 됩니까?<br>• 얼마나 많은 음식물(유동식, 우유, 과자, 기타 음식 등)을 섭취합니까?(매 식사/매일)<br>• 아이가 유동식, 우유, 유아음식을 제외하고 다른 음식을 먹게 된다면 어떤 준비를 합니까?(예 갈거나 작게 자름) |

| | |
|---|---|
| 질문 | • 언제 아이가 식사를 하며, 아이가 앉는 곳은 어디입니까?<br>– 아동의 자세는 어떻습니까?<br>– 앉기에 필요한 특별한 도구가 있습니까?(예 일반 의자, 높은 의자, 휠체어)<br>• 식사 시 어떤 젖병, 젖꼭지, 스푼을 사용합니까?(특정타입이나 모양)<br>– 만약 적응도구가 사용된다면 무엇이며, 어떻게 사용합니까?<br>– 이전에 특별한 도구를 사용했습니까?<br>• 식사 시 아동의 반응을 묘사해 보세요. 아동은 언제 하는 식사를 가장 즐거워합니까?<br>• 새로우며 다른 질감, 맛, 온도를 가진 음식에 대해 어떻게 반응합니까?<br>• 식사하는 동안 아동의 수행과 행동이 아침, 점심, 저녁에 다릅니까?<br>• 식사시간 동안 주로 누가 주변에 있으며, 어떤 일들이 일어납니까?<br>• 특정인이 아이의 식사를 어떻게 해야 하는지 제안한 적이 있습니까?<br>• 어떤 행동과 일들이 문화적 내용을 반영하고 있습니까? |

## 2. 식사 수행 시 관찰

| | |
|---|---|
| 아동 관찰 | • 수행 수준을 평가하기 위해 운동(motor), 감각(sensory), 인지(cognitive), 의사소통(communication skill) 등이 어떻게 기여하는지 분석함<br>• 관찰 환경<br>– 자연적 환경(있는 그대로의 환경)에서 시행하는 것이 바람직함<br>• 이상적 방법<br>– 치료사는 식사 전 아이와 함께 놀이를 하면서 관찰함을 진행함<br>– 전반적인 탐색능력과 놀이 수행을 관찰할 수 있음 |
| 치료사의 관심 | • 인지능력<br>• 모방에 대한 흥미<br>• 감각입력에 따른 아동의 반응<br>• 의사소통 방식<br>• 자세조절<br>• 물체 조작 능력 등 |
| 부모의 도움 | • 식사의 메뉴 선택 시 도움을 제공할 수 있음<br>• 집에서 선호하는 음식을 가져오라고 부모에게 요청할 수 있음 |

# 7.6 감각의 문제를 지닌 아동에 대한 중재



## 1. 개요

| | |
|---|---|
| 다양한 식사 문제를 가진 아동 | • 입과 입 주변에 과감각(hypersensitivity)을 가지는 아동<br>• 특정 질환을 가진 아동<br>− 자폐증(autism)<br>− 전반적 발달장애(pervasive developmental disorders)<br>− 뇌성마비(CP)<br>− multiple disability<br>− 감각통합 장애(sensory integration dysfunction)<br>• 접촉에 대해 기피반응을 보이는 아동<br>− 입속 음식물의 질감에 과도한 반응이 나타남 |
| 감각방어(sensory defensiveness)의 영향 | • 음식섭취량이 제한됨<br>• 다양한 음식을 섭취하지 못함<br>• 부정적 상호작용을 만듦 |
| 구강 과민(oral hypersensitivity)의 원인 및 문제점 | • 아동의 초기경험과 연관이 있음<br>− 의학적 문제(medical problem)를 가진 신생아에서 주로 발생됨<br>− 사례<br>→ 폐 석션(lung suctioning)<br>→ 삽과(intubation)<br>→ NG 튜브(nasal gastric feeding)<br>◦ 위 사례와 같은 경험이 반복되면 아동은 모든 구강 감각입력(oral sensory input)에 대해 방어적인 경향을 지니게 됨<br>• 입으로 음식물을 섭취하지 않았을 때 과감각이 발생됨<br>− 아동이 구강식사(oral feeding) 또는 보상적 구강자극을 받지 않았을 경우<br>• 신경학적(neurological) 손상이 있을 경우 발생됨<br>− 감각트랙(sensory tract)에 직접 영향을 미침 |

## 2. 중재(Intervention)

| | | |
|---|---|---|
| 식사 사이 (between meals) | 치료의 초점 | • 라뽀(rapport) 형성<br>• 긍정적 상호작용이 중요한 역할을 함 |

<table>
<tr><td rowspan="2">식사 사이<br>(between meals)</td><td>감각자극</td><td>• 구강의 탈감각화(desensitization)로 역치를 높여줌<br>• 아동 자신의 손으로 자신의 입을 경험하는 것으로 시작함<br>– 치료사는 아동의 손을 잡고 입으로 유도함<br>• 구강놀이(oral play) : 고무장난감(rubber toy)을 사용함<br>• 잇몸 칫솔질(brush) : 마사지 제공 효과, NUK 칫솔을 사용함<br>• 숨기고 찾기 게임<br>– 고무 장난감 또는 칫솔을 사용함<br>– 서로 다른 압박으로 입안을 자극해줌</td></tr>
<tr><td>부모의 중재</td><td>• 따뜻한 천(washcloth)으로 아동의 잇몸을 문지르게 함<br>– 견고하고 지속적인 압력 제공<br>– 아동이 천을 씹고 빨 수 있도록 허락함<br>– 천의 질감을 아동이 쉽게 받아들임<br>– 다른 질감의 감각에 대한 인내력(tolerance)을 향상시키는데 도움이 됨<br>– 상위의 구강운동 기술(higher-level oral motor skill)을 가진 나이 많은 아동(older children)에게 적용함<br>• 구강의 탈감각화를 위해 불기 놀이감(blow toy)을 사용함<br>예 – 비눗방울 만들기<br>– 풍선불기<br>– 불어서 소리 나는 장난감 등<br>– 활동에 대한 동기유발이 일어남<br>– 구강의 움직임(oral movement)을 촉진함</td></tr>
<tr><td rowspan="2">먹기를 위한<br>준비활동</td><td>탈감각 활동</td><td>• 식사시간 전 잠시 동안의 탈감각 활동<br>– 식사에 도움이 됨<br>• 구강 주위 및 내부의 탈감각화<br>– 따뜻한 천(warm washcloth)을 사용함<br>– 식사 전 탈감각화시킴<br>– 부모의 손가락보다는 천(washcloth)에 더 인내력을 가짐<br>– 깊은 압박(deep pressure)의 제공<br>→ 구강 전반에 걸쳐 적용하면 유익함</td></tr>
<tr><td>치료사의 중재</td><td>• 고르게 감각을 적용시켜 탈감각화를 유도함<br>– 견고한 문지르기(firm rubbing)<br>– 깊은 압박(deep pressure)</td></tr>
</table>

| | | |
|---|---|---|
| 먹기를 위한 준비활동 | 치료사의 중재 | • 뺨, 입술, 입안, 잇몸, 혀에 촉각자극을 제공함<br>– 입천장(upper plate)에 지속적이고 견고한 압력을 제공함<br>– 입 전체에 탈감각화를 유도(desensitize)함 |
| | 사례 | • 자폐아동을 위한 활동<br>– 진동(vibration)이 도움이 됨<br>– 턱 아랫부분 및 입 주위를 자극함<br>• 감각방어를 지닌 아동<br>– 보호자의 팔보다 의자가 더 편안함 |
| 식사시간 (mealtime interventions) | 음식의 질을 통한 중재 | • 음식의 질을 변화시키는 것이 가장 우선적인 치료가 됨<br>• 야채와 부드러운 고기와 으깬 감자를 섞어 제공함<br>– 한 가지 음식보다 더 많은 감각경험을 할 수 있음 |
| | 음식물의 위치를 통한 중재 | • 혀의 뒤쪽보다 앞쪽에 음식물을 놓는 것이 더 바람직함<br>– 보다 더 잘 참을 수 있음<br>• 측면(side)보다 혀의 중앙에 놓는 것이 더 바람직함<br>– 단, 측면에 놓여진 음식은 씹기 및 혀의 측면 움직임(tongue lateralization)을 유도할 수 있음 |

## 7.7 구강운동 수행증진을 위한 중재

### 1. 개요

| | |
|---|---|
| 운동 손상을 지닌 아동 | • CP. TBI, 조산아, 유전자 질환 등을 지닌 아동들이 구강운동 발달의 지체(oral motor delay)를 보임 |
| 뇌성마비 아동 | • 일반적으로 근긴장(muscle tone)이 낮음(hypotonic)<br>• 머리와 몸통의 안정성에 문제를 지님(poor head/trunk stability)<br>• 얼굴, 목, 몸통 조절의 어려움으로 아동의 턱이 크게 벌어짐<br>– 완전히 열려있거나 순간적으로만 닫힘 |
| 낮은 근긴장 (low facial muscle tone)이 있는 아동 | • 입이 자주 열림<br>• 과도한 침 흘림이 있음<br>• 식사동안 음식 흘림이 있음<br>• 삼키기의 어려움 |

### 1) 저긴장(hypotonia)을 지닌 아동

| | |
|---|---|
| 혀 | • 움직임의 결여(inactive)<br>• 오직 폄과 후퇴(extension/retraction)만 있음<br>• 극단적 범위 내에서의 움직임 |
| 입술 | • 움직임의 결여(inactive)<br>• 우유병의 젖꼭지, 컵 테두리, 스푼 등에 적절한 입술 사용이 어려움<br>• 음식물 흘림 및 공기의 흡입이 있음 |
| 볼 | • 젖꼭지 빨기가 감소됨<br>• 혀 중앙에 음식물을 유지하기가 어려움 |

### 2) 저긴장성 구강 근육(hypotonic oral musculature)을 가진 아동

| | |
|---|---|
| 개요 | • 전반적으로 자세의 불안정성(postural instability)이 나타남<br>• 좋지 않은 자세 정렬(poor postural alignment)이 특징임<br>• 구강운동기술 사용의 어려움이 증가됨 |

### 3) 고긴장(hypertonicity)을 지닌 아동

| | |
|---|---|
| 개요 | • 긴장성 구강 반사(tonic oral reflex)가 나타남<br>• 비정상적인 구강운동 패턴(abnormal oral motor pattern)이 나타남 |
| 구강운동패턴<br>(oral motor pattern) | ① 강한 물기(tonic bite)<br>• 치아와 잇몸이 붙어서 떨어지지 않은 상태가 나타남<br>• 목의 폄(neck extension) 시에 나타남<br>• 극도의 촉각방어(tactile defensiveness)가 있는 아동에게 나타남<br>② 혀 내밀기(tongue thrust)<br>• 입술 밖으로 혀를 완전히 폄(extend) 시킴<br>• 몸통 및 목의 폄(trunk/neck extension) 시 나타남<br>• 심한 혀 내밀기(tongue thrust)가 있는 아동<br>– 음식물을 많이 흘림<br>③ 입술 당김/닫음(lip retraction/lip pursing)<br>• 정중선(midline)으로 입술을 잡아당김<br>• 퇴거된 자세(retracted position)로 고정됨<br>• 스푼, 음식물, 컵 등이 입안으로 들어올 때<br>– 음식물을 흘림<br>– 스푼, 컵으로 마실 때 음식물 섭취가 어려움 |

## 2. 평가(Evaluation)

| 평가내용 | • 전반적인 운동패턴, 근력, 근긴장을 평가함<br>• 자세정렬(postural alignment), 자세조절(postural control)을 평가함<br>  – 대칭적인가?<br>  – 안정성은 있는가?<br>• 턱, 혀, 볼, 입술의 움직임을 평가함<br>  – 조화를 이루는가(coordination)?<br>  – 연속적인가(sequencing)?<br>• 아동의 자세를 평가함<br>  – 어떻게 구강운동패턴(oral movement pattern)에 영향을 미치는가?<br>  – 어떻게 구강운동패턴이 변화하는가?<br>    → 턱과 볼이 지지되었을 때의 변화<br>    → 입 주위를 핸들링(handling)했을 때 아동의 변화 |
|---|---|

## 3. 치료

### 1) 자세정렬(postural alignment)

| 효과 | • 아동의 자세정렬 및 안정성(postural alignment/stability)을 향상시킴<br>  – 구강운동기능(oral motor function)을 촉진함 |
|---|---|
| 적절한 자세<br>(alignment) | • 중립적인 골반의 정렬(neutral pelvic alignment)<br>• 등받이가 있는 의자의 사용<br>• 편평한 시트(seat)를 가진 의자의 사용<br>• 고관절과 무릎관절(hip/knee)의 90도 굽힘 유지<br>• 머리, 목, 어깨의 정렬(good head, neck, shoulder alignment)<br>  – 머리는 약간 굽힘(slight flexion)을 유지하며 중립(neutral)에 위치함<br>  – 목은 길게 펴고 아래턱은 잡아당김<br>  – 어깨는 대칭적으로 유지함 |

### 2) 식사 자세 및 보조 장치(positioning devices)

| 팔에 안겨있는 아이 | • 완전한 신체적 접촉이 일어남(full body contact)<br>• 머리와 어깨의 정렬(head-shoulder alignment)은 유지할 수 없음<br>• 큰 아동(older infant)에게는 부적절한 자세가 됨 |
|---|---|

| | |
|---|---|
| 허벅지에 누워 있는 아동 | • 안정성이 매우 뛰어남<br>• 좋은 신체 정렬을 만들어줌<br>• 정중선 유지가 가능함<br>• 부모의 손이 자유로워 짐<br>• 눈 마주침(eye contact)이 일어남<br>  – 커뮤니케이션(communication)을 촉진함<br>• 나이가 많고 몸이 큰 아동에게는 부적절한 자세가 됨<br>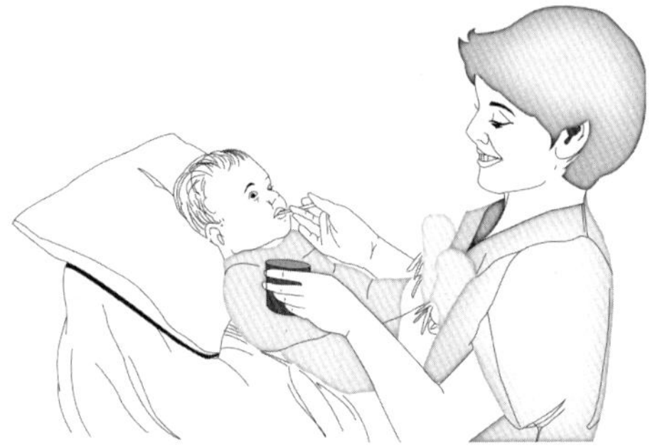<br>그림 7-1 부모의 무릎 위에 누운 아동 |
| infant seat | • 머리의 조절이 가능한 아동에게 적합함 |
| foam-filled feeder seat | • 머리와 몸통의 완전한 지지가 이루어짐(full head/trunk support)<br>• 신체 정렬에 긍정적인 영향(good alignment)을 미침<br>• 스트랩을 가지고 있음(strapping system)<br>• 식사 시 원하는 각도로 기울기를 조절할 수 있음<br>• 측면에 커브가 있음(curved side)<br>  – 정중선 유지를 촉진함<br>  – 어깨의 퇴거(shoulder retraction)를 방지함<br>• 다양한 크기를 가짐<br>• 청소하기 쉬움<br>• 이동이 간편함<br>• 사용하기 쉽고 안전함<br>• 'infant seat'보다 더 고가의 제품임<br>• 독립적으로 앉기가 가능한 아동에게는 부적절한 도구임<br>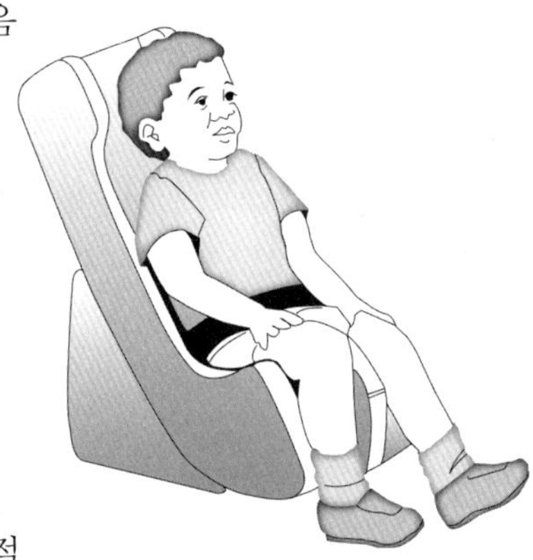<br>그림 7-2 tumble form feeder |
| transport chair /wheelchair | • 심각한 운동 장애를 지닌 아동의 식사에 적합함<br>  – 앉기 정렬(seating arrangement)에 유리함<br>• 식사 시 단점<br>  – 사회성의 결여 : 친구와의 상호작용에 있어 장애물이 될 수 있음<br>  – 높이가 낮은 테이블에 들어가기 어려움 |
| 기타 | • beanbag chair<br>  – 편안한 앉기를 제공함<br>  – 주변 환경을 볼 수 있는 반 직립자세(semi-upright position)를 만들어줌<br>  – 친구 및 어른들과 눈 마주침(eye contact)이 가능함<br>• cradle bouncer<br>• 일반의자 |

### 3) 구강 움직임의 지지를 위한 핸들링 테크닉(handling techniques)

#### (1) 식사 전 핸들링(handling before feeding)

① 저긴장성(hypotonicity)인 아동

| | |
|---|---|
| 개요 | • 근긴장(muscle tone)을 증가시키는 테크닉들을 사용함 |
| 태핑과 빠른 신장<br>(tapping and quick stretch) | • 볼, 입술, 입주위의 근긴장을 증가시킴<br>• 치료사는 대칭적이고 리드믹한 태핑과 스트레치를 제공함 |
| 진동<br>(vibration) | • 근 긴장을 증가시킴<br>• 움직임을 위한 근육을 준비시키는 효과가 있음<br>• 저 긴장(low muscle tone) 및 과감각(hypersensitivity)을 가진 아동에게 유익함<br>– 입 주변에 진동을 제공하면 도움이 됨 |

② 과긴장을 지닌 아동

| | |
|---|---|
| 입술, 턱, 볼의 높은 근긴장<br>(high muscle tone) | • 깊고 견고한 압박(deep/firm pressure)을 제공함<br>– 입술주위 및 볼 주변에 대칭적으로 적용함<br>– 아래 방향으로 스트로킹(stroking)을 실시함<br>• 아래 턱(lower jaw)에 압박을 제공함<br>– 리드믹하게 지속적으로 압박을 제공함<br>– 턱 당김(chin tuck position)을 촉진시켜 줌<br>• 볼에 압박을 제공함<br>– 입술의 퇴거(retraction)를 억제하거나 감소시킴 |
| 구강의 고긴장<br>(oral hypertonicity) | • 입 뒤로 혀의 퇴거(tongue retract) 또는 입 밖으로 돌출이 발생됨<br>• 좋은 신체의 자세(good postural alignment)를 유지해야 함<br>– 비정상적 혀의 자세(tongue position)를 억제하는 데 도움이 됨<br>• 촉진 테크닉<br>– 혀의 움직임(tongue movement)을 변화시킴<br>– 치료사는 혀 중심에 손가락 놓고 리드믹하게 아랫방향으로 압박을 제공(downward pressure)<br>→ 퇴거된 혀(retracted tongue)는 앞 방향으로 당기기<br>→ 튀어나온 혀(extended tongue)는 뒷 방향으로 밀기<br>→ 리듬이 있는 압박(rhythmic pressure)을 제공함<br>◦ 초당 1회 정도 아랫방향(downward motion)으로 압박을 제공함<br>◦ 빨기 패턴(sucking pattern)을 촉진함<br>→ 식사 때 부모는 스푼의 뒷면 이용하여 아랫방향으로 압박해줌 |

### (2) 식사 중 테크닉

| | | |
|---|---|---|
| 턱 지지(support) 테크닉 | 개요 | • 손가락으로 턱 아래와 하악(lower jaw)주변에 외부적인 지지를 제공함<br>• 치료사는 아동의 측면 또는 전면에서 손을 적용함<br>• 한 손가락은 턱 앞쪽을 압박(pressure)하고 나머지 손가락은 턱 아래를 지지함 |
| | 효과 | • 안정성(stability)을 제공함<br>• 큰 턱의 움직임(wide jaw excursion : 크게 벌어짐)을 억제함<br>• 혀의 움직임을 지지함 |
| | 방법 | • 턱 아래를 지지할 때는 손가락의 편평한 면을 이용하여 지지함<br>• 턱의 움직임을 지지해줌<br>– 강제로 아동의 턱을 움직이는 것은 부적절함<br>• 먹을 때마다 치료사의 손을 잘 유지해야 함<br>– 자주 손을 떼고 붙이는 것은 바람직하지 않음 |
| | 목표 | • 신체적 도움 없이 먹거나 마실 때 적절한 안정성(stability)을 얻기 위해 |
| 뺨지지 (cheek support) | • 엄지와 검지(thumb/index finger)를 이용함<br>– 볼에 압박(touch pressure)를 제공함<br>• 젖병 사용 시 압박(pressure)<br>– 젖꼭지를 빠는(suction) 능력을 향상시킴<br>– 빨기 패턴(sucking pattern)과 입술의 닫힘(lip seal)을 향상시킴 | |

### (3) 숟가락 적용

| | |
|---|---|
| 작은 크기의 스푼 | • 음식물을 제거하는 데 유리함 |
| 스푼의 위치 | • 아동의 구강운동 반응(oral motor response)에 영향을 미침<br>• 혀의 중앙 아랫방향으로 압력(downward pressure)을 제공함<br>– 빨기 반응(sucking response)을 촉진함<br>– 혀 뒤로 음식물이 이동하는 것을 도움<br>• 스푼으로 안쪽 아랫방향(downward/inward)으로 압력을 제공함<br>– 혀의 상하 움직임을 촉진함<br>– 식사 시 'tongue thrust'를 억제함<br>• 중심부에 스푼을 위치(central placement)시킴<br>– 아동이 오직 빨기 패턴(sucking pattern)만을 보일 때 적절함<br>– 혀의 폄과 퇴거(extension/retraction)만 나타날 때 적절함 |

| | |
|---|---|
| 스푼의 위치 | • 혀의 측면에 스푼을 제공함<br>– 혀의 측면 움직임(lateralization)을 촉진함<br>– 씹기 패턴(chewing pattern)의 시작을 촉진함<br>– 잇몸과 치아 사이에 음식물 넣고 씹기를 촉진함 |
| 부모교육 | • 음식물을 양쪽으로 교대로 넣으며, 입 중심부 앞부분에 넣도록 교육함<br>• 음식물을 뒤쪽에 놓게 되면 구토(gagging)를 유도한다는 것을 교육함 |

(4) **머리의 자세**(head position)

| | |
|---|---|
| 턱의 당겨진 자세 (chin tuck position) 유지 | • 식사 시 가장 중요한 부분임 |
| 완전한 직립자세 (upright posture) | • 올바른 삼킴을 허용함<br>• 흡인(aspiration)의 가능성을 감소시킴 |
| 약간의 목 굽힘 (neck flexion) | • 삼키기를 도울 수 있음<br>• 약간의 전방 굽힘(slightly forward neck flexion)은 흡인을 감소시킴<br>• 후두는 삼키기 초기에 위로 이동하게 되므로 이동거리를 감소시킴<br>• 목 굽힘(neck flexion)은 호흡에 영향을 미치므로 주의해야 함 |

(5) **음식에 대한 감각의 질**

| | |
|---|---|
| 아동의 식이요법 | • 아동의 현재 수준에 맞는 음식이어야 함<br>• 상위수준의 기술을 발달시키기 위해 어느 정도의 도전이 필요함 |
| 농도가 흐린 액체 (thin liquid) | • 입속에서 조절하기 가장 어려운 음식물이 됨 |
| 혀 조절과 빨고 삼키기가 어려운 아동 | • 농도가 진한(thickened) 음식이 적절함 |
| 순수음식(purred food) : 혼합되지 않은 음식물 | • 빨기를 촉진할 수 있음 |
| 'munching' 패턴 및 씹기 패턴의 촉진 | • 좋은 질감을 지닌 부드러운 음식을 제공함 |

| | |
|---|---|
| 질감이 많은 음식 | • 감각입력(sensory input)이 증가됨<br>• 혀의 측면 움직임(tongue lateralization)을 촉진함<br>• 혀 끝 올리기(tip elevation)가 증가됨<br>• 입술의 활동성이 증가 됨(active lip movement)<br>• 씹기 반응(chewing response)이 증가됨 |
| 긴 종류 야채와 부드러운 고기 | • 측면으로 제공하므로 물기를 촉진할 수 있음<br>– 부드러운 쿠키와 크래커를 사용할 수 있음<br>– 턱의 근력을 키울 수 있음 |
| 씹기 및 근 긴장 증진을 위한 음식 | • 치즈, 사과 등<br>– 회전하며 씹기(rotary chewing)를 촉진함<br>• 마른과일<br>– 씹기를 증가시킴 |

### (6) 미성숙한 구강운동기술을 가진 아동에게 권장되는 음식과 피해야 하는 음식

| | |
|---|---|
| 권장되는 음식 | • 동일한 내용 : 한가지로 구성된 음식물<br>• 증가된 농도와 양을 가진 음식<br>• 농도가 높은 유동식<br>• 한 가지 형태의 질감<br>• 잘 뭉치는 음식 : 입안에서 분해되지 않음<br>• 입으로 가져오기 쉬우며 빨기 쉬운 음식 |
| 피해야 하는 음식 | • 다양한 질감과 내용의 음식물 : 야채스프, 샐러드, 스튜, 'tacos' 등<br>• 입에 잘 달라붙는 음식 : 땅콩버터 등<br>• 기름기 많은 음식 : 튀긴 음식<br>• 질긴 음식 : 붉은 고기, 입방체모양의 과일<br>• 섬유가 길며 줄기성인 음식 : 셀러리, 감귤, 생야채 등<br>• 껍질이 있는 음식 : 생과일, 땅콩 등<br>• 매운 음식<br>• 견과류<br>• 농도가 낮은 음식 : 물, 커피, 차, 사과주스 등<br>• 빠르게 물러지고, 으깨지는 음식<br>• 입안에서 잘 부서지는 음식<br>• 오독오독 씹히는 음식 : 당근 |

# 7.8 삼키기 문제에 대한 중재

## 1. '빨기－삼키기－호흡하기'의 조화(Coordinating)

| | |
|---|---|
| 구강단계<br>(oral phase) | • 저작된 음식 및 액체를 혀 뒤로 이동시킴 |
| 인두단계<br>(pharyngeal phase) | • 후두덮개의 닫힘<br>• 성대의 수축에 의한 후두보호가 이루어짐 |
| 식도단계<br>(esophageal phase) | • 상부 식도 괄약근(upper esophageal sphincter)은 식도에 'bolus'가 들어오면 닫힘<br>• 'bolus'가 위에 들어온 후 하부 식도 괄약근(lower sphincter)이 닫힘<br>　– 음식물의 역류방지를 위해 |

## 2. 중재

| | | |
|---|---|---|
| 삼키기 시작의 증진<br>(increase initiation of swallowing) | 어린 유아 | • 얼린 젖꼭지의 사용 : 혀와 연구개를 자극하기 위해서 냉(cold)을 적용함<br>• 삼키기 반응(swallow reflex)의 촉진을 위해 유동식 사용이 추천됨 |
| | 큰 아동<br>(older child) | • 얼음사탕 및 얼음조각의 사용 : 식사 전과 중간에 간헐적으로 사용함<br>• 삼키기 반사(swallow reflex)를 촉진하기 위해 찬음식과 신음식(cold/sour)을 사용함<br>예 시큼한 레몬주스 |
| 구강 내 음식물 이동의 향상 | 구강운동 조절이 부족한 아동 | • 문제점<br>　– 음식이 효과적으로 저작되지 않음<br>　– 'bolus' 형성이 어려움<br>　– 음식물을 혀 뒤로 보내기 어려움<br>• 해결책<br>　– 머리와 턱을 지지해줌<br>　　→ 입 닫기를 촉진함<br>　　→ 혀 움직임을 촉진함 |
| | 농도가 높은 액체 음식물 | • 입안에서 좀 더 천천히 움직임<br>• 아동이 입속에서 조절하기에 유리함<br>• 잘 유착되므로 'bolus' 형성에 유리함<br>• 무게가 있으므로 혀의 고유수용감각을 높임 |
| | 자세잡기<br>(position) | • 삼키기 능력을 향상시킴 |

S.U.M.M.A.R.Y

## 1. 자세정렬(Postural Alignment)

### 1) 적절한 정렬(alignment)

(1) 중립적인 골반의 정렬(neutral pelvic alignment)

(2) 등받이가 있는 의자 사용

(3) 편평한 시트(seat)를 가진 의자 사용

(4) 고관절과 무릎관절(hip/knee)의 90° 굽힘(flexion) 유지

(5) 머리, 목, 어깨의 정렬(good head, neck, shoulder alignment)

① 머리는 약간 굽힘(slight flexion) 및 중립(neutral)으로 위치함

② 목은 길게 펴고 아래턱은 잡아당김

③ 어깨는 대칭적으로 유지함

## 2. 권장되는 음식의 특징(Properties)

1) 동일한 내용(한가지로 구성된 음식물)

2) 증가된 농도 및 양

3) 유동식(농도가 높음)

4) 한 가지 형태의 질감

5) 잘 뭉치는 음식(입안에서 분해되지 않음)

6) 입으로 가져오기 쉬우며 빨기 쉬운 음식

## 3. 피해야 하는 음식

1) 다양한 질감과 내용의 음식물

2) 입에 잘 달라붙는 음식

3) 기름기 많은 음식

4) 질긴 음식

5) 섬유가 길며 줄기성인 음식

6) 껍질이 있는 음식

7) 매운 음식

8) 견과류

9) 농도가 낮은 음식(물, 커피, 차, 사과주스)

10) 빠르게 물러지고, 으깨지는 음식

11) 입안에서 잘 부서지는 음식

12) 오독오독 씹히는 음식(당근)

OCCUPATIONAL THERAPY

8

C·H·A·P·T·E·R

# 일상생활동작 (ADL)

**꼭! 알고 넘어가기!!**

- ADL 훈련의 전략 및 접근법을 이해한다.
- 다양한 ADL 발달 단계의 내용을 이해한다.
- ADL 관련 치료적 중재들이 국가고시에 빈번히 출제되고 있다.

## 8.1 ADL 및 IADL 활동

| | |
|---|---|
| 개요 | • 문화적 가치, 사회적 일과, 물리적 환경<br>– 아동의 ADL과 IADL에 영향을 미침<br>• 능동적인 ADL 참여의 효과<br>– 아동에게 유익함<br>– 신체기능을 유지하고 향상시킴<br>– 의미 있고 목적 있는 일이 됨 |

## 8.2 수행에 영향을 주는 요소

| | |
|---|---|
| 요소 및 수행기술 | • 아동의 IADL과 ADL 영향을 주는 요소들<br>– 기능적 이슈(issue)<br>– 상호작용 기술(interaction skill)<br>– 수행 패턴(performance pattern)<br>– 흥미 수준<br>– 자존감<br>– 동기유발 등<br>• 아동의 장애 또는 건강상태<br>– IADL 및 ADL 수행에 영향을 미침 |

| 수행에 영향을 미치는 배경(Context) | • 개인적 및 시간적 배경(personal and time centext)<br>• 사회적 배경(social context)<br>• 문화적 배경(cultural context)<br>• 물리적 배경(physical context)<br>• 가상적 배경(virtual context) |
|---|---|

# 8.3 치료 전략 및 접근

## 1. 치료 계획 과정

| 고려 사항 | • 활동 요구 및 활동 배경과 관련된 아동의 특징을 잘 고려해야 함<br>• 수행기술과 패턴 등을 고려해야 함<br>• 치료사는 가족과 다른 보호자의 요구와 관심에 민감해야 함 |
|---|---|

## 2. ADL과 IADL 수행에 문제가 있는 아동을 위한 질문

| 내용 | • 어떤 종류의 ADL/IADL이 현재와 미래 콘텍스트(context)에 유용하며, 의미 있는가?<br>• 아동(또는 가족)의 선호도는 무엇인가?<br>• 나이에 적절한 활동인가?<br>• 아이가 수행하는 데 사용할 수 있는 대체 방법은 무엇인가?<br>• 어떤 대체방법들이 아동의 건강, 안전, 사회적 참여를 개선할 수 있는가?<br>• 활동을 학습하는 방법에 있어 어떤 문화적 이슈가 영향을 미치는가?<br>• 작업은 다양한 환경에서 평가되고/배우고/실행될 수 있는가? |
|---|---|

## 3. 수행의 확립/회복/유지

### 1) 수행의 확립(establish)

| 개요 | • 치료사는 ADL/IADL 수행과 발달을 위해 다양한 접근을 사용함<br>• 특정 과제의 수행이 불가능할 경우<br>  – 회복(restore) 또는 복구(remedial)를 시도함 |
|---|---|

| 개요 | • 확립 또는 회복<br>– 치료사는 수행기술에 문제를 정의함<br>– 아동의 하부문제에 대한 교육 및 회복을 시도함 |
|---|---|
| 접근법 | • 회복을 위해 사용하는 접근법의 예<br>– 생화학적(biochemical) 접근<br>– NDT(neurodevelopmental therapy)<br>– SI(sensory integration)<br>– 행동조절 또는 운동조절(behavioral or motor control) |

## 2) 수행 확립을 위한 방식

| 후방 연쇄<br>(backward chain) | • 수행 완성에 긍정적 강화를 제공하는 방법임<br>– 마지막 단계를 수행하므로 강화시킴<br>• 참을성이 적거나 자신감이 부족한 아동에게 도움이 되는 접근법임<br>• 즉각적인 성공을 제공할 수 있음 |
|---|---|
| 전방 연쇄<br>(forward chain) | • 수행 순서는 첫 단계부터 시작함<br>• 다음 단계는 두 번째 단계가 됨<br>• 아동은 모든 단계를 수행할 때까지 수행단계들을 지속적으로 학습함<br>• 연속성이 부족하고 일반화가 어려운 아동에게 도움이 |

## 3) 수행 확립을 위한 도움

| 치료사의 도움 | • 다양한 단서(cue)와 도움(prompt)을 제공할 수 있음 |
|---|---|
| 치료사의 단서 | • 3가지 단서를 복합적으로 사용할 수 있음<br>• 종류<br>– 언어적(verbal) 큐<br>– 제스처(gesture)<br>– 신체적 큐(physical cue) |
| 환경적 도움 | • 연속 그림 또는 체크리스트(picture sequences or checklist)를 사용함<br>• 색 표시(color coding)를 이용함<br>• 위치(positioning)를 이용함<br>• 환경 또는 사물의 감각적 특성을 사용함 |

## 4. 적응적(또는 보상적) 접근(Adaptation or compensatory approach)

### 1) 정의 및 전략

| | |
|---|---|
| 정의 | • 환자의 특정 요소 회복(또는 확립)을 기대하지 않는 접근법<br>– 신체적 대체 기술, 대체 행동패턴, 다른 적응적 수단을 사용하는 접근법 |
| 전략 | • 수행 및 수행방법을 변형시킴<br>• 보조공학(assistive technology)을 사용함<br>• 환경을 개선함 |

### 2) 장애아동 및 청소년을 위한 전형적 적응(adaptation)

| | |
|---|---|
| 저시력 또는 저청력<br>(low vision or hearing) | • 손상되지 않은 감각 또는 잔존한 감각을 이용함<br>• 사물의 특징적인 감각을 확대함(예 색, 크기, 촉감, 청각)<br>• 행동의 시작과 끝을 결정할 수 있도록 지속적인 큐를 제공함<br>• 촉각적/언어적/시각적 또는 사물의 큐(cue)를 사용(예 수건을 손에 놓아주고 “얼굴을 닦을 시간이다”라고 말해줌)<br>• 몸짓의 사용(예 팔에 넣을 소매를 지적해줌)<br>• 청각적, 시각적 방해물을 제거해줌 |
| 촉각 방어 | • 깊은 압박과 체계적 리듬감을 지닌 접촉 제공함–아동에게 접촉에 대해 준비할 수 있도록 함<br>• 선호하는 촉각을 선택할 수 있는 기회를 제공함(예 옷, 수건, 칫솔 등의 선택)<br>• 자기 자신을 터치하게 함(예 칫솔 사용, 얼굴이나 몸 닦기)<br>• 편안한 옷, 또는 자신이 선호하는 느슨한 옷을 제공해야 함 |
| 옷 위치의 구별<br>(상하, 전후) | • 사물의 특징을 극대화함<br>• 방해 요소는 감소시킴(예 요리 활동 시 한 가지 도구만 올려놓고 수행함)<br>• 시각적 큐 또는 제스처의 사용(예 바른 발에 신발 신기를 위해 내측에 특정 표시를 만들어 줌)<br>• 물건을 찾을 때 체계적으로 찾아나감(예 옷장에서 옷 찾기) |
| 앉기 및 균형유지 | • 외부 지지 장치를 제공함(예 자세유지를 위한 장치)<br>• 아동의 자세를 변화시킴(예 신발 신기를 위한 앉기, 누운 자세로 옷 입기 등)<br>• 활동의 위치 변화(예 세면대 위에 치장을 위한 도구들을 모아 놓음) |
| 뻗기(reach) | • 요구되는 뻗기 거리를 감소시킴<br>• 활동 대상의 위치를 바꿔줌<br>• 긴 손잡이를 이용함(예 목욕 스펀지의 긴 손잡이) |

| | |
|---|---|
| 물건 쥐기 | • 손잡이를 굵게 확대함(예 빗, 숟가락 등)<br>• 쥐기가 필요하지 않도록 보조 장치로 대체해 줌(예 다용도 커프 또는 스트랩 사용)<br>• 다른 신체일부를 사용해서 물체를 고정함(예 치아, 다리 등) |
| 지구력 저하 | • 중력을 제거함(예 팔꿈치 지지, 누워서 옷 입기)<br>• 가벼운 물건을 사용함<br>• 전동도구를 사용함 |
| 운동조절 | • 지지면(base of support)에 안정성을 제공함<br>• 섬세한 조절(fine control)에 대한 요구들을 제거함(예 큰 지퍼 손잡이를 사용함)<br>• 고유수용성감각의 되먹임을 제공하는 무게 있는 도구를 사용함(예 무거운 칫솔과 컵의 사용) |
| 낮은 기억력<br>(순서·방향 기억하지 못함) | • 일상적 일 또는 순서의 틀을 만들어 연습함<br>• 부분적 참여, 등급화 테크닉, 전/후방 연쇄 등을 사용함<br>• 시각적 큐를 사용함(예 그림, 라벨, 체크리스트, 색 표시 등)<br>• 보조공학으로 대체함(예 시계나 타이머의 알람을 이용함)<br>• 언어적 큐를 사용함(예 "첫째…다음 두 번째…" 운율의 반복, 리듬, 노래 등을 사용함)<br>• 활동이 일어나고 있는 환경의 실제 사물을 사용함 |
| 쉽게 좌절하는 경향 | • 문제행동의 원인을 찾아냄<br>• 문제행동과 관련된 내용에 노출되는 것을 피함<br>• 선호하는 수행 또는 선택권을 제공해 줌<br>• 적절한 대안 행동을 강화시키고 지도해주며 확대시켜나감<br>• 개인적 도움과 지도를 점차적으로 줄여나감<br>• 등급화, 촉진(prompting), 페이딩 촉진(fading prompting), 일반화 등의 테크닉을 사용함 |

### 3) 적응(adapting)

| | |
|---|---|
| 등급화(grading)의 정의 | • 아동의 능력에 적합한 수행을 적응시켜 나아가는 것 |
| 수행의 등급화 방법 | • 아동이 가능한 단계의 수를 점차 늘려가는 것<br>• 아동이 받고 있는 큐 또는 도움의 양을 줄여가는 것<br>• 활동 수행 시간을 줄여 가는 것 |
| 치료사의 도움 | • 아동이 독립적 수행을 달성하지 못할 때 제공<br>• 수행을 달성하기 위해 너무 많은 힘(노력)이 요구될 때 제공<br>• 아동이 독립적인 수행을 달성하지 못할 때 부분적인 참여를 통해 도움 |

#### 4) 보조공학(AT)을 이용한 적응(adapting)

| | |
|---|---|
| 고려 요소 | • 상업적 상품을 이용할 수 있음<br>• 맞춤형을 이용할 수도 있음<br>• 수행의 완성을 도움<br>• 전반적 환경을 수용할 수 있어야 함<br>• 사용하는 환경에서 실용적이고 융통성이 있어야 함<br>• 내구성이 있으며 청소가 쉬워야 함<br>• 안전해야 함<br>• 지속적 사용을 위해 유지 또는 교체가 가능해야 함<br>• 경제적으로 적절해야 함 |

#### 5) 환경에서의 적응(adaptation)

##### (1) 작업면(work surface)

| | |
|---|---|
| 작업면의 특징 | • 적절한 높이<br>• 기능에 맞는 경사<br>• 적절한 거리(몸에서 떨어진 거리)<br>• 다른 작업영역과의 적절한 거리<br>• 일반적인 접근의 용이성 |
| 기능을 향상시키는 방법들 | • 높이를 조절함<br>• 팔 지지를 통해 기능을 향상함<br>• 수행에 있어 시각적 지남력을 증가시킴<br>• 휠체어의 높이 및 접근에 맞는 적응의 개발 |

##### (2) 자세(positioning)

| | |
|---|---|
| 적응적 자세 방법 | • 대체 자세를 이용함<br>• 보조도구(low technology)를 이용함<br>• 보조공학(high technology)의 이용함 |
| 자세잡기의 내용들 | • 아동의 연령을 고려함<br>• 엉덩이, 어깨, 머리 등의 배열을 고려함<br>• 어떤 자세 혹은 어떤 도구가 몸통의 안정성을 증가시키는지를 고려함<br>• 정중선(midline)에 머리를 유지하기 위해 충분한 지지가 있는지를 고려함 |

### 5. 교육(Education)

| | |
|---|---|
| 아동 및 보호자 | • 아동 작업치료에 기본이 됨<br>• 외상예방 및 작업적 수행에 대한 교육 제공<br>• ADL수행과 보호자의 도움에 대한 교육 제공<br>• 아동 및 보호자에게 다양한 방법의 교육 기회 제공 |
| 교육방법 | • 시범 보이기<br>• 모델링(modeling)의 사용<br>• 시각적 도구(visual aid)의 사용<br>• 설명서, 오디오테이프, 비디오테이프, 체크리스트 등의 사용<br>• 새로운 수행에 대한 다양한 연습기회 제공 |

## 8.4 치료 테크닉

### 1. 화장실 위생 및 대소변 관리

#### 1) 전형적인 발달순서

※ 화장실 사용의 전형적 발달

| 나이(년) | 화장실 사용 기술 |
|---|---|
| 1 | • 젖거나 더럽혀졌을 때 불편감을 호소함<br>• 규칙적인 배변행동이 형성됨<br>• 아동을 변기에 올려놓으면 앉아있을 수는 있지만 감독이 필요함(짧은 시간) |
| $1\frac{1}{2}$ | • 규칙적인 소변이 가능함 |
| 2 | • 변기 훈련에 관심을 보임<br>• 2시간 이상 건조상태를 유지할 수 있음<br>• 변기물을 내릴 수 있음<br>• 낮에는 특별한 경우를 제외하고는 실수 없이 규칙적으로 화장실 가기가 가능함 |
| $2\frac{1}{2}$ | • 배변실수가 드물게 발생됨<br>• 화장실을 이용하고 싶을 때 타인에게 요구할 수 있음<br>• 변기 오르기에 도움이 필요할 수도 있음<br>• 독립적인 손씻기가 가능함<br>• 밤에 소변을 위해 일어날 수 있음 |
| 3 | • 독립적으로 화장실 가기가 가능함<br>• 뒤처리(닦기)에 도움이 필요할 수 있음<br>• 옷을 잠그기 어려울 수 있음 또는 옷을 다루는 데 어려움이 있을 수 있음 |

(계속)

| 나이(년) | 화장실 사용 기술 |
|---|---|
| 4~5 | • 독립적으로 화장실을 갈 수 있음<br>- 휴지 사용하기<br>- 물 내리기<br>- 손 씻기<br>- 옷 입기 등 |

## 2) 독립적인 화장실 사용을 방해하는 전형적인 문제들

| | |
|---|---|
| 대·소변 관리가 필요한 대상 | • 척수손상(spinal cord injury) 아동<br>• 이분척추(spina bifida) 아동<br>• 완전 또는 부분 마비가 있는 아동 |
| 방광의 문제 | • 신경학전 손상의 타입과 단계에 의해 결정됨<br>• 요추부위 아래(below)의 손상일 때<br>- 반사궁(reflex arc)은 완전하지 못함<br>- 방광이 무기력함<br>• 손상이 방광신경분포의 상위 단계일 때<br>- 자동적 방광조절이 가능함<br>• 4가지 주요 방법이 소변관리를 위해 사용됨<br>- 콘돔 카테터(condom catheterization)<br>- 유치 도뇨관(indwelling catheters)<br>- 간헐적 카테터(intermittent catheterization)<br>- 회장 도관(ileal conduits) |

## 3) 제한된 운동기술을 가진 아동

| | |
|---|---|
| 기저귀 차기 | • 다리에 강한 폄 및 모음 패턴을 가진 아동은 수행의 어려움을 가짐<br>• 치료사는 기저귀 착용 방법을 교육함 |
| 화장실 가기 | • 근력, 지구력, 관절가동범위, 자세 안정성 등의 제한이 있는 아동<br>• 독립적으로 화장실 가기가 지연될 수 있음 |

## 4) 배변 후 뒤처리(cleaning)에 필요한 동작

| | |
|---|---|
| 동작 | • 손의 뒤침<br>• 손목의 굽힘<br>• 팔의 안쪽 및 바깥 돌림<br>• 팔의 폄 |

## 2. 독립적인 화장실가기의 보상전략(Compensatory strategies)

<table>
<tr><td>사회적 환경<br>(social environment)<br>의 제공</td><td colspan="2">• 가족, 교사, 간호사, 치료사, 기타 전문가들<br>• 치료사의 예<br>– 일상 및 건강 발달을 도움<br>– 대소변 조절이 결여된 아동을 도움</td></tr>
<tr><td>물리적 환경<br>(physical environment)<br>의 제공</td><td colspan="2">• 화장실<br>– 가정에서 접근하기가 가장 어려운 영역 중 하나가 됨<br>• 휠체어<br>– 회전에 필요한 공간이 필요함<br>• 지각이 과민한 아동<br>– 화장실 냄새 또는 촉각으로 인해 어려움을 가질 수 있음</td></tr>
<tr><td rowspan="2">화장실 가기 적응<br>(toileting adaptation)</td><td>적응적 방법의<br>사례</td><td>• 화장실 사용 후 청결유지를 도울 수 있음<br>• 자세유지(positioning)를 도울 수 있음</td></tr>
<tr><td>보조도구의<br>사례</td><td>• 소변 카테터(catheter)<br>• 다리 주머니 집게(leg bag clamp)<br>• 긴 손잡이 거울(long handled mirror)<br>• 자세안정을 위한 도구들<br>• 다리의 벌림을 유지하는 장치<br>• universal cuff<br>• 비데의 사용 등</td></tr>
<tr><td>불안정한 자세를<br>위한 적응<br>(adaptation for<br>unstable posture)</td><td colspan="2">• 안정감을 제공하는 방법<br>– 아동용 변기(reducer ring)설치 : 일반 변기 내에 들어가는 작은 틀<br>– 변기 앞에 계단 설치 : 키가 작은 아동이 변기에 오르는 것을 도와줌<br>– 이동식 변기(commodes)의 사용<br>– 팔걸이 형태의 비데 이용</td></tr>
</table>

## 3. 옷 입기(Dressing)

### 1) 전형적 발달순서

| 나이(년) | 옷 입기 기술 |
|---|---|
| 1 | • 옷 입기에 협조할 수 있음<br>• 신발, 양말을 벗을 수 있음<br>• 팔을 소매에 넣으며 다리를 바지에 넣을 수 있음 |
| 2 | • 단추가 풀어진 코트를 벗을 수 있음<br>• 신발 끈이 없는 신발 또는 풀려진 신발을 벗을 수 있음<br>• 바지 벗기를 도울 수 있음<br>• 셔츠의 팔 구멍을 찾을 수 있음 |
| $2\frac{1}{2}$ | • 허리에 고무줄이 있는 바지를 벗을 수 있음<br>• 양말 올리기를 도울 수 있음<br>• 앞이 열린 코트나 셔츠를 입을 수 있음<br>• 큰 단추를 풀 수 있음 |
| 3 | • 최소 도움으로 풀오버(pullover) 셔츠를 입음 : 앞이 막힌 형태의 상의<br>• 끈이 없는 신발을 신을 수 있음<br>• 양말을 신을 수 있음(뒤집어 신을 수 있음)<br>• 독립적으로 바지를 내릴 수 있음<br>• 트랙을 따라 재킷의 지퍼를 올리고 내릴 수 있음<br>• 풀오버 셔츠를 벗기 위해 도움이 필요함<br>• 앞쪽의 큰 단추를 채울 수 있음 |
| $3\frac{1}{2}$ | • 옷의 앞면을 찾을 수 있음<br>• 앞에 있는 스냅(snap) 또는 후크(hook)를 채울 수 있음<br>• 재킷의 지퍼를 올리고 내리며, 지퍼를 분리시킬 수 있음<br>• 벙어리장갑을 착용할 수 있음<br>• 3~4개의 단추를 연속해서 채울 수 있음<br>• 신발이나 벨트를 잠글 수 있음<br>• 옷 입기에 감독이 필요함 |
| 4 | • 독립적으로 풀오버 종류의 옷을 벗을 수 있음<br>• 신발이나 벨트를 풀 수 있음<br>• 재킷의 지퍼를 채울 수 있음<br>• 정확히 양말을 착용할 수 있음<br>• 신발을 신을 수 있지만 끈 묶기에 도움이 필요함<br>• 신발 끈을 꿸 수 있음<br>• 옷의 앞뒤를 구별할 수 있음 |
| $4\frac{1}{2}$ | • 벨트를 바지고리에 넣을 수 있음 |
| 5 | • 매듭을 풀고 묶을 수 있음<br>• 감독 없이 옷을 입을 수 있음 |
| 6 | • 뒤에 지퍼가 있는 옷을 입을 수 있음<br>• 리본 묶기를 할 수 있음<br>• 뒤의 단추를 잠글 수 있음<br>• 뒤의 스냅을 잠글 수 있음 |

### 2) 전형적 문제 및 중재전략

| | |
|---|---|
| 전형적 문제 | • 인지 및 처리기술의 제한<br>• 신체 및 운동의 제한 |
| 중재 전략 | • 바닥에 등을 대고 누워서 옷 입히기<br>– 신경학적 문제를 지닌 아동에게 적절함<br>– 폄근 긴장이 나타날 때 사용함<br>• 아동이 머리 및 몸통 조절을 습득 했을 경우<br>– 보호자는 아동의 등을 지지해주므로 옷 입기를 수행함<br>– 이 자세는 옷 입기 동안 자신의 신체를 관찰할 수 있는 기회를 제공함<br>• 폄근 긴장이 증가된 아동의 옷 입히기<br>– 보호자는 양말이나 신발을 착용시키기 전 아동의 고관절이나 무릎을 굽힘시킴<br>• 아동이 나이가 많거나 무거울 때<br>– 옆으로 눕혀(sidelying) 옷 입기를 실시함<br>– 아동의 고관절과 무릎을 구부리고 팔을 앞쪽으로 가져오는 것이 보다 편리함<br>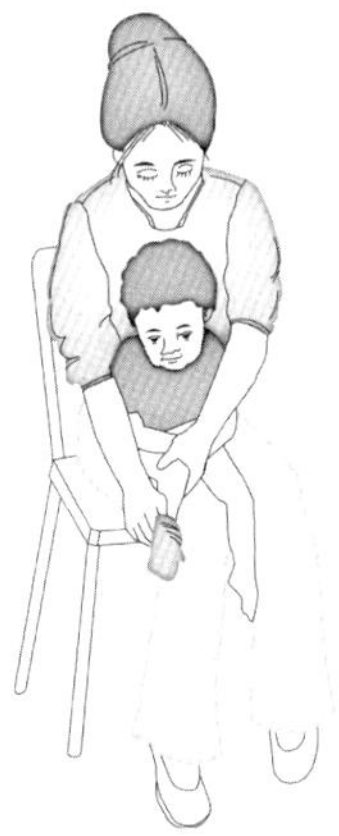<br>**그림 8-1** 과긴장 아동의 옷 입기<br>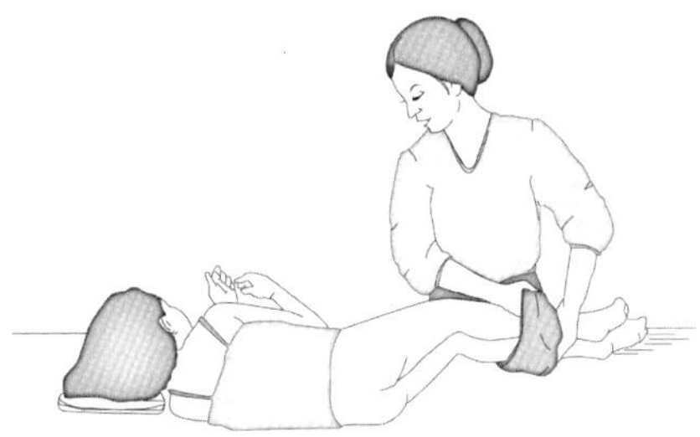<br>**그림 8-2** 옆으로 누워 옷 입기 |

### 3) 다양한 의복에 따른 보상전략

| 의 복 | 옷의 변형 및 보조공학적 적응 | 수행방법에 대한 적응 |
|---|---|---|
| 풀업 (pull up) 타입의 의복 | • 큰 사이즈 제공<br>• 늘어나는 소재 선택<br>• 허리에 루프(loop) 달기<br>• 고무줄 형태의 허리밴드 – 너무 꽉 조이지 않게 함<br>• 지퍼 고리 사용<br>• 드레싱 스틱 사용 | • 의자에 앉음<br>• 바닥에 누움<br>• 바지를 올리기 위해 옆으로 누워 구름<br>• 바지 올리기 시 안정성을 위해 의자 또는 손잡이를 이용함<br>• 먼저 팔다리를 손상 측(약한 측)부터 넣음 |

(계속)

| 의 복 | 옷의 변형 및 보조공학적 적응 | 수행방법에 대한 적응 |
|---|---|---|
| 풀오버 (pull over) 타입의 의복 | • 사이즈가 크며, 머리가 쉽게 들어가는 의복 사용<br>• 질감은 유연성이 있는 것을 제공<br>• 팔 구멍과 소매를 크게 확대<br>• 탄력이 있는 소매와 허리밴드를 사용 | • 의복을 무릎, 바닥, 테이블에 놓음<br>- 앞면이 전방을 향하도록 배치함<br>• 머리위로 쓰고 팔을 옷에 넣음<br>• 손상 측과 약한 측의 팔을 먼저 넣음 |
| 앞이 트인 의복 | • 헐렁한 스타일의 의복 사용<br>• 의복 뒷부분이 높은 의복의 사용<br>• 짧은 소매의 의복에서 시작함 – 긴 소매의 의복으로 진행함<br>• 느슨한 소매의 의복 사용<br>• 한 개 또는 두 개의 단추를 채우는 의복 또는 잠금이 없는 의복 사용 | • 의복을 무릎, 바닥 또는 테이블에 놓음<br>• 순서<br>- 목 부위가 아동을 향하도록 배치함<br>- 팔을 넣고, 머리를 숙임<br>- 팔을 뻗음<br>- 의복을 머리 위로 뒤집어 입음<br>• 손상 측과 약한 측의 팔을 먼저 넣음 |
| 단추 잠그기 | • 편평하고 큰 단추 사용<br>• 의복과 색체가 대비되는 단추 사용<br>• 자루(shank)가 있는 단추 사용<br>• 헐렁하게 재봉된 단추 사용<br>• 벨크로가 달린 의복 사용<br>• 먼저 앞 단추를 잠금(순서)<br>- 이후로 옆면, 그리고 뒷면 순으로 단추잠그기를 수행함 | • 단추가 있는 의복 대신 풀오버 스타일의 의복 제공 : 단추가 없음<br>• 처음에는 2~3개의 단추 잠그기로 시작함<br>- 또는 풀오버 타입의 셔츠로 시작함<br>• 단추 잠그기는 아래 단추부터 시작함<br>- 보기가 쉽고, 정렬이 쉬움<br>• 버튼후크(buttonhook)를 사용함<br>• 소매의 단추는 탄력 있는 실을 사용함<br>- 또는 단추 잠그기 없이 소매에 넣음<br>• 후방연쇄(backward chain)를 사용함 |
| 지 퍼 | • 나일론 지퍼(금속보다 쉬움) 사용<br>• 지퍼 탭(tap) 또는 지퍼 고리 사용<br>• 지퍼 풀(pull) 사용<br>• 지퍼 대신 벨크로 사용<br>• 보다 긴 지퍼 사용<br>- 입고 벗기에 보다 많은 공간을 제공함<br>• 먼저 앞 지퍼를 수행함(순서)<br>- 그 다음 옆 지퍼, 그리고 뒤 지퍼 순으로 수행함 | • 안정성 확보를 위해 앉아서 수행함<br>• 재킷의 지퍼를 펴기 위해 기립함(stand)<br>• 지퍼의 아랫부분을 한 손으로 팽팽하게 당김<br>• 옆 지퍼를 잠그기 위해 벽에 기댐<br>- 지퍼의 아랫부분을 고정하기 위해 벽을 이용함 |
| 양 말 | • 부드럽고, 신축성 있는 양말 사용<br>• 큰 사이즈의 양말 사용<br>• 튜브 모양의 양말(tube sock) 사용<br>• 처음에는 발목(ankle) 양말을 사용(순서)<br>- 다음은 종아리(calf) 양말 또는 긴 종아리 양말의 사용<br>• 고리가 달린 양말의 사용<br>• 'sock aid' 또는 'donner' 사용 | • 안정적인 바닥에 앉아 수행함<br>• 등을 대고 눕고, 반대쪽 무릎 위에 다리를 올려 수행함<br>• 양말을 발에 넣기 전 양말을 말거나 접음<br>• 후방연쇄(backward chin)를 사용함 |
| 신 발 | • 큰 구멍의 헐렁한 신발 사용<br>• 조이지 않고 넉넉한 신발 사용<br>• 'slip-on' 타입의 신발 사용<br>• 벨크로(hook & loop)로 묶는 신발 사용<br>• 탄력 있는 끈으로 묶여진 신발 사용<br>• 묶을 필요 없는 고무줄 레이스 신발(elastic curly lace) 사용<br>• 신발을 당기기 위해 발꿈치에 탭(tab)이 있는 신발 사용<br>• 긴 손잡이의 신발 주걱 사용 | • 안정적인 바닥에 앉아 수행함<br>• 의자에 다리를 올려놓음<br>• 등을 대고 눕고 반대쪽 무릎에 다리를 올림<br>• 다리를 구부리고 발가락은 아래를 향함<br>• 중력 사용함<br>신발 안으로 발꿈치를 밀어 넣을 때 사용함 |

## 4. 목욕 또는 샤워

### 1) 목욕에 필요한 장치들

| | |
|---|---|
| hammock chair | • 몸 전체를 지지할 수 있음<br>• 보호자가 아동을 온전히 목욕시킬 수 있음<br>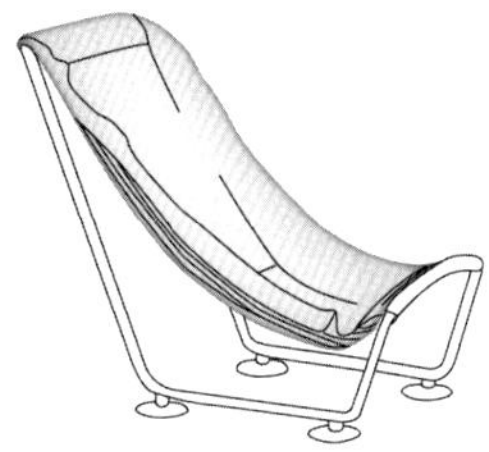<br>그림 8-3 hammock chair |
| trunk support ring | • 가볍고 디자인이 우수함<br>• 시각적으로 잘 보이지 않는 특징을 가짐 (눈에 잘 띄지 않음)<br>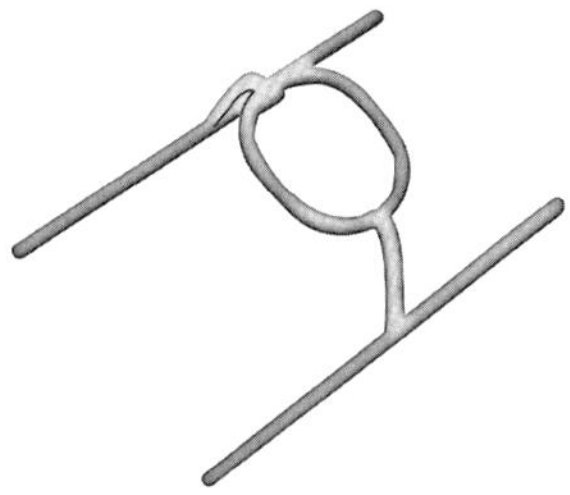<br>그림 8-4 trunk support ring |
| 샤워 벤치 (shower bench) | • 다양한 종류의 벤치 및 의자가 있음<br>• 보다 큰 아동에게 적용함<br>• 탕으로 들어가기, 이동 등에 사용됨<br>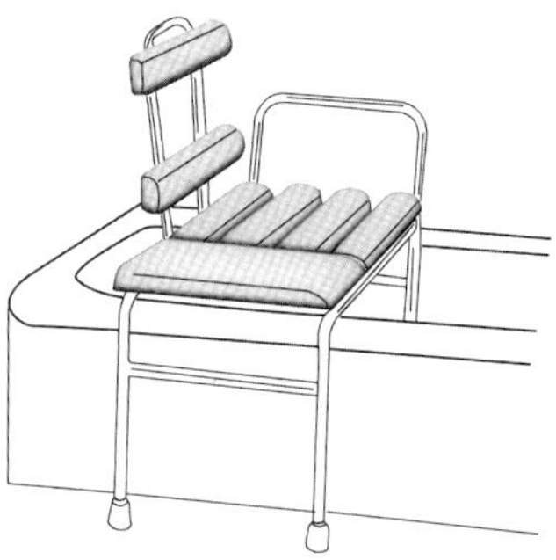<br>그림 8-5 샤워 벤치(shower bench) |
| inflatable bath collar | • 심각한 운동의 장애가 있는 아동에게 사용됨<br>• 'prone' 및 'supine' 자세에서 모두 사용 가능함 |

### 2) 발달

| | |
|---|---|
| 2세 | • 욕조 목욕에 대한 흥미를 가짐 |
| 4세 | • 감독 하에 스스로 씻을 수 있음 |
| 8세 | • 독립적인 목욕이 가능함<br>• 물 온도 조절, 몸 닦기 등이 가능함 |

### 3) 문제 아동 및 중재 방법

| 따뜻한 목욕 | • 피곤한 아동의 피로를 풀어주고 긴장을 감소시킴<br>• 관절 운동을 증가시킴 |
|---|---|
| 촉각의 민감성을 지닌 아동 | • 천을 이용해 심부압박을 제공하거나 문지르기를 제공함<br>• 목욕 전 심부압박을 제공해 목욕을 준비할 수 있음<br>• 머리감기 전 심부압박은 도움이 됨<br>• 촉각 자극은 리듬감 있고 체계적으로 실시함<br>• 샤워기 사용보다 바가지를 이용하는 것이 더 유리함 |
| 물놀이 | • 다른 사람들과 상호작용을 유도할 수 있음<br>• 물체 탐색 및 특정 목적의 놀이를 수행할 수 있음 |
| 안전한 목욕 | • 목욕을 위한 안전교육이 필요함<br>• 미끄럼 방지 매트 등을 이용한 안전을 확보함<br>• 수도꼭지에 고무 커버 등을 덮어 상해를 예방함<br>• 수도에는 온도 표시가 있어야 함<br>• 물의 온도는 찬물에서 따뜻한 물로 적응시켜 나감<br>• 보호자는 적절한 신체 역할을 통해 허리 손상을 예방해야 함 |

## 5. 개인위생(Personal hygiene)

| 2세 | • 양치질을 시작함 |
|---|---|
| 6세 | • 감독 하에 양치질을 수행함 |

### 1) 문제 아동 및 치료적 중재

| 혀 내밀기 및 구토 반사 | • 작고 부드러운 칫솔을 사용<br>• 칫솔이 구강 내에서 쉽게 움직이도록 함 |
|---|---|
| 잇몸이 민감한 아동 | • 부드러운 스펀지 형태의 칫솔을 사용함 |
| 구강이 민감한 아동 | • 인내력이 향상될 때 까지 자신이 선호하는 방식을 선택함 |
| 전동 칫솔의 사용 | • 아동이 독립적으로 양치질을 할 경우<br>– 청결한 양치질을 위해 사용함<br>• 민첩성(dexterity)의 문제를 가진 아동이 사용함<br>• 근력 약화가 있는 아동에게도 사용할 수 있음<br>– 아동에게 전동 칫솔이 무거울 수도 있음 |

<table>
<tr><td>악력이 약한 아동</td><td>• 손잡이를 굵게 확대할 수 있음<br>• 스트랩(strap)을 이용해 고정 할 수 있음</td></tr>
<tr><td>치실의 사용</td><td>• 한 손으로 사용 가능한 치실을 이용할 수 있음<br>– 손잡이가 확대될 수도 있음</td></tr>
<tr><td>아동의 손 감싸기 (hand over hand) 테크닉</td><td>• 아동의 양치질 방향을 지도할 수 있음<br>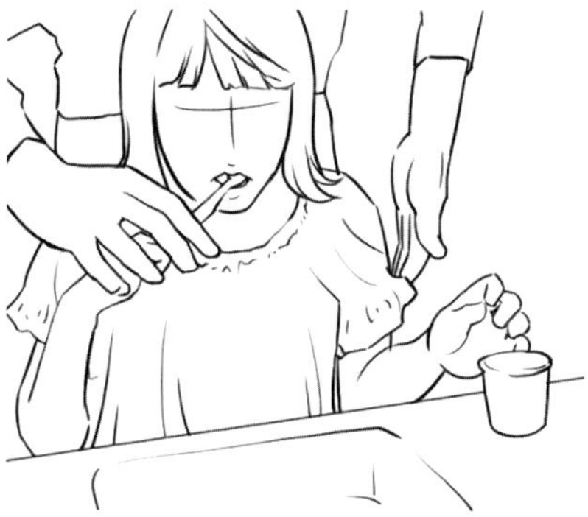<br>그림 8-6 hand over hand 테크닉</td></tr>
</table>

SUMMARY

## 1. 전형적 문제 및 중재전략

1) 인지 및 처리기술의 제한

2) 신체 및 운동의 제한

3) 운동제한이 있는 아동의 옷 입기 적응 방법

(1) 바닥에 등을 대고 누워서 옷 입히기

① 이 자세는 신경학적 문제를 지닌 아동에게 적절함

② 폄근 긴장이 나타날 때 사용

(2) 아동이 머리 및 몸통 조절을 습득 했을 경우

① 보호자는 아동의 등을 지지해 주므로 옷 입기를 수행함

② 이 자세는 옷 입는 동안 자신의 신체를 관찰하는 기회를 제공함

(3) 폄근 긴장이 증가된 아동의 옷 입히기

• 보호자는 양말이나 신발을 착용시켜주기 전 아동의 고관절이나 무릎을 굽힘시킴

(4) 아동이 나이가 많거나 무거울 때

① 옆으로 눕혀(sidelying) 실시

② 아동의 고관절과 무릎을 구부리고 팔을 앞쪽에 가져오는 것이 편리함

## 2. 목욕 또는 샤워

### 1) hammock chair

(1) 몸 전체를 지지할 수 있음

(2) 보호자가 아동을 온전히 목욕시킬 수 있음

### 2) trunk support ring

(1) 가볍고 디자인이 우수함

(2) 눈에 잘 띄지 않음

### 3) 샤워 벤치(shower bench)

(1) 다양한 종류의 벤치 및 의자가 있음

(2) 보다 큰 아동에게 적용

(3) 탕으로 들어가기 및 이동에 사용됨

### 4) inflatable bath collar

(1) 심각한 운동의 장애가 있는 아동에게 사용됨

(2) pone 및 supine 자세에 모두 사용 가능함

9

C·H·A·P·T·E·R

# 일반적인 아동의 질환

꼭!
알고 넘어가기!!

- 다양한 아동의 질환을 이해한다.
- 질환의 발생원인과 증상이 국가고시에 빈번히 출제되고 있다.

## 9.1 심폐질환(Cardiopulmonary dysfunctions)

### 1. 선천적 질환(Congenital heart disease)

<table>
<tr><td>개요</td><td colspan="2">• 신생아 및 영아의 주요 사망원인 중 하나<br>– 1,000명 중 약 8.6명<br>• 심장결손(heart detects)<br>– 원인은 모름<br>– 혈류량의 문제가 특징<br>• 종류<br>– 혈류량의 증가<br>– 혈류량의 감소<br>– 혈류 차단<br>– 혈류 혼합</td></tr>
<tr><td rowspan="2">종류</td><td>PDA<br>(patent ductus ateriosus)</td><td>• 폐혈류량의 증가<br>• 심장기능의 상실<br>• 뇌 산소공급의 부족</td></tr>
<tr><td>ASD<br>(artrial septal defects)</td><td>• 좌우심방 사이 중격에 구멍이 발생됨<br>• 정상보다 많은 혈액이 폐에 공급됨<br>• 상기도 감염의 위험이 높아짐<br>• ‘wet lung’의 발생<br>• 결국 아동은 심장의 기능을 상실하게 됨</td></tr>
</table>

| | | |
|---|---|---|
| 종류 | VSD<br>(ventricular septal defects) | • 심실 중격에 구멍이 발생됨<br>• 혈액이 좌실심에서 우심실로 이동함<br>• 증가된 혈류는 폐로 이동하게 됨<br>• 주 증상 : 짧은 호흡, 발한 증가, 신체적 피로, 호흡기 감염 증가, 성장 지연 등 |
| | TOF<br>(tetralogy of fallot) | • 전형적 문제<br>– 폐동맥판 또는 동맥 협착증(pulmonary valve or artery stenosis)<br>– 출생 전 나타나는 VSD<br>– 우심실 비대(right ventricular hypertrophy)<br>– 심실중격 및 대동맥의 혼합 |

## 2. 부정맥(Dysrhythmias)

• 불규칙한 심박동이 나타남

| | |
|---|---|
| 느린 부정맥<br>(bradydysrhythia) | • 비정상적으로 느린 심박동수 |
| 빠른 부정맥<br>(tachydysrhythmia) | • 비정상적으로 빠른 심박동수 |

## 3. 신생아 호흡 문제(Neonatal respiratory problem)

| | |
|---|---|
| 호흡곤란 증후군<br>(respiratory distress syndrome) | • 표면활성제(surfactant)의 부족으로 인해 발생됨<br>– 폐포의 줄어듦(collapse)을 방지하는 화학물질<br>• 폐포 수축<br>– 산소 흡수와 이산화탄소 배출에 문제가 발생됨 |
| BPD<br>(bronchopulmonary dysplasia) | • 신생아에서 흔히 나타나는 만성 폐질환<br>• 인공호흡기의 적용이 필요<br>• 다양한 호흡의 문제 발생 |

### 4. 천식(Asthma)

| | |
|---|---|
| 개요 | • 하기도의 수축이 나타남<br>• 호흡곤란이 나타남<br>• 거친 호흡이 특징<br>• 기관지의 평활근이 과민하게 반응하는 만성 염증성 질병<br>• 대부분 초기 증상은 5세 이전에 나타남<br>• 유전적 성향이 높음 |
| 원인 | • 알레르기 항원, 흡연, 찬 공기, 자극적 물질, 운동, 바이러스성 등 |
| 특징 | • 거친 호흡(쌕~하는 소리)<br>• 마른기침 |

## 9.2 혈액의 장애

<table>
<tr><td>낫적혈구 빈혈<br>(sickle cell anemia)</td><td colspan="2">• 헤모글로빈의 비정상적 상태가 특징<br>– 낫 모양으로 대체된 헤모글로빈이 나타남<br>• 유전적인 빈혈<br>• 흑인에게 호발함<br>• 장기에 영향을 미침<br>– 폐의 염증<br>– CVA 발생<br>– 하지의 궤양</td></tr>
<tr><td rowspan="2">혈우병<br>(hemophilia)</td><td>특징</td><td>• 지연되는 피 응고(coagulation) 시간<br>• 비정상적 과다출혈<br>– 출혈은 신체 어디에서나 일어날 수 있음<br>– 자발적 발생 또는 외상으로 인해 발생함</td></tr>
<tr><td>종류</td><td>• 혈우병 A(전형적인 혈우병)<br>– 혈액응고 Ⅷ 요소의 결핍이 원인임<br>– 전체의 85%<br>• 혈우병 B<br>– Ⅸ 요소의 결핍이 원인임<br>– 전체 혈우병 중 15% 정도임</td></tr>
</table>

| | | |
|---|---|---|
| 혈우병<br>(hemophilia) | 기타 | • 남아에만 발생됨 : 5,000중 1명<br>• 제 Ⅷ 요소의 결핍이 85%이고, 제 Ⅸ 요소의 결핍이 15%임<br>• 관절 내의 출혈<br>　– 심각한 근골격계 문제를 일으킬 수 있음<br>　– 치명적인 이동 및 기능의 장애를 초래할 수 있음 |

# 9.3 근골격의 장애

## 1. 선천적 장애

| | |
|---|---|
| 불완전 골형성증<br>(Osteogenesis Imperfecta : OI) | • 유전성 질환<br>• 많은 골절이 아동기 초기에 발생됨<br>• 심각한 사지의 기형이 발생됨<br>• 성장의 문제가 발생됨<br>• 사춘기 이후 골절이 줄어 듦 |
| Marfan's syndrome | • 성장판의 과잉성장으로 인해 발생<br>• 거미가락증이 나타남<br>• 손가락이 길고 가는 것이 특징<br>　– 휘어진 거미 다리와 유사함<br>• 나이보다 체중이 적게나감<br>• 과도하게 긴 사지가 특징임<br>• 척추 측만증이 나타남<br>• 어깨의 쳐짐 등이 나타남 |
| 연골무형성증<br>(Achondroplasia, chondrodystrophia) | • 난장이증(dwarfism)이 나타남<br>• 사지의 비정상적 길이가 특징임<br>　– 4피트 이상 성장이 어려움<br>• 두개골 크기는 정상적임<br>• 얼굴은 튀어나온 이마와 턱, 작은 코가 특징임 |

## 2. 사지 결손(Limb deficiencies)

| | |
|---|---|
| 다지증 (polydactyly) | • 손가락, 발가락이 정상인 보다 많은 상태 |
| 합지증 (syndactyly) | • 손가락, 발가락 사이에 막이 형성된 상태<br>• 상지에서 흔하게 나타남<br>• 남아에서 호발함 |
| 무지증(amelia) | • 사지 또는 사지의 일부분이 결손된 경우 |

## 3. 청소년 RA(Juvenile rheumatoid arthritis)

| | |
|---|---|
| 개요 | • 16세 이하의 아동에게 발생됨<br>• 아동 관절염이 가장 흔한 형태 |
| 특징 | • 관절 부종, 관절수축, 관절손상 등이 나타남<br>• 뻣뻣함, 관절 주변의 연부조직 약화 등이 나타남 |
| 발병 | • 대부분 갑자기 발병함<br>• 주로 대칭적으로 발생함 |

# 9.4 신경근육 질환(Neuromuscular disorders)

## 1. 뇌성마비(Cerebral palsy)

| | |
|---|---|
| 개요 및 원인 | • 성숙중에 있는 뇌의 손상(미성숙한 뇌에 병변)<br>• 발병 : 1,000명 중 1.4~2.4명 |
| 출산 전 원인 | • 모체의 감염<br>  – 임신 초 3개월 동안 풍진, 매독, 기타의 바이러스 등에 감염된 경우<br>• 방사선 조사<br>• 약물 중독<br>• 제대(배꼽)의 이상<br>• 태반의 이상<br>• 모체의 산소 결핍 |

| | |
|---|---|
| **주산기 (perinatal period) 원인** | • 태아의 미성숙<br>• 비정상적 분만<br>– 난산 등의 기계적 요인<br>– 기도 폐쇄, 호흡마비, 양수 흡인 등으로 인한 요인 |
| **출산 후 원인** | • 두부 외상<br>• 감염 : 뇌염, 뇌막염<br>• 뇌종양<br>• 독성물질 |

## 1) 분류

### (1) 근장도에 따른 분류

| | |
|---|---|
| **경직형 (spastic type)** | ① 개요<br>• 발생<br>– 생후 4개월 이후에 현저한 경직이 나타나기 시작함<br>• 발병률<br>– 뇌성마비 유형 중 가장 많음<br>– 전체의 약 80%를 차지함<br>• 주요 원인<br>– 뇌실주변의 백색연화증(periventricular leukomalacia)<br>– 주변의 뇌조직의 괴사<br>• 주요 증상<br>– 높은 근긴장도로 수동적 움직임 시 심한 저항이 나타남<br>– 상지에는 주로 굽힘근의 긴장도가 증가하는 경향<br>– 하지에는 주로 폄근의 긴장도가 증가하는 경향<br>– 반사기능의 감소<br>– 자세 조절의 어려움<br>② 분류<br>**중증 경직형 (severe spastic)**<br>• 경직의 경향<br>– 굽힘근 및 폄근 모두에 강한 경직이 나타남<br>– 수면 또는 휴식 시에도 고긴장 상태임<br>– 먼쪽(distal)보다 가까운 쪽(proximal)의 긴장이 더 증가된 상태임<br>• 자세 및 변형<br>– 사지마비(quardiriplegia) 형태가 많음<br>– 일부의 경우 하지마비 형태로도 나타남<br>– 아래팔 구축, 엉덩관절 부분탈구 등이 잘 나타남 |

<table>
<tr>
<td rowspan="3">경직형<br>(spastic type)</td>
<td>중증 경직형<br>(severe spastic)</td>
<td>• 반사 및 정위반응<br>– ATNR, STNR, positive support 등이 잘 나타남<br>– 정위반응 및 균형반응은 손상됨<br>• 기타<br>– 수동적 혹은 의존적 경향이 강함<br>– 움직임에 대한 두려움을 가짐</td>
</tr>
<tr>
<td>중등도 경직형<br>(moderate spastic)</td>
<td>• 경직의 경향<br>– 중간 수준의 근긴장 증가가 나타남<br>– 휴식 시 정상에 가까운 근긴장이 나타남<br>– 흥분 시, 움직임 시, 지나친 노력이 필요할 시에는 근긴장도의 증가가 나타남<br>– 먼 쪽(distal)이 가까운 쪽(proximal)보다 근긴장이 더 높음<br>• 자세 및 변형<br>– 근긴장의 불균형으로 인해 척추변형(후만증/측만증/전만증)이 나타날 수 있음<br>• 반사 및 정위 반응<br>– 모로반사, 긴장성미로반사 등이 나타남<br>– 정위반응이 나타날 수 있음<br>– 균형반응은 감소되어 있음</td>
</tr>
<tr>
<td>경도 경직형<br>(mild spastic)</td>
<td>• 경직의 경향<br>– 휴식 시 정상에 가까운 근긴장도를 유지함<br>– 큰 노력과 빠른 움직임 시에는 경도의 근긴장 증가가 나타남<br>• 자세 및 변형<br>– 하지마비 또는 편마비 아동에게 흔히 나타남<br>– 먼쪽 ROM의 제한 더 일반적임<br>→ 약간의 변형을 동반할 수 있음<br>• 반사 및 정위 반응<br>– 보행이 가능하며 다양한 움직임을 만들 수 있음<br>– 원시반사를 동반하기는 하지만 경미함<br>• 기타<br>– 지적장애 및 지각장애의 수준은 경미함<br>– 성격 변화가 심할 수는 있으나 또래에 비해 인내심은 높은 편임</td>
</tr>
<tr>
<td>무정위형<br>(athetoid type)</td>
<td colspan="2">① 개요<br>• 주요 원인<br>– 뇌바닥핵(basal ganglia)의 손상<br>• 발생률<br>– 전체 뇌성마비의 약 10% 정도를 차지함<br>• 최근 의학의 발달로 무정위형 뇌성마비의 발생이 감소하는 추세<br>• 주요특징<br>– 비정상적인 근긴장 동요(fluctuation)<br>– 불수의적 움직임<br>– 어깨관절과 엉덩관절의 주변(proximal)의 안정성 저하</td>
</tr>
</table>

<table>
<tr><td rowspan="3">무정위형<br>(athetoid type)</td><td colspan="2">• 지능<br>– 경직형 뇌성마비에 비하여 지적수준이 높은 편임<br>– 청각 및 언어장애가 함께 나타나기도 함<br>• 근 긴장도<br>– 출렁임(동요)과 긴장 정도에 따라 다양한 유형으로 분류함<br>② 분류</td></tr>
<tr><td>경직형<br>(athetosis with spasticity)</td><td>• 근 긴장도<br>– 정상~과긴장 사이에서 요동(fluctuation)이 나타남<br>– 가까운 쪽(proximal)에서는 경직이 나타남<br>– 먼쪽(distal)에서는 무정위형 움직임이 나타남<br>• 자세 및 ROM<br>– 주로 사지마비 형태를 보임<br>– 양측에 심한 비대칭성이 나타남<br>– 척추측만증이 나타남<br>– 골반, 무릎, 팔꿈치 관절 등에서 과도한 ROM이 나타남<br>• 동작<br>– 순차적 동작의 수행이 어려움<br>– 부드러운 동작의 수행이 어려움<br>– 정중선 유지가 어려움<br>– 섬세하며, 선택적인 움직임이 어려움<br>• 원시반사 및 균형<br>– 긴장성 경반사(TNR), 긴장성 미로반사(TLR)가 나타나지만 전형적이지는 않음<br>– 균형반응이 존재하지만 유용하지 않음<br>• 기타<br>– 머리조절의 어려움으로 언어장애와 삼킴장애가 발생하기도 함<br>– 지적장애는 적으며 청각장애를 동반하기도 함<br>– 정서불안이 있을 수 있음</td></tr>
<tr><td>긴장성 경련형<br>(athetosis with tonic spasm)</td><td>• 근긴장도<br>– 굽힘근과 폄근에 예측불가능한 근긴장도가 저긴장(low tone)~고긴장(high tone)사이에서 요동이 나타남<br>– 조절이 불가능한 극도의 긴장성 경련은 먼쪽(distal)에서 주로 나타남<br>• 자세 및 ROM<br>– 사지마비 혹은 편마비 형태로 나타남<br>– 척추측만증이 주로 나타남<br>– 골반탈구와 무릎관절 및 엉덩관절 구축이 같이 나타날 수 있음<br>• 원시반사 및 균형<br>– 강한 비대칭성 경반사(ATNR), 대칭성 경반사(STNR), 긴장성미로반사(TLR)이 나타남<br>– 균형반응은 거의 없음<br>• 기타<br>– 흡인(aspiration)으로 인한 연하곤란<br>– 심한 언어장애</td></tr>
</table>

<table>
<tr><td rowspan="2">무정위형<br>(athetoid type)</td><td>무도형<br>(choreoathe tosis)</td><td>• 근긴장도<br>- 저긴장~고긴장 사이에서 요동이 나타남<br>- 동시수축 없이도 요동이 나타남<br>- 조절이 어려운 격동(jerkey)이 가까운 쪽(proximal)에 주로 나타남<br>• 자세 및 ROM<br>- 사지마비 형태로 나타남<br>- 정중선에서의 조절이 어려움<br>- 불수위적 움직임이 극단적 범위(ROM)에서 나타남<br>- 변형은 적으나 어깨 및 손가락에서 아탈구가 나타날 수 있음<br>• 원시반사 및 균형<br>- 정위반응과 균형반응이 존재하나 비정상적 협응을 보임<br>• 기타<br>- 얼굴에 불수의적인 움직임이 나타남<br>- 불규칙적인 호흡, 발성이 나타남</td></tr>
<tr><td>순수형<br>(pure athetosis)</td><td>• 근긴장도<br>- 저긴장~정상 긴장 사이에서 요동이 나타남<br>- 경직은 거의 없거나 약간 있을 수 있음<br>- 굽힘근과 폄근의 동시수축이 어려움<br>• 자세 및 ROM<br>- 주로 사지마비 형태를 보임<br>- 일부에서는 편마비를 보이기도 함<br>- 관절의 변형은 거의 없음<br>- 어깨와 손가락에 아탈구가 나타날 수 있음<br>• 원시반사 및 균형<br>- 원시반사는 존재하지 않음<br>• 기타<br>- 가까운 쪽(proximal)에서 불수의적 움직임이 나타남</td></tr>
<tr><td>운동실조형<br>(ataxic type)<br>뇌성마비</td><td colspan="2">• 근긴장도<br>- 낮은 편임(저긴장~정상긴장 사이)<br>- 사지마비 형태로 나타남<br>• 원인 및 발병<br>- 소뇌 손상 시 주로 나타남<br>- 뇌성마비 중 약 2~5% 정도를 차지함<br>• 주요 증상<br>- 몸통과 다리의 자세조절 능력의 결함<br>- 걸을 때 균형을 잡지 못하고 술에 취한 것처럼 걸음<br>→ 가장 특징적인 증상임<br>- 머리가 흔들거림<br>- 운동 조절의 어려움, 안구진탕 등이 나타남<br>→ 섬세한 동작을 만들기 어려움</td></tr>
</table>

| | |
|---|---|
| 운동실조형<br>(ataxic type)<br>뇌성마비 | – 비정상적 움직임 패턴보다는 미숙한 움직임의 패턴을 보임<br>– 움직이는 것 자체를 좋아하지 않음<br>– 감각장애의 문제도 나타나기도 함 |
| 이완형(flaccidity)<br>뇌성마비 | • 근기장도<br>– 출생 시부터 매우 낮은 근긴장도를 보임<br>→ 후기 아동기가 되면서 무정위형, 경직형, 실조형으로 바뀔 수 있음<br>• 주요 증상<br>– 사지가 침범되는 사지마비 형태로 나타남<br>– 관절의 과도한 움직임이 특징이 됨<br>– 턱관절, 어깨관절, 엉덩이관절 등이 탈구될 가능성이 높음<br>– 외부자극에 대한 반응이 둔한 경향을 지님<br>– 물체에 대한 흥미가 적어 수동적임<br>→ 착한 아기(good baby)로 불림<br>– 호흡이 얕고 상기도 감염의 위험이 높음 |

### (2) 사지의 마비에 따른 분류

| | |
|---|---|
| 단마비<br>(monoplegia) | • 사지 중 한 곳에만 운동장애가 나타남<br>• 일반적으로 경미함<br>• 시간 경과에 따라 운동장애가 회복될 수도 있음 |
| 양하지마비<br>(diplegia) | • 양 다리에 운동장애가 심하게 나타남<br>• 상지에는 보통 경한 운동장애가 나타남<br>• 주요 원인<br>– 외실주변의 백색연화증(periventricular leukomalacia)<br>– 주변의 뇌조직의 괴사 |
| 편마비<br>(hemiplegia) | • 편측 팔·다리의 운동장애 및 감각장애가 나타남<br>• 주로 팔이 다리보다 기능손상이 심함<br>• 주로 굽힘 패턴이 우세하게 나타남<br>• 성장하면서 편측을 사용하지 않을 경우<br>– 상하지의 근골격 발육이 지연될 수 있음 |
| 삼지마비<br>(triplegia) | • 흔하지 않은 형태<br>• 주로사지 중 양 다리와 한쪽 팔에 운동장애가 나타남 |
| 사지마비<br>(quadriplegia) | • 가장 흔한 형태임<br>• 무정위형, 저긴장형, 실조형 뇌성마비가 해당됨 |

| | |
|---|---|
| 사지마비 (quadriplegia) | • 사지에 운동장애가 나타남<br>• 다리나 발에서 비정상적인 근긴장도가 나타남<br>　– 불수의적 움직임이 상지보다 심한 경우가 많음<br>• 안면과 구강 근육들의 기능이 약함<br>　– 연하곤란과 언어장애를 동반하기도 함<br>• 대부분 일상생활동작의 수행이 어려움 |

(3) 장애의 정도에 따른 분류

| | |
|---|---|
| 경도 (mild) | • 일반적으로 보조도구 없이 걸을 수 있음<br>• 독립적인 일상생활을 수행할 수 있음<br>• 언어문제는 대부분 없음 |
| 중등도 (moderate) | • 이동시 지팡이, 목발, 휠체어 등의 보조도구가 필요함<br>• 일상생활을 독립적으로 할 수 없으며 도움이 필요함<br>• 언어문제를 동반함 |
| 중증도 (severe) | • 독립적인 일상생활이 불가능함<br>• 도움 없이 보조도구의 사용이 불가능함<br>• 사지의 근육 및 관절에 구축, 변형 등의 문제가 있음 |

## 2) 임상적 증상

| | |
|---|---|
| 언어 및 지능의 문제(language & intellectual deficit) | • 50～75%가 평균 이하의 인지를 가짐 : 'mild～profound'로 다양함<br>• 언어장애(speech disturbances) : 전체의 약 30% 정도에서 발생<br>• 음절의 장애(articulation problems) : 원인은 혀와 입술의 움직임 손상의 문제로 인해 발생<br>• 실어증(aphagia)<br>　– Broca's : 운동성(motor), 표현성 실어증<br>　– Wernike : 이해가 어려움, 수용성(감각성) 실어증<br>　– Global : 운동성과 감각성(motor+sensory) 실어증이 모두 나타남<br>• dysarticulation : 발음이 부정확한 상태<br>• 의사소통의 제한으로 아동의 소외 및 고립이 발생<br>　– 스트레스와 좌절의 원인(stress & frustration)<br>• 대체의사소통기구(augmentative communication equipment)의 사용 |

<table>
<tr><td>발작<br>(Seizure disorder)</td><td colspan="2">• 전체의 약 50% 정도의 아동이 가지고 있음<br>• ‘anticonvulsant drugs’의 사용<br>– 간질(seizure) 활동을 조절함<br>– 부작용이 있으므로 약물사용 후 모니터해야 함 : 소화, 치아, 잇몸 등</td></tr>
<tr><td>식사 문제<br>(feeding problem)</td><td colspan="2">• 비정상적인 구강 운동(abnormal oral movement)<br>• 비정상적인 근 긴장(muscle tone)<br>• 손상된 감각(sensation)<br>– 과감각(hypersensitive) 또는 저감각(hyposensitive)이 발생<br>– 입 주변이나 구강 내의 감각 이상이 발생<br>– 빨기, 씹기, 삼키기에 있어 시작과 조절의 어려움이 나타남<br>– 음식 조절이 필요함<br>– 특정 식사 테크닉이 필요함<br>– ‘올바른 자세(positioning)’가 필요함</td></tr>
<tr><td rowspan="2">감각의 손상<br>(sensory deficit)</td><td>시각(vision)</td><td>• 시각의 손상(impaired vision) : 사물을 보고 받아들이는 것이 어려움<br>• 보지 못함(blindness)<br>• 눈 움직임(eye movement)의 손상<br>• 눈추적(tracking)의 손상<br>• 사시(squinting, strabismus)의 발생<br>• 안구근육의 약화(eye muscle weakness)의 문제<br>• 눈 협응(eye incoordination)의 문제<br>• 시지각 문제(visual perceptual problem) : 전체의 40~50% 아동에게 발생됨</td></tr>
<tr><td>청각(auditory)</td><td>• 전체의 약 25%에서 문제 발생<br>• 보조도구 필요</td></tr>
<tr><td>경직(spasticity)</td><td>항경련 약물<br>(antispasticity oral medication)</td><td>• 약물<br>– diazepam, baclofen, dantrolene 등<br>• 효과<br>– spasticity 및 rigidity 감소<br>– 단기간의 효과를 기대함<br>– 부작용이 상대적으로 적음<br>• 부작용<br>– 졸림(drowsiness)<br>– 과도한 침 흘림(excessive drooling)<br>– 신체적 의존(physical dependency)</td></tr>
</table>

| | | |
|---|---|---|
| 경직(spasticity) | 주사<br>(several injectable agent) | • 목적<br>– 특정부위에 경직(spasticity) 감소를 위해 사용<br>• medication pump<br>– 신체 내에 고정함<br>– 대상은 심한 경직(spasticity)이 있는 경우에 사용함<br>– 척수에 항경련 약물(antispasticity medication)을 전달함<br>– 장점 : 보다 더 적은 양으로 보다 쉽게 조절이 가능함<br>• botulinum toxin : 3~6개월 동안 효과적임 |
| | 정형외과적 수술 | • 관절 변형에 대한 수술<br>– 불균형적인 근육활동을 균형 있게 맞추기 위해<br>– 비대칭적 근 긴장으로 인한 구축을 예방하기 위해 |
| | 신경학적 치료<br>(neurosurgical intervention) | • SPR(selective posterior rhizotomy)<br>– 신경학적 수술과정(neurosurgical procedure) |
| 기타 | • 구축 및 변형<br>• 행동의 장애 | |

## 2. MD(Musclular dystrophies)

| | |
|---|---|
| Limb-girdle MD | • 몸쪽(proximal)을 주로 침범함 : 'pelvic girdle' 및 'shoulder girdle'에 침범<br>• 진전이 느림 |
| Facioscapulo-humeral MD | • 주로 성인 초기에 발생<br>• 얼굴, 상지, 견갑부의 근 약화가 특징 : 'winged scapula' 발생<br>• 팔 들기의 어려움이 있음<br>• 안면 근육의 움직임이 감소됨 |
| Duchenne's MD | ① 개요<br>• 가장 심하며, 가장 일반적인 MD<br>• X염색체의 문제로 인해 발생<br>• 남아에게만 발생 : 3,500명 중 1명<br>② 증상<br>• 2~6세 사이에 계단 오르기 및 일어나기 어려워짐<br>• 잘 흔들리고 넘어짐 |

| | |
|---|---|
| 듀센 MD<br>(Duchenne's MD) | • 'pseudohypertorphy muscle'이 발생됨<br>– 종아리의 근육 : GCM<br>– 종아리가 비대해져 있음<br>– 근섬유는 적고 주로 지방으로 구성됨<br>• 몸쪽(어깨, 골반)에서부터 전체 근육에 영향을 미침<br>• 'Gower's sign'이 나타남 : 등반성 기립<br>• 일반적으로 9살 정도에 휠체어를 사용하게 됨<br>– 다리와 골반 근육의 약화로 아동은 앉은 자세에서 일어날 때 손으로 허벅지를 집으며 일어남<br>• 결국 사망하게 됨<br>– 기능을 완전히 잃게 됨<br>– 일반적으로 20세 전에 사망함<br>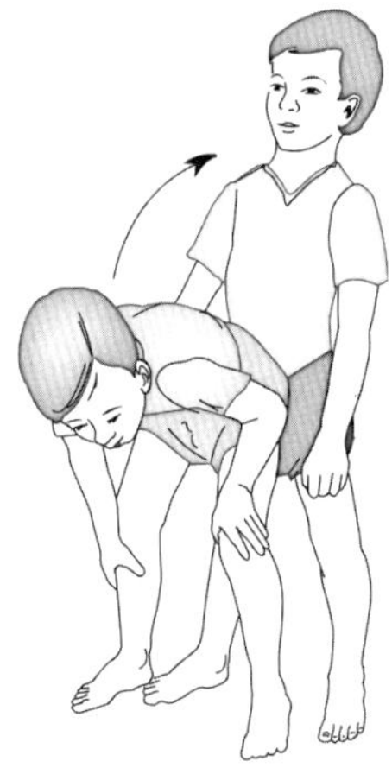<br>**그림 9-1** Gower's sign<br>③ 치료 목표<br>• 독립적 기능 유지<br>• 신체적 변형 예방<br>• 사회 참여 제공 |
| 베커 MD<br>(Becker's MD) | ① 발병<br>• 디스트로핀(dystrophin)을 만드는 유전자 변이가 원인<br>– X 염색체 관련 유전질환<br>• 발병시기가 듀센보다 늦음<br>– 5~20세에 발병<br>② 특징<br>• 듀센형보다 진행속도가 느림<br>• 25~40세까지 보행이 가능할 수도 있음<br>• 심장 질환의 가능성이 높음<br>• 듀센형과 비슷한 근약화가 나타남<br>– 종아리에 가성비대도 나타남 |

## 9.5 소아 정신의학 기타(염색체) 질환

• 정신과 작업치료 참조

OCCUPATIONAL THERAPY

10

C·H·A·P·T·E·R

# 시지각 (Visual Perception)

**꼭! 알고 넘어가기!!**

- 시지각의 요소를 이해한다.
- 시지각의 발달 순서를 이해한다.
- 시지각으로 인한 문제들을 이해한다.

## 10.1 정의(Definitions)

| | |
|---|---|
| 정의 | • 시지각 기술<br>– 모양, 물체, 색, 등의 질적분류를 포함한 재인식 능력<br>– 크기와 형태, 물체의 공간 관계 등을 정확하게 판단할 수 있는 능력 |

## 10.2 눈의 해부학적 구조

| | |
|---|---|
| 망막 | • 가장 예민한 부분임<br>• 광선을 굴절시키기 위한 모양을 갖춤<br>• 가장 안쪽에 위치함<br>• 빛 자극의 세기에 공간적 차이점에 대해 반응함<br>• 빛과 어둠에 대한 기본적 정보를 제공함 |
| 각막 | • 눈의 앞쪽을 덮음<br>• 눈알의 가장 바깥 층 부분임<br>• 눈에 들어가는 광선을 굴절시킴<br>• 초점을 맞추는 데 중요한 역할을 함 |
| 안방수 | • 각막 뒤에 있는 깨끗한 액체임<br>• 압력은 각막의 형태를 유지함<br>• 광선을 초점에 모으는 데 도움을 줌 |

| | |
|---|---|
| 홍채 | • 동공의 크기를 확대하거나 축소함<br>• 눈으로 들어오는 막대한 양의 빛을 조절함<br>　– 빛은 수정체와 유리막을 통하여 나감 |
| 공막 | • 섬유성과 탄력성이 있음<br>• 눈의 틀을 잡는 데 도와줌 |
| 맥락막 | • 눈에 영양을 주는 혈관이 구성되어 있음 |
| 시신경 | • 시감각 정보를 뇌에 전달함<br>• 눈의 뒤쪽부터 시각 시상에서 측면 슬상핵까지 이끔<br>• 양쪽 눈의 정보는 지각에 기여 할 수준에서 운반, 통합됨<br>• 정보는 시상의 양측 슬상체에서부터 시각 피질까지 지남 |

## 10.3 시각 인지 기능(Visual-cognitive functions)

### 1. 시각 집중(Visual attention)

| | |
|---|---|
| 개요 | • 시각 입력의 선택을 의미함<br>• 시각적 정보가 눈을 통해 뇌로 전달 될 때 적절한 시간적 틀(time frame)을 제공함 |
| 각성 | • alertness : 자연스런 각성의 상태를 나타내는 것<br>• alerting : 능동적 학습 및 적응행동에 필요한 각성으로 이어지는 것 |
| 선택적 집중<br>(selective attention) | • 관련된 정보에만 집중하는 것(기타 정보는 무시함) |
| 시각적 경계<br>(visual vigilance) | • 시각적 업무에 집중하기 및 지속적 수행에 필요한 정신적 노력 |
| 분리된 집중<br>(divided attention) | • 두 가지 이상의 자극에 대응할 수 있는 능력 |

### 2. 시각 기억(Visual memory)

| | |
|---|---|
| 개요 | • 이전에 경험한 시각적 정보의 통합을 내포함 |
| 단기 기억<br>(shot term memory) | • 약 30초 동안의 작은 정보를 저장하는 기억 |

### 3. 시각 분별(Visual discrimination)

| | |
|---|---|
| 개요 | • 재인식(recognition), 매칭(matching), 분류(categorization)에 필요한 자극의 형태(features of stimuli)를 추정하는 능력을 말함 |
| 형태 지각<br>(object or form perception) | • 형태 항상성(form constancy)<br>• 시각 차단(visual closure)<br>• 전경 배경(figure ground) |
| 공간 지각<br>(spatial perception) | • 공간 내 위치(position in space)<br>• 깊이 지각(depth perception)<br>• 지리적 지남력(topographic orientation) |

### 4. 형태 항상성(Form constancy)

| | |
|---|---|
| 정의 | • 다양한 환경, 다양한 위치, 다양한 크기를 사물 또는 형태가 가지고 있더라도 늘 같은 개념으로 인식하는 능력 |
| 기능 | • 시각 세계에서 안정성과 향상성을 발전시키는 것을 도움<br>• 지남력 또는 세부사항이 다름에도 불구하고 사물을 재인식할 수 있음<br>• 시각 자극이 다른 환경에서 변할 수 있다하더라도 사물의 크기를 측정할 수 있음 |

### 5. 시각 폐쇄(Visual closure)

| | |
|---|---|
| 정의 | • 불완전하게 보이는 사물이나 형태를 바르게 인식하는 능력 |
| 기능 | • 이전에 저장된 기억속의 정보를 불완전한 부분에 통합시킴<br>• 지능적으로 이미지를 완성시킴<br>• 사물, 모양, 형태를 재인식할 수 있게 함<br>• 완전하게 제시되지 않은 사물을 추측할 수 있음 |

### 6. 전경 배경(Figure ground)

| | |
|---|---|
| 정의 | • 전경(또는 배경)과 사물을 구별할 수 있는 능력 |
| 기능 | • 시각 영역의 한 특징에만 집중할 수 있는 능력<br>• 중요한 시각적 정보에 집중하는 능력 |

## 7. 공간지각(Spatial perception)

| 정의 | • 공간과 관련된 위치 지각 |
|---|---|
| 기능 | • 분류적 공간 관계 : 위쪽–아래쪽, 오른쪽–왼쪽의 관계를 지각<br>• 동등한 공간 관계 : 정확한 움직임을 위해 사용되는 위치 지각 |

## 8. 공간에서의 위치(Position in space)

| 정의 | • 다른 형태와 사물(또는 그 특색과 사물)의 공간적 관계를 결정하는 능력 |
|---|---|
| 기능 | • 관찰자의 위치에서 사물의 위치를 지각함<br>– 안, 밖, 위, 아래, 앞, 뒤, 중간, 왼쪽, 오른쪽과 같은 방향의 개념을 이해할 수 있음<br>– 글자, 단어, 글자의 순서를 구별함 |

## 9. 깊이 지각(Depth perception)

| 정의 | • 물체의 특징, 특정 지점까지의 거리, 면의 변화 등을 지각하는 능력 |
|---|---|
| 기능 | • 얼마나 멀리 떨어져 있는지를 지각하는 능력<br>– 계단 내려가기와 같은 공간 움직임에 요구됨 |

## 10. 지리적 지남력(Topographic orientation)

| 정의 | • 물체의 위치와 특정 지점에 대한 경로를 알 수 있는 능력 |
|---|---|
| 기능 | • 길 찾기와 같은 환경 속 인지 지도를 만들 수 있는 능력 |

## 11. 시각적 이미지(Visual image)

| 정의 | • 시각적 상을 만들 수 있는 능력<br>• 보이지 않는 물체를 마음의 눈으로 그릴 수 있는 능력 |
|---|---|

## 10.4 시지각(Visual perception) 발달

### 1. 시지각 기술 발달

| | |
|---|---|
| 기술 기초 | • 동안 조절(oculomotor control)<br>• 시야(visual field)<br>• 시력(visual acuity) |
| 시각집중<br>(visual attention) | • 모든 스캔(scan) 방식은 시각집중에 의해 발생됨 |
| 스캐닝<br>(scanning) | • 패턴 재인식(pattern recognition)은 시각적 환경을 스캔하므로 가능함 |
| 패턴 재인식<br>(patten recognition) | • 사물의 외관(configural aspect)을 인식함<br>– 모양, 굽힘, 일반적 형태 등<br>• 사물의 특정 형태(specific feature of object)를 인식함<br>– 정교한 색, 질감, 음영 등 |
| 시각 기억<br>(visual memory) | • 이전에 경험한 시각적 정보를 가져와 현재의 정보와 통합하는 능력 |
| 시인지<br>(visual cognition) | • 시각적 정보를 정신적으로 조작하는 능력<br>• 문제 해결, 계획, 결정 등의 과정에 다른 감각 정보들을 통합하는 능력 |
| 위계모델<br>(hierarch model) | 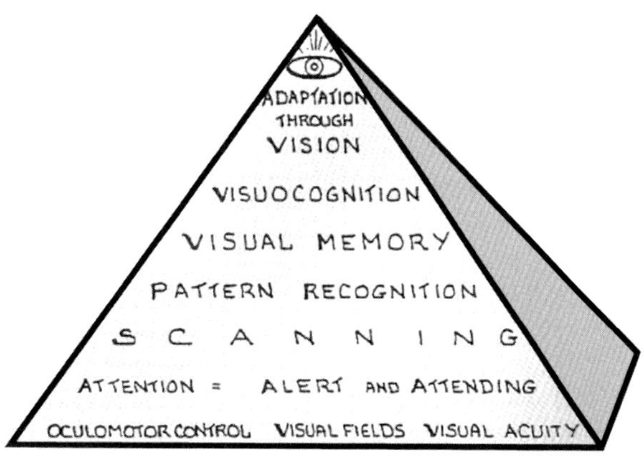<br><br>**그림 10-1** 시각 기술 발달의 위계(hierarch) |

## 2. 발달 순서

### 1) 사물(object)

| 전경 배경 | 형태 항상성 |
|---|---|
| • 3~5세 사이에 향상됨<br>• 6~7세 사이에 안정됨 | • 6~7세 사이에 크게 발달됨<br>• 8~9세 사이에는 발달이 미진함 |

### 2) 공간(spatial)

| 공간 내 위치 | 공간 관계 |
|---|---|
| • 7~9세 사이에 완전히 성숙됨 | • 약 10세에 성숙됨 |

# 10.5 시지각 문제

## 1. 기능적 문제점

| | |
|---|---|
| 읽기의 문제 | ① 읽기 문제를 가진 아동<br>• 글자의 방향과 시각적 재인식(visual recognition)에 있어 혼동을 지님<br>• 읽기에 필요한 철자, 음운, 배열, 의미 등의 요소가 손상됨<br>② 초기 읽기<br>• 아동은 문자의 생김새와 배열에 직면하게 됨<br>• 아동은 단어를 음소로 쪼개고, 그것을 기억한 후 혼합하여 그 단어를 재인식하는 과정을 경험하게 됨<br>• 위 과정을 연습한 후 아동은 단어읽기 능력이 향상이 됨<br>③ 글씨 쓰기<br>• 다양한 기술이 필요함 : 시각 집중, 기억력, 분류 등<br>④ 시각적 기억력 및 시각적 분류 능력<br>• 시각적 기억이 손상된 아동은 글씨와 단어의 형태를 기억하지 못함<br>• 시각적 분류 능력이 손상된 아동은 알파벳과 숫자를 재인식하기 어려움 |
| 철자 쓰기의 문제 | • 발음 나는 데로 쓰기 때문에 철자가 부정확함<br>• 시각적 기억의 손상으로 인해 단어의 순서 정하기(또는 정확한 철자 쓰기)가 어려움 |

| | |
|---|---|
| 손으로 쓰기 (handwriting)의 문제 | • 운동 감각, 시운동 통합, 운동 계획 등과 밀접한 관련이 있음<br>• 집중력이 낮은 아동은 문법, 철자 등에 문제가 나타남<br>• 시각분별의 문제가 있는 아동은 단어를 인식하기 어려움<br>• 시공간 문제를 지닌 아동은 글씨를 배치시키는 데 어려움 |
| 시운동 통합 (visual motor integration)의 문제 | • 시운동 통합과 글씨 쓰기 사이에 높은 연관성이 있음 |
| 수학(mathematics)의 문제 | • 시지각 문제를 가진 아동은 계산 능력보다는 계산을 위한 정렬의 문제가 발생됨<br>• 시각 기억이 부족한 아동은 계산기 사용에 어려움을 가질 수 있음 |

## 2. 다양한 아동의 문제

| | |
|---|---|
| 장애 아동 | • 많은 경우 시각 문제를 가지고 있음<br>• 심각한 굴절의 문제가 발달장애 아동들에게서 흔하게 나타남<br>• 시각 집중력 장애를 지닌 아동들은 기능적 행동에도 다양한 문제를 지님 |
| 발달 장애 아동 | • 일반적으로 시력상실과 기타 다른 시각장애를 가지고 있는 경우가 많음<br>• 일상의 기능적 업무의 저하와 감각통합의 문제가 나타남 |
| 뇌성마비 아동 | • 시지각 결함이 자주 발생됨<br>• 언어의 지연과 시지각 발달의 저하 등이 나타남<br>  – 언어 장애로도 발전할 수 있음 |
| 학습 장애 아동 | • 관련성이 없는 환경적 자극을 필터링하기 어려운 문제를 지님<br>• 불규칙적 시각집중이 나타나기도 함 |

# 10.6 평가

| | |
|---|---|
| Left-Right Reversal Test | • 내용은 시공간 평가<br>• 대상은 5~12세 아동(개인 또는 그룹에 적용함)<br>• 검사목적은 문자나 숫자, 단어들의 시각적 반전을 알아보는 것<br>• 검사시간은 20분이 소요됨(테스트 수행 및 채점 과정) |

| | |
|---|---|
| Test of Visual-Perceptional Skills (Non-motor), Third Edition : TVPS-R | • 시지각 평가 도구<br>• 4～18세 아동을 위한 검사<br>• 개인이나 그룹에 적용함<br>• 하위항목<br>– 시각적 구별<br>– 시각적 기억<br>– 시공간 관계<br>– 형태 항상성<br>– 시각적 순서 기억<br>– 시각적 전정 배경<br>– 시각 폐쇄 |
| Developmental Test of Visual Perception, second edition (DTVP-2) | • 4～10세가 대상이 됨<br>• 하위항목<br>– 눈 손 협응<br>– 복사<br>– 공간 관계<br>– 공간 내 위치<br>– 전정 배경<br>– 시각 폐쇄<br>– 시운동 속도<br>– 형태 항상성 |
| 기타 | • 측정 및 평가 참조(MVPT, DTVP 등) |

## 10.7 보상적 접근법

| | |
|---|---|
| 보상적 접근의 원칙들 | • 어떤 단계에서든 새로운 소재의 양은 제한해야 함<br>• 새로운 정보를 제공할 때는 강조되는 면들이 단순하고 정돈된 형태이어야 함<br>• 아동이 기지고 있는 기존의 정보를 토대로 새로운 정보를 연결해주어야 함<br>• 모든 감각들이 활용되어야 함<br>• 새로운 정보를 완전히 습득하기 위해 반복적 연습을 제공해야 함. 아동이 그 내용을 숙지할 때까지 연습해야 하지만 아동이 그것을 이해할 필요는 없음<br>• 유사한 학습 형태를 보이는 아동들은 함께 모아서 교육시켜야 함 |

## 10.8 다양한 중재 전략

### 1. 대상

| | |
|---|---|
| NICU의 영유아 | • 희미한 불빛으로 신생아의 눈을 자극하여 자발적으로 눈을 뜨게 함<br>• 사람의 얼굴 보여주기<br>• 3차원 물체들과 다양한 자극 제공하기<br>• 침대 위에 모빌 설치하기<br>– 위쪽으로 약 60cm 정도에 달아 놓음 |
| 어린이집 및 유치원의 아동 | • 교사는 다감각적 접근의 필요성을 이해해야 함<br>• 촉각이 있는 문자의 사용<br>• 부가적인 감각 경험을 가질 수 있음<br>• 아동은 모양, 문자, 단어들을 자신의 손과 몸을 통해 느낄 수 있어야 함<br>• 찰흙, 모래, 구슬, 초콜릿, 푸딩 등을 이용해 문자를 만들 수도 있음<br>• 시각, 촉각, 촉각 탐색 등의 혼합적 내용이 필요함<br>• 신체 발달이 촉진되는 활동도 포함해야 함<br>• 동화책 읽기<br>– 학령기 아동의 읽고 쓰기를 촉진함<br>– 인쇄매체에 대한 시각집중이 증가됨<br>– 글자의 함축적 의미에 대해 더 이해하게 됨 |
| 어린이집 및 유치원의 아동 | • 쓰기<br>– 올바른 문자 쓰기 학습이 필요함<br>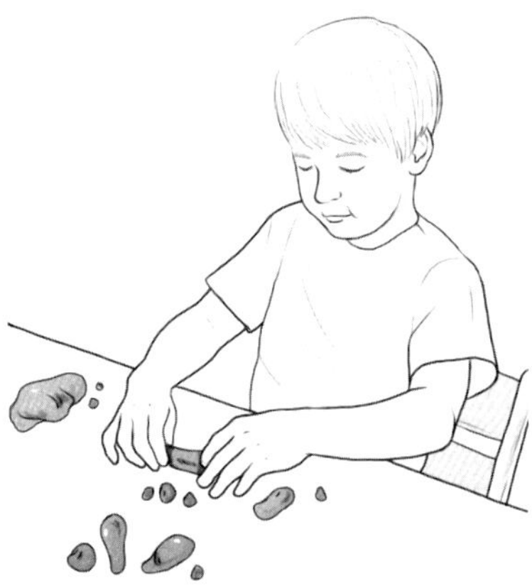<br>**그림 10–2** 찰흙으로 글자 만들기 |

## 2. 환경의 조직화

| | |
|---|---|
| 빛 | • 밝기 수준을 모니터해주어야 함<br>• 눈부신 빛은 조절해주어야 함 |
| 아동의 자세 | • 아동의 눈으로 과제를 잘 수행할 수 있도록 안정적인 자세가 요구됨<br>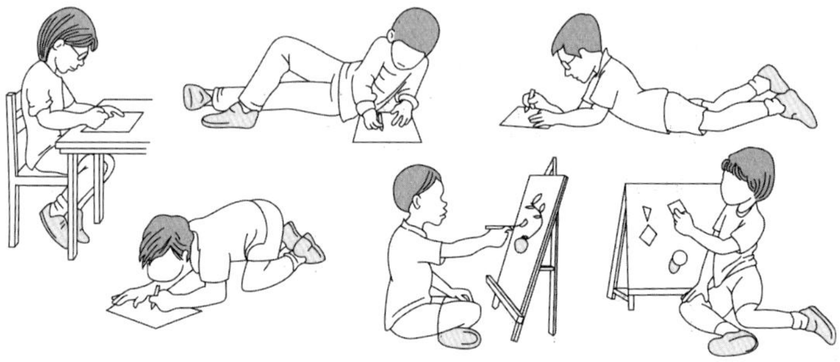<br>그림 10-3 다양한 대체 자세들 |
| 텔레비전 보기 | • 좋은 자세 정렬이 필요함<br>• 적절한 지지의 제공이 필요함 |

## 3. 시각적 기억

| | |
|---|---|
| 반복 | • 단기 기억에 도움이 됨 |
| 연상 장비 | • 노래, 리듬, 약어와 같은 언어적 신호를 사용함<br>• 기억회상을 강화하기 위해 정보를 변형하고 조직하는 기억 지향적 전략임 |
| 중재 | • 짧은 시간 보고 기억하는 게임을 제공함<br>• 쉽게 성공할 수 있는 과제를 제공해야 함(서서히 과제의 길이 및 난이도를 증진시킴) |

## 4. 시각 구별

| | |
|---|---|
| 개요 | • 치료사는 치료프로그램을 위해 과제분석을 사용함<br>• 치료적 중재의 일반적 방법<br>– 아동이 각 수행에 대해 이해할 수 있도록 순차적으로 진행함<br>– 단순부터 복잡으로 등급화시켜 나아가야 함 |
| 중재 | • 치료 전략의 예<br>– 단서의 제공<br>– 사물 특징 극대화하기<br>• 작업치료사는 시각적 혼란을 최소화시켜야 함 |

OCCUPATIONAL THERAPY

# 11 C·H·A·P·T·E·R

# 신생아 집중치료실 (Neonatal Intensive Care Unit, NICU)

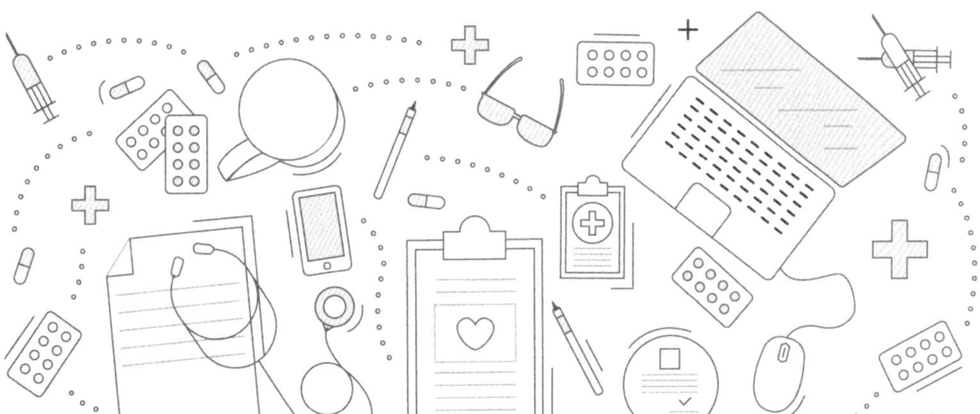

**꼭! 알고 넘어가기!!**

- NICU환경과 아동 사이의 관계를 이해한다.
- 미숙아 자세에 대해 충분히 이해해야 한다.
- 영아의 섭식 방법과 중재를 반드시 이해해야 한다.

# 11.1 신생아 집중치료의 진화(Evolution of neonatal intensive care)

## 1. NICU(신생아 집중 치료실, Neonatal Intensive Care Unit)

- 조산아(prematurely)이거나 위독한 영아를 치료하기 위해 설계된 전문 시설
- 온기, 수유, 감염예방 등이 강조되는 환경

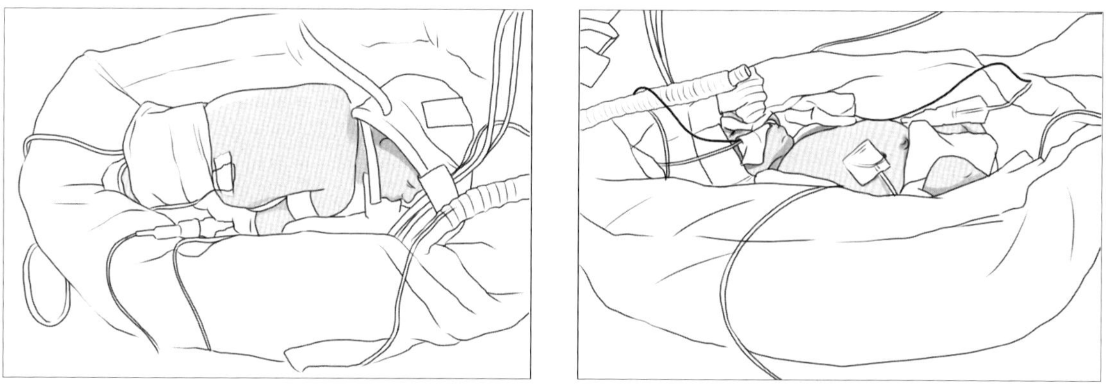

**그림 11-1** NICU에서 있는 24주 조산아 : 자세 교정 장비에 싸여 있으며, 온열 장치 안에 누워 지속적기도내환기(NCPAP), 완전 비경구영양공급(TPN), 광선치료 등을 받고있는 중임

## 2. 신생아실의 분류와 치료 세분화(Regionalization)

### 1) 역사

| | |
|---|---|
| **1970년대 초** | • 출산전후기(perinatal) 치료를 세분화함<br>• 불필요한 서비스의 중복을 피함<br>• 출산전후기의 임산부나 영아에게 향상된 수준의 건강관리를 제공하게 됨 |

| | |
|---|---|
| 1980년대 이후 | • 의료경제학, 의료 시장, 영아 공학(neonatal technology)분야의 전문가들의 유용성이 증가함<br>• 치료의 다양성과 서비스가 더 세분화됨<br>• 임신 32주 미만, 체중이 1,500g 미만의 영아<br>– 신생아전문 센터로의 이송을 권고하게 됨 |

2) 지역 병원의 수준별 분류

| | |
|---|---|
| 레벨 Ⅰ | • 기본적인 간호 수준의 기관<br>예 지역사회의 작은 병원<br>• 높은 수준의 시설로 이송 전 문제가 있는 영아를 안정시킴<br>• 정상 분만 및 합병증 없는 임신부를 주로 다룸 |
| 레벨 Ⅱ | • 추가적 의료 관리가 필요한 신생아를 위한 기관이 됨<br>– 황달을 위한 광선요법(phototherapy)<br>– 항생제 정맥투입<br>– 튜브를 이용한 영양공급(tube feeding)<br>• 심장외과 전문의, 응급 전문의 등이 없는 병원 |
| 레벨 Ⅲ | • NICU에 필요한 장비 및 전문 인력이 있음<br>• 기타 영아의 잠재적 질환과 응급 상황에 대처할 수 있는 부서가 있음 |
| 레벨 Ⅳ | • 응급상황을 다루는 비공식적인 NICU 등급<br>• 초기 응급 구조 시 사용되는 중재 및 지속적 중재가 이루어지는 병원<br>• HFV, iNO 등 |

## 11.2 신생아 작업치료의 진화(Changing focus of neonatal occupational therapy)

### 1. 전통적 작업치료

| | |
|---|---|
| 대상 | • 비정상적 긴장(abnormal tone)을 보이는 아동<br>• 불충분한 수유(poor feeding)가 있는 아동<br>• 발달지연이 보이는 아동<br>• 만성질환이 있는 아동<br>• 기타 |

| | |
|---|---|
| 중재 내용 | • 제한된 운동 범위 중재<br>• 높거나 낮은 근 긴장도 중재<br>• 극단적인 과민성 중재<br>• 불충분한 식생활 중재<br>• 발달지연 중재<br>• 기타<br>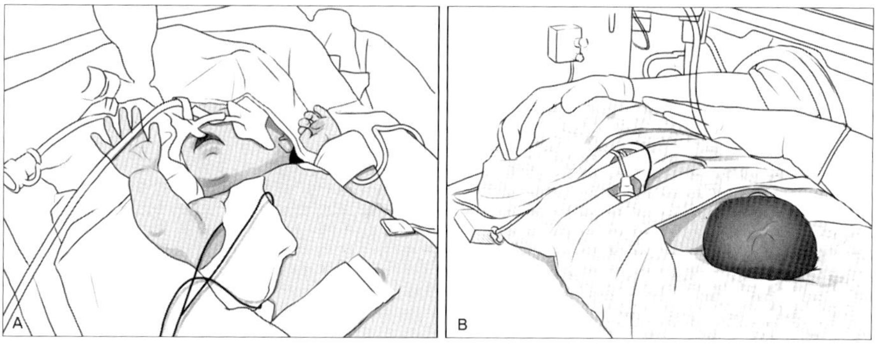<br><br>**그림 11-2** A. 발작, 장 질환, 감염 등이 있는 아동<br>치료적 자세 유지, 수유 전 입 주변 자극하기, 발달 치료 등이 치료적 중재가 됨<br>B. 22주된 조산 아동<br>신체 기관의 미성숙이 있으므로 출생 시부터 발달적 지지가 필요함 |

## 2. 발달적 지지(Developmental support)

| | |
|---|---|
| 개요 | • 과도하며 부적절한 감각 입력으로부터 취약한 영아를 보호해야 함 |
| 적용 | • 발달적 지지 관리(developmentally supportive care)의 적용<br>– 출생 시부터 시작됨<br>– 집중치료가 필요한 영아에게 적용됨 |

# 11.3 의학적 기초(Developing a medical foundation)

| | |
|---|---|
| 약어 및 용어 | • NICU에서 쓰이는 약어<br>– 영유아 작업치료사에게 중요한 요소가 됨 |

## 1. 연령에 따른 분류(Classifications for age)

| 임신기간 (gestational age, GA) | • 출생하기 전에 영아가 자궁 속에서 있는 총 주 수 | |
|---|---|---|
| 출산시기에 따른 분류 | 정상아(normal child) | • 37~38주에 태어난 영아 |
| | 조산아(preterm) | • 37주 전에 태어난 영아 |
| | 말기 조산아(late-preterm) | • 34~37주 사이에 태어난 영아 |
| | 과숙아(postterm) | • 42주 이후에 태어난 영아 |
| 임신 후 연령 (postconceptional age, PCA) | • 임신이 되었을 때부터 영아의 나이를 계산함<br>• 시간이 경과함에 따라 계속해서 변함 | |
| 생활연령 (chronologic age) | • 영아의 실제 연령을 의미함<br>• 교정연령은 실제 연령에서 조산 개월 수만큼을 빼준 나이를 의미함 | |

## 2. 출생 체중에 의한 분류

| 평균 체중 | • 2,500g 이상 |
|---|---|
| LBW(low birth weight) | • 1,500~2,500g |
| VLBW(very low birth weight) | • 1,000~1,500g |
| ELBW(extremely low birth weight) | • 750~1,000g |
| ULBW(ultra low birth weight) | • 750g 미만 |

## 3. 체온조절

| 열손실의 원인 | • 폐 기능 부전(dysfunction)<br>• 중추신경계의 미성숙<br>• 빈번한 치료적 중재<br>• 대류(공기에 의한 열손실)<br>• 전도(차가운 고체 표면에 의한 열손실)<br>• 복사(직접 접촉하지 않은 차가운 고체에 의한 열손실)<br>• 증발(호흡 기관이나 피부를 통해 소실되는 증기로 인한 열손실) |
|---|---|

| 열손실 예방법 | • 온열기(radiant warmers)<br>• 인큐베이터(incubator)<br>• 습기 또는 피부 연화제의 사용<br>• 자세유지를 위한 보조도구<br>• 의복<br>• 담요 |
|---|---|

## 4. 의학적 상태 및 장비(Medical conditions and equipment)

### 1) 체온 조절 장치

| 항목 | 내용 | 용도 |
|---|---|---|
| 복사 온열기<br>(randiant warmer) | • 열원(heat source)이 머리 위(overhead)에 있는 개방형 침대(open bed) | • 일반적으로 어려운 의료 처치가 많은 영아에게 사용됨<br>• 접근이 쉬워 위독한 영아나 새로 입원한 영아에게 사용됨 |
| 인큐베이터(보육기) | • 매트리스와 영아를 담고 있는 따뜻하고 투명한 플라스틱 상자(clear plastic heated box) | • 성장과 치료에 필요한 열량을 공급함<br>• 따뜻함(warmth)을 제공함<br>• 환경적 자극을 줄여주고, 불필요한 신체접촉(unnecessary handling)을 방지함<br>• 수면을 취하기 좋은 장소가 됨<br>• 영아는 옷이나 포대기에 의해 싸여 있을 수도 있고 그렇지 않을 수도 있음 |
| 개방형 아기침대<br>(open crib) | • 요람 같은 형태의 침대<br>• 외부 온열장치(external heat source)가 없음<br>• 영아는 옷을 입은 채로 담요에 싸여 있음 | • 보다 크고 안정된(stable) 기구<br>• 목욕, 평가, 처치 시 추위(cold stress)에 주의해야 함 |

### 2) 산소 치료 장치

| 보조 호흡기<br>(assisted ventilation)<br>가 있는 산소 치료 | • bag and mask ventilation<br>• CPAP<br>• 기계 호흡 장치<br>• ECMO |
|---|---|
| 보조 호흡기<br>(assisted ventilation)<br>가 없는 산소 치료 | • HFNC<br>• nasal cannula<br>• oxygen hood |

### 3) 자궁 환경과 자궁외 환경

• 자궁 안과 밖의 환경은 매우 다름

| 감각 | 안 | 밖 |
|---|---|---|
| 촉각<br>(tactile) | • 지속적인 고유수용성 자극의 입력<br>• 부드럽고, 습하고, 안정감이 있음<br>• 둘러싸여 분리되어 있음 | • 통증이 있고 침투성(invasive)이 있음<br>• 찬 공기와 접촉함<br>• 사회적 접촉보다 의료적 처치가 우세함 |
| 전정감각<br>(vestibular) | • 엄마의 움직임에 의해 발생<br>• 양수에 의한 부드러운 진동<br>• 분리되어 있는 상태에서의 움츠림 | • 수평상태, 편평한 자세<br>• 빠른 자세의 변화<br>• 중력의 영향<br>• 구속의 영향<br>• 기계의 영향 |
| 청각<br>(auditory) | • 엄마의 생물학적 소리<br>• 둘러싸인 환경에서의 소리들 | • 시끄러움, 기계소리<br>• 듣기 싫은 임펄스(impulse) 소리 |
| 시각<br>(visual) | • 어두움<br>• 어둔 붉은 스펙트럼 빛 | • 밝은 빛<br>• 보호 받지 못하는 눈 |
| 온도<br>(temperature) | • 항온<br>• 항상 따뜻함 | • 환경적 온도가 다양함<br>• 신생아의 열손실 위험이 높음 |

## 11.4 NICU의 환경(NICU environment)

### 1. NICU에서의 빛

| | | |
|---|---|---|
| 조명의 영향 | 강한 조명 | • 백색 형광등은 생체 리듬을 파괴하고, 내분비계의 변화 등을 초래함<br>• NICU에 있는 미숙아의 심박동수 및 호흡의 증가를 초래함<br>• 생리적인 불안정성을 만듦 |
| | 미숙아의 눈 | • 30주 미만의 미숙아는 스스로 눈을 감아 빛을 차단하기 어려움<br>• 30~34주까지 실내등에 노출되는 것을 스스로 막을 수 없음<br>• 빛에 노출되는 것과 미숙아 망막증과의 연관성은 낮음 |
| | 빛과 주기(circadian) 리듬 | • 빛은 수면, 각성, 체온, 호르몬 등에 영향을 미침 |

<table>
<tr><td>NICU의 조명</td><td>• 최소 1~60fc 정도의 범위가 적당함<br>• 전체 조명을 어둡게 유지하는 것이 바람직함<br>• 미숙아의 눈을 실내등으로부터 보호해 주어야 함<br>• 빛을 차단하기 위해 커버를 사용할 수 있음<br>• 만삭 수준의 신생아에게는 적절한 빛과 시각적 자극이 필요함<br>• 수면을 취하기 위해 희미한 조명이 필요함<br>• 영아의 홍채는 충분히 수축하지 못하기 때문에 실내조명으로부터 자신을 보호할 수 없음</td></tr>
</table>

## 2. NICU의 소리

<table>
<tr><td>영아에게 스트레스를 주는 소리의 영향</td><td>• 산화(oxygenation)의 감소<br>• 혈관 수축(vasoconstriction)<br>• 혈압(blood pressure) 증가<br>• 뇌압(intracranial pressure) 증가<br>• 심박수(heart rate) 증가<br>• 호흡수(respiratory rate) 증가</td></tr>
<tr><td>NICU의 소음</td><td>• 높은 소음은 무호흡(apnea)과 느린맥(bradycardia)을 유발할 수 있음<br>• 수면을 방해함<br>– 영아의 성장, 의학적 회복, 감각계 발달, 초기 신경 회로 형성에 부정적 영향을 미침<br>• 미숙아의 경우<br>– 낮은 주파수와 높은 주파수의 소리에 노출됨<br>• 소음<br>– 역치 수준을 크게 초과하는 소음이 발생할 수 있음<br>– 시끄럽거나 장시간 지속되는 소리는 달팽이관(cochlea)의 발달에 악영향을 미침<br>– 부모와 다른 보호자들의 말소리를 구별하는 영아의 능력을 방해할 수 있음<br>– 정상적인 듣기 민감도와 청각 처리에 부정적 영향을 미칠 수 있음<br><br>※ 영아의 청력 역치<br><table><tr><th>28~34주의 미숙아</th><th>35~38주의 미숙아</th><th>정상 분만아</th></tr><tr><td>40db</td><td>30db</td><td><20db</td></tr></table></td></tr>
<tr><td>NICU의 환경</td><td>• 영아가 방해받지 않고, 장시간 수면을 취할 수 있어야 함<br>• 엄마의 목소리를 구별할 수 있는 환경을 제공해야 함<br>• 보다 안전하고 좋은 환경을 구성해주어야 함</td></tr>
</table>

## 3. NICU의 관리(care)

| | |
|---|---|
| 부정적 효과 | • 심박 수의 증가(increased heart rate)<br>• 혈압의 변동(fluctuations)<br>• 뇌혈류의 변화(blood pressure)<br>• 저산소증(blood pressure)<br>• 운동 스트레스(motor stress)<br>• 에너지 고갈(energy depletion)<br>• 흥분(agitation) 유발 |
| NICU에서의 통증 | • 통증의 역치 저하와 통증에 대한 과민성의 변화가 발생될 수 있음<br>• 부정적 영향<br>　– 신체적 불안정성(physiologic instability)<br>　– 의학적 합병증(medical complications)<br>　– 수면장애(sleep disturbances)<br>　– 수유 장애(feeding problems)<br>　– 자기 조절능력(self-regulation)의 저하 |
| 수면 | • 수면에 대한 중재는 영아 간호 시 가장 우선되어야 함<br>• 인큐베이터에 있는 영아의 수면 조건<br>　– 불규칙한 자극 및 접촉이 있음<br>　– 독립된 공간<br>　– 상부에 담요를 덮어 빛을 차단함<br>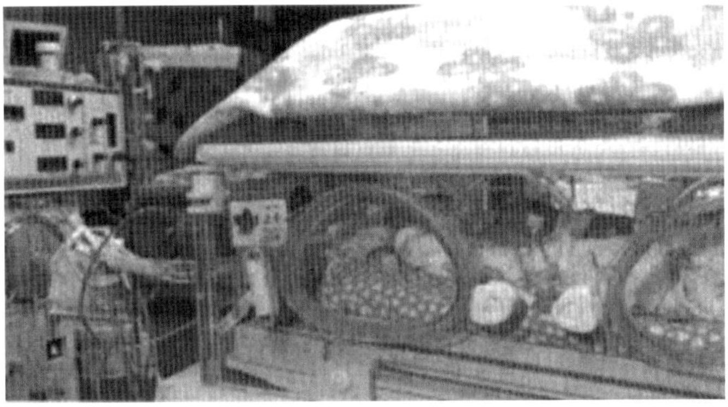<br>그림 11-3 인큐베이터의 영아 |

<table>
<tr><td>수면</td><td>※ 수면상태
<table>
<tr><td>깊은 수면(NREM)</td><td>• 규칙적인 호흡<br>• 눈을 감음 : 눈동자의 움직임이 없음<br>• 놀람이나 경련 외에는 자발적인 움직임이 없음</td></tr>
<tr><td>얕은 수면(REM)</td><td>• 임의의 움직임과 깜짝 놀람이 나타남<br>• 불규칙한 복식 호흡이 있음<br>• 간헐적인(intermittent) 빨기 동작이 나타남<br>• 눈을 감고 있지만 빠른 눈동작의 움직임이 있음</td></tr>
<tr><td>만기 출산아(full term infants)</td><td>• 능동적 수면이 가능함</td></tr>
<tr><td>조산아(pre term infants)</td><td>• 자극에 민감하게 반응함</td></tr>
</table></td></tr>
<tr><td>목욕</td><td>• 목욕은 영아에게 스트레스를 줄 수 있음<br>• 따뜻한 물은 안정감을 제공함<br>• 포대기에 싼 영아를 따뜻한 물이 담긴 욕조에 어깨부터 넣어야 함<br>• 얼굴부터 깨끗한 물로 씻어줌<br>– 신체의 한 부분을 벗겨 목욕을 시키고 헹군 후 젖은 천으로 다시 감싸주는 방식으로 목욕시킴<br>– 따뜻한 물에 젖은 담요는 영아를 진정시키는 효과가 있음<br>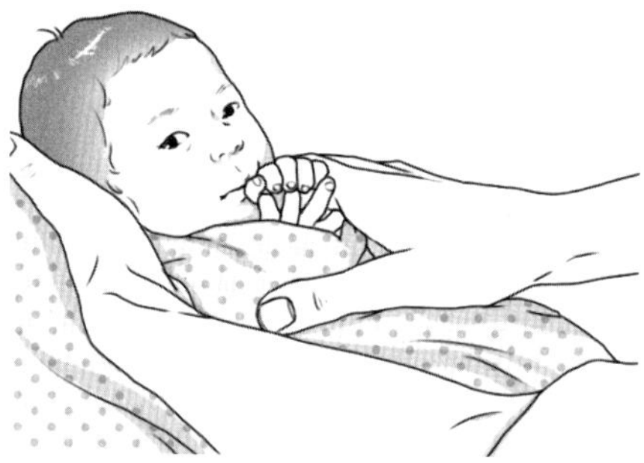<br>그림 11-4 목욕중인 영아</td></tr>
</table>

## 4. NICU에서의 가족

<table>
<tr><td>가족의 위기</td><td>• 영아의 '신생아중환자실'의 입원은 가족들을 혼란스럽게 하고 위기에 빠뜨림<br>• 부모의 위기<br>– 일부 산모는 임신이나 분만으로 인해 질환이나 합병증을 가지고 있음<br>– 산모 우울증으로 인해 스트레스가 증가될 수 있음<br>– 영아를 양육함에 있어 대부분의 영역을 의료진들에게 의존해야 함<br>– 면회 제한으로 부모를 고립시킬 수 있음<br>예 방문시간 제한, 의료진이 없을 시 출입금지 등</td></tr>
</table>

<table>
<tr><td>NICU 팀과의 관계</td><td colspan="2">• 가족은 NICU 의료진들과의 긍정적인 관계를 유지해야 함<br>– 가족 대응력(famaily coping), 만족감, 자신감 등을 높임<br>• 가족중심(family-centered)의 치료가 필요함<br>• 치료사의 역할<br>– 부모와 영아 간의 애착을 도와 줌<br>– 영아가 편안하고 좋은 자세를 취할 수 있도록 도와줌<br>예 자세를 만들어 주는 보금자리, 아기 옷 입히기, 귀여운 이름표 달아주기 등<br>– 부모의 편의에 맞춰 간호 시간을 제공함<br>– 영아의 행동과 발달에 대한 교육을 제공함</td></tr>
<tr><td rowspan="2">캥거루 케어<br>(kangaroo care)</td><td>정의</td><td>• 미숙아를 부모의 가슴에 안아주므로 피부접촉을 유도하는 간호를 말함</td></tr>
<tr><td>효과</td><td>• 안정적인 심박동수와 호흡수를 유도함<br>• 무호흡을 감소시킴<br>• 주위 환경으로부터 스트레스를 감소시켜줌<br>• 안정된 체온을 제공함<br>• 불규칙하고 불안정한 움직임을 감소시킴<br>• 조기 퇴원을 촉진함<br>• 신경 발달에 긍정적 영향을 미침<br>• 성장을 촉진함<br>• 조기 모유 수유를 촉진함<br>• 감염 발생을 감소시킴<br>• 애착과 친밀감을 형성함<br>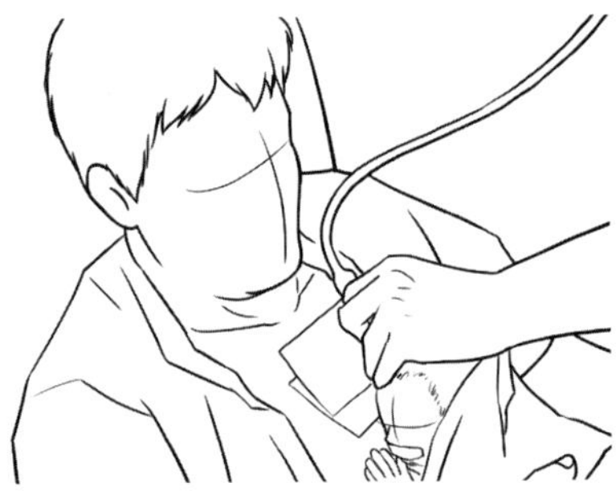<br>그림 11-5 캥거루 케어</td></tr>
<tr><td></td><td colspan="2">• 능동적인 간호를 할 수 있도록 부모를 참여시키고, 지지해주는 것이 중요한 요소가 됨<br>• 퇴원 시 필요한 가정 간호의 내용<br>– 영아 재우기<br>– 자세 바꿔주기<br>– 푹신한 침구 제거하기<br>– 침대 위 장난감 치우기<br>– 가정에서 적절한 수면 유도하기 및 과도한 자극 피하기<br>• NICU의 부모실<br>– 부모가 영아와 밤새 머무를 수 있게 하는 공간이 됨<br>– 빈방을 이용해 영아를 돌보 수 있게 함<br>• 지역사회 자원(community resource)과의 연결이 필요함<br>• 퇴원 전 모유 수유의 촉진이 필요함</td></tr>
</table>

## 11.5 NICU의 영아

### 1. NICU 영아의 평가

| 개요 | • 평가와 중재에 있어서의 원칙은 '절대로 영아에게 해를 끼치지 않을 것'이 됨 |
|---|---|
| 원칙 | • 치료하는 데 있어 치료사의 편의보다 영아의 안전이 우선되어야 함<br>• 영아를 접촉하기 전 평가도구를 먼저 학습해야 함<br>• 영아의 스트레스 정도의 변화를 항상 알고 체크해야 함<br>• 영아를 보호하는 간호사의 역할을 고려해야 함<br>• 영아에게 스트레스 주는 것보다 평가 과정이 충분한 가치를 지니는가를 신중히 결정해야 함<br>• 영아의 수면 주기, 수유 일정, 일상적 간호, 의학적 상태에 따라 평가 스케줄을 진행해야 함 |

### 2. 조산아의 신경행동학적 체계

#### 1) 발달의 동시행동 이론

| 개요 | • 조산아는 지속적으로 환경의 작용에 반응과 영향을 받음 |
|---|---|
| 상호 의존적인 5개의 하위 조직 | ① 자율신경(autonomic)<br>② 운동(motor)<br>③ 상태(state)<br>④ 주의력 상호작용(attention-interaction)<br>⑤ 자기조절(self-regulation) |

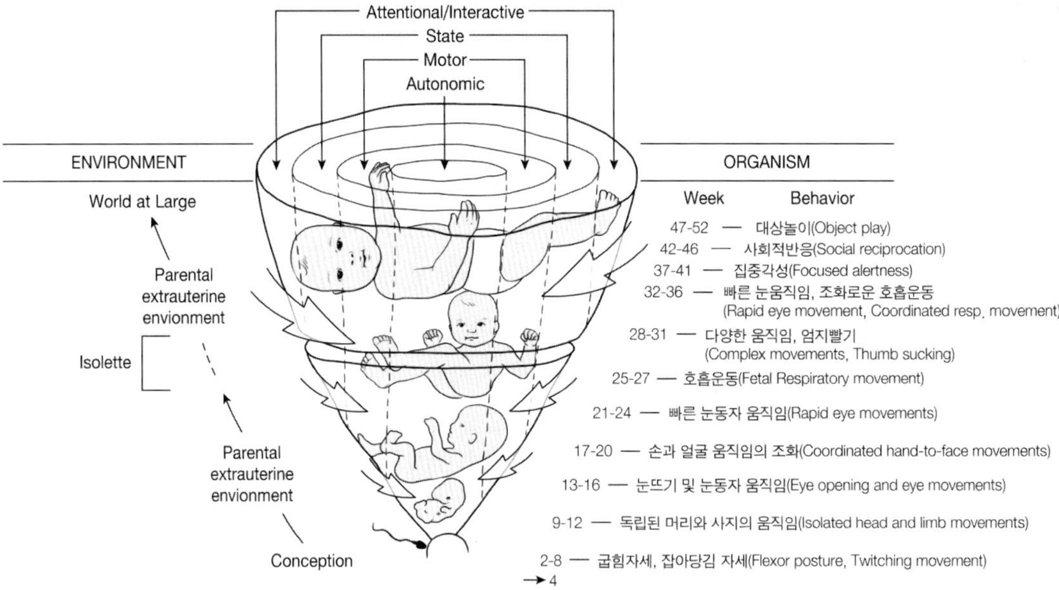


**그림 11-6** Als의 조산아의 행동조절 모형

※ 발달의 동시행동이론 : 신경행동의 하위조직, 스트레스 및 안정화의 징후

| | 스트레스성 징후(sign of stress) | 안정의 징후(sign of stability) |
|---|---|---|
| 자율신경 | • 생리적 불안정성(instability) | • 생리적 안정성(stability) |
| 호흡기 | • 정지, 빠른 호흡, 헐떡거림 | • 부드럽고 규칙적인 호흡수 |
| 피부색 | • 반점, 홍조, 창백, 거무스름, 청색증, 회색빛 또는 잿빛 | • 핑크빛, 안정된 피부색 |
| 소화기 | • 딸꾹질, 구역질, 침 뱉기, 그르렁거림, 경직 | • 딸꾹질, 구역질, 구토, 그르렁거림이 없는 안정된 내장 |
| 운동 | • 떨림, 놀람, 씰룩거림, 기침, 재채기, 하품, 한숨, 발작<br>• 근긴장의 변화, 조절되지 않는 운동 | • 떨림, 놀람, 씰룩거림, 기침, 재채기, 하품, 한숨, 발작 등이 없음<br>• 일정한 근긴장, 조절된 운동 |
| 이완성 | • 입을 벌린 얼굴 상태, 몸통의 저긴장, 늘어진 사지 | • 근긴장은 사지와 몸통에서 일정하고, 연령에 적합함 |
| 과긴장성 | • 다리는 펴되고 공중에 떠 있음; 상지는 거수경례하는 모습, 손가락은 벌림, 움켜쥠, 몸통을 활처럼 만듦(arching), 혀의 돌출 | • 부드럽고 조절된 자세. 사지와 머리의 부드러운 움직임 |
| 과다굽힘 | • 몸통, 상지 및 하지의 흥분되고, 산만한 움직임 | • 운동조절은 자기조절을 통해 위해 사용할 수 있음(손과 발을 꽉 쥠, 다리와 발을 긴장시킴, 손을 입에 넣어 물거나 빨기) |
| 상태 | • 산만하거나 조직화되지 않은 상태들 | • 명확한 상태; 양호, 안정됨, 집중된 각성상태 |
| 수면 시 | • 실룩거림, 소리, 울먹임, 경련적인 움직임, 불규칙한 호흡수, 시끄러움, 얼굴 찌푸림 | • 명확하고 잘 정의된 수면상태, 자발적 안정(self-quieting)과 위안 |

(계속)

| | 스트레스성 징후(sign of stress) | 안정의 징후(sign of stability) |
|---|---|---|
| 각성 시 | • 갑작스런 상태 변화<br>• 안구가 고정되어 있지 않음-멍한 눈, 노려봄, 응시, 근심스럽거나 멍한 표정, 과도한 각성으로 인한 공포스러운 표정, 울음, 흥분 | • 생기있는 표정과 함께 집중되고 명확한 각성상태(찌푸림, 부드러운 볼, '아'하고 놀란 표정, 킥킥거림, 웃음) |
| 주의-상호작용 | • 하위조직의 스트레스 신호를 유출해 내는 특정 자극에 대해 집착하려는 노력 | • 청각, 시각, 사회적 자극에 대한 반응이 분명하고 지속적임 |
| 자율신경 | • 불규칙한 호흡수, 피부색의 변화, 내장 반응, 기침, 하품, 재채기, 한숨, 긴장성 떨림, 실룩거림 | • 청각, 시각, 사회적 자극에 대한 명확하며, 장기적인 반응이 나타남 |
| 운동 상태 | • 변동이 심한 근 긴장, 흥분되고 산만한 움직임, 안구가 고정되어 있지 않음<br>• 멍한 눈, 노려봄, 근심스럽거나 멍한 표정, 과다한 각성으로 인한 공포스러운 표정, 노려봄<br>• 약한 울음, 흥분, 한 가지 이상의 자극이 동시에 주어질 때 스트레스를 받음<br>• 갑작스런 상태의 변화 | • 적극적으로 청각 자극을 추구함, 한 자극에서 다른 자극으로 원활하게 주의를 이동시킬 수 있음<br>• 또렷한 응시로 목적이 있는 관심을 나타냄<br>• 각성과 이완 사이의 이동이 용이함 |
| 자기조절 : 영아가 필요할 경우, 각 하부 조직에서 균형과 자기 조직화를 성취하고 유지하며 회복하려는 노력<br>예) 운동 전략 : 발 움켜짐, 다리와 발의 긴장, 손가락 굽힘, 손 마주잡기, 손 입에 넣기, 쥐기, 꽉 물기, 빨기, 자세의 변화 | | |

※ 임신기간에 따른 조산아의 신경행동(Neurobehavioral) 발달

| 신경행동계(Neurobehavioral System) | 발달 행동(Developmental Behaviors) |
|---|---|
| | 영유아(INFANTS AT) ≤ 30주의 영아 |
| 자율신경<br>(Autonomic) | • 주기적 호흡, 무호흡, 느린 심박수가 나타남<br>• 자극에 의한 피부색 변화가 종종 있음<br>• 얇은 눈꺼풀(eyelids)<br>– 영아는 밝은 빛에 대해 보호 목적으로 눈꺼풀을 팽팽하게 하거나, 이를 유지하는 능력을 지님<br>• 빠르고 협응되지 않은(uncoordinated) 눈 움직임이나 산만하고 초점없는 응시, 눈을 실룩거리며 뜨기 등이 나타남 |
| 운동<br>(Motor) | • 웃기 반사, 놀람 반응이 존재함<br>• 낮은 근 긴장<br>– 휴식 시 주로 사지가 늘어져 펼쳐져 있고, 납작한 자세가 됨<br>• 조절되지 않는 무의식적 운동이 나타남<br>• 사지에 실룩거림(twitch)과 떨림(tremors)이 나타남<br>• 사지의 활동적 움직임시 경련(jerky)이 나타남<br>• 협응된 빨기, 삼키기, 호흡하기를 할 수 없음 |
| 상태<br>(state) | • 빠른 안구운동이 나타남<br>• 혀를 날름거리고, 입을 우물거림(주로 얕은 수면 상태를 유지함)<br>• 명료한(alert) 기간이 짧음<br>• 시력은 저하되어 있고, 초점잡기가 잘 이루어지지 않음<br>• 시각 자극이 강할 때 무호흡이 나타남 |
| 주의-상호작용(attention-interaction)<br>자기조절(self-regulation) | • 청각 발달<br>– 엄마의 목소리를 선호함<br>• 주의 환경에 스트레스를 받음 |

※ 30~33주 영유아(infants at 30~33 weeks' gestation)

| | |
|---|---|
| 자율신경<br>(autonomic) | • 규칙적인 호흡을 보이며, 무호흡과 서맥(bradycardia)이 나타남<br>• 홍채 수축(constrict) 능력이 나타남<br>• 눈꺼풀(eyelids)을 닫고 유지할 수 있으나 여전히 눈꺼풀이 얇음 |
| 운동<br>(motor) | • 근 긴장이 증가해 있으며, 상지보다는 하지의 근 긴장이 더 높음<br>• 운동은 더 부드러워 짐<br>• 깜짝 놀라기도 함<br>• 머리 조절이 향상됨 |
| 상태<br>(state) | • 활동적인 수면이 일반적(predominant)이며, 조용한 수면이 증가됨<br>• 각성(alert) 상태가의 시간이 증가함<br>• '수면－각성'의 패턴이 뚜렷하게 나타남<br>• '빨기, 삼키기, 호흡'의 협응이 나타남 |
| 주의－상호작용<br>(attention-interaction) | • 소리에 밝아짐, 사람의 말소리를 좋아함<br>• 특정 자극에 시각적 초점을 둠<br>• 사회적 접촉에 제한된 능력이 나타남 |
| 자기조절<br>(self-regulation) | • 아직도 종종 환경과 양육자에 의해 스트레스를 받음<br>• 자기조절 노력은 증가됨 |

※ 34~36주 영유아(infants at 34~36 weeks' gestation)

| | |
|---|---|
| 자율신경(autonomic) | • 일반적으로 심장박동, 호흡속도, 산소 포화도가 안정됨 |
| 운동<br>(motor) | • 근긴장, 활동수준, 운동조절이 지속적으로 향상됨<br>• 머리를 앞뒤로 움직일 수 있음<br>• 떨림이 감소됨<br>• 보통 모유 또는 젖병 수유(bottle feed)가 가능함 |
| 상태<br>(state) | • 호흡이 더 규칙적이며, 무작위적(random) 움직임이 감소됨<br>• '수면－각성'의 전이(transition)가 보다 자연스럽게 나타남<br>• 각성, 불편함, 고통, 굶주림 등에 대한 반응이 나타남 |
| 주의－상호작용<br>(attention-interaction) | • 청각 자극에 대한 행동방응이 더 일정해짐<br>• 시각 지남력(orientation)이 나타나지만 과도한 자극과 노력으로 인해 쉽게 지침 |
| 자기조절<br>(self-regulation) | • 사회적 반응 및 주의집중 능력이 증가됨<br>• 한 번에 한 가지의 감각 또는 사회적 자극을 견딜 수 있음<br>• 자기 위안(self-consoling)과 자기 조절(self-regulation)이 향상됨 |

※ 37~40주 영유아(infants at 37~40 weeks' gestation)

| | |
|---|---|
| 자율신경<br>(autonomic) | • 사지의 굽힘근 활동이 나타남<br>• 운동이 점차 부드럽고 조절됨<br>• 폭넓고 다양한 운동이 관찰됨 |
| 운동<br>(motor) | • 상태의 범위가 정확해 지고, 상태 간의 전이가 부드럽게 일어남<br>• 조용한 수면이 증가하고, 활동성 수면 기간과 비슷해짐<br>• '수면－각성'의 주기가 짧아짐 |

(계속)

| | |
|---|---|
| 상태<br>(state) | • 청각 자극에 대한 행동반응이 점차 일정해짐(사람 목소리를 선호함)<br>• 조용한 각성 기간 동안 적극적(active)으로 바라보는 행동이 증가함<br>• 시각자극으로 사람 얼굴을 선호함<br>• 물체를 추적하여 보게 됨(가장 초점이 잘 맞는 거리는 8~10인치) |
| 주의-상호작용<br>(attention-interaction) | • 사회적 상호작용(interaction)이 더 증가됨<br>• 자기조절 노력이 더 조직화(organized)됨 |

## 3. 감각 발달

### 1) 태아의 시각 발달

| 주 | 발달 |
|---|---|
| 22 | • 모든 망막층(retinal layers)이 나타남 |
| 25 | • 막대(rods)와 원추(cones)를 구별할 수 있음<br>• 빛이 눈 깜박임 반사(blink reflex)를 유발함 |
| 25~26 | • 시각피질(visual cortex) 신경이 나타남 |
| 26~28 | • 눈꺼풀이 열림 |
| 27 | • 짧은 시간 동안 자발적으로(spontaneous) 눈을 뜰 수 있음<br>• 시각적인 초점을 맞출 수 없음 |
| 28~30 | • 눈을 가끔씩(occasionally) 뜨고 있음<br>• 눈 움직임이 전형적으로 빠르고 격렬함(jerky) |
| 30~32 | • 밝은 빛에 눈을 감음<br>• 짧고 평온한 각성상태<br>• 시각적 주의집중(visual attention)에는 여전히 스트레스가 많음 |
| 32~35 | • 시각적 선호(visual preference)가 나타남<br>• 시각적 추적(visual track)은 정중선을 지나 수평(horizontally)으로 움직임 |
| 36~40 | • 망막 혈관생성(retinal vascularization)과 시신경(optic nerve) 발달이 성숙됨<br>• 시각 추적은 수평(horizontal), 수직(vertical), 원(circular) 방향으로 나타남<br>• 머리와 눈 움직임이 잘 협응(coordinated)되지 않음<br>• 곡선(curved line)과 모양(shape)을 선호함<br>• 색을 볼 수 있음 |

### 2) NICU에서의 감각자극(supplemental sensory stimulation)

(1) NICU에서 감각자극 시 고려할 점

① 과도(excessive)하거나 부적절한(inappropriate) 감각입력으로부터 연약한 신생아를 보호해야 함

② 치료사의 역할

- 영아의 수태 후 연령(postconecptional age), 신체 상태(physical status), 현재의 준비도(current state readiness) 및 반응(responsiveness) 상태, 스트레스, 안정성 등을 지속적으로 관찰해야 함

• 유아가 준비가 되고, 감각을 원할 경우 감각입력을 제공 함

(2) 미숙아를 위한 초기 자극(early stimulation)

① 보호자의 부드러운 목소리(soft voice)

② 보호자 얼굴 보여주기

③ 자극이 단일 형태일 때 가장 잘 견딜 수 있음

| 구분 | 내용 |
|---|---|
| 시각 중재 | • 조산 시(preterm birth) 모든 감각계 중 가장 늦게 성숙하는 감각임<br>• 시각 성숙이 지속되는 동안 시각적 보호가 이루어져야 함<br>• 눈꺼풀이 얇고(thin) 방 안의 조명으로 인해 부정적 영향을 받을 수 있음<br>[NICU의 환경] • 빛을 감소시킴 • 침상을 커버로 덮어줌(cover bedspace) • 직접(direct) 조명이나 밝은(bright) 조명으로부터 영아의 눈을 보호해주어야 함<br>• 조명 강도(lighting levels)를 갑작스러운 증가시키는 것은 피해야 함<br>• 낮은 강도의 빛(lower light)이 바람직 함<br>• 의료진의 소음(stuff noise), 스트레스 등을 감소시키는 것이 도움이 됨<br>• 추가적인 시각 자극(supplemental visual stimulation)<br>– 조산아들에게는 피곤할 수 있음<br>– 중대한 신경행동학적 스트레스를 유발할 수도 있음<br>• 흑백의 모형(black and white designs)<br>– 조산아에게 과도한 자극(overstimulating)이 됨<br>• 영아가 성숙(mature)되고, 안정(stable)되었을 때 사람의 얼굴이 시각 자극으로 가장 좋은 형태(best model)가 됨 |
| 감각자극 | • 청각 자극(auditory stimulation)<br>– 유아의 침대 곁에서 상호작용(interactive)하는 부모의 음성을 들을 수 있도록 충분한 기회를 제공해 줌<br>– 소리 전달을 위해 이어폰이나 기타 장치를 사용해서는 안 됨<br>– 추가된 청각 자극(supplemental auditory stimulation)<br>→ 영아가 적절한 보호 수면(adequate protected sleep) 및 안정된 상태에서만 제공할 수 있음<br>→ 영아가 괴로워 할(distressed) 경우 중단해야 함 : 스트레스, 불안 등을 의미함<br>• 시각 자극(visual stimulation)<br>– 시각 시스템 형성(visual system formation)을 위해 매우 낮은 빛의 제공 및 수면이 장기간 필요함 |

<table>
<tr><td>감각자극</td><td>– 직접적인 노출(exposure)로부터 눈을 보호해주며, 갑작스러운 빛의 조사를 피해야 함<br>– 강한 감각자극은 감소시키거나 제거해야 함<br>– 정상발달을 보이는 유아에게 최적의(optical) 조건은 시각 발달을 위해 빛과 시각 자극을 모두 제공하는 것임<br>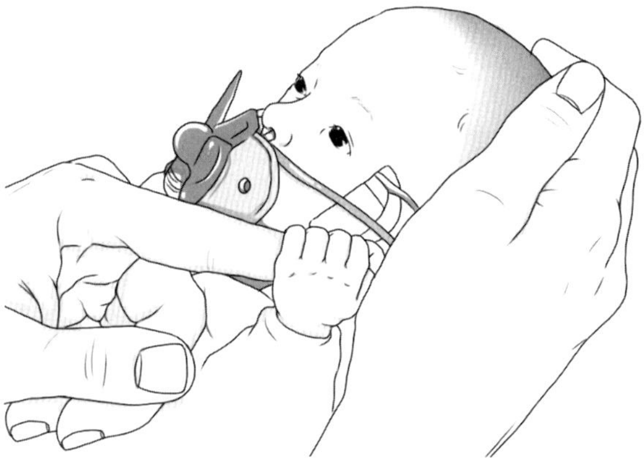<br>그림 11-7 부모의 한 손은 아이의 머리를 담아 지지하고 있고 한 손은 아이의 집기를 유도하여 눈 마주침을 촉진하고 있음</td></tr>
<tr><td>전통적인 발달 자극 (traditional developmental stimulation)</td><td>• 아기 그네(baby swing) 또는 진동 탄력 의자(vibrating bouncy infant seat)의 제공<br>– 약한 전정 감각 입력과 세상에 대한 다른 관점(different view of the world)을 제공함<br>• 작업치료사의 자극 제공<br>– 시각적 자극을 위해 모빌, 거울, 장난감 등을 제공함<br>– 음악이 나오는 장난감, 자장가가 담긴 테이프 녹음기, 가족 구성원의 노래나 책 읽는 소리를 녹음한 테이프 제공함</td></tr>
<tr><td>영아를 위한 마사지 (infant massage)</td><td>• 마사지(massage)<br>– NICU의 조산아(preterm)와 저 출생 체중 영아(low birth-weight)의 성장과 발달을 촉진하기 위한 중재 방법으로 추천되고 있음<br>• 치료사의 역할<br>– 영아의 생리학적, 신경행동학적 반응을 면밀히 모니터링함<br>→ 그에 따라 핸들링(handling)을 수정하여야 함<br>– 집에서 사용할 수 있는 영아 마사지를 부모에게 교육함</td></tr>
</table>

## 11.6 스트레스와 안정 상태 비교

<table>
<tr><th colspan="2"></th><th>스트레스 상태</th><th>안정 상태</th></tr>
<tr><td colspan="2">호흡</td><td>• 멈춤<br>• 빠른 호흡<br>• 힘든 호흡</td><td>• 부드러움<br>• 규칙적임</td></tr>
<tr><td colspan="2">소화</td><td>• 딸꾹질, 토함, spitting 등</td><td>• 안정적임</td></tr>
<tr><td rowspan="3">운동</td><td>이완</td><td>• 입을 벌림<br>• 몸통의 낮은 근 긴장<br>• 팔 다리의 처짐</td><td>• 팔다리 및 몸통의 근 긴장이 일정함</td></tr>
<tr><td>과 긴장<br>(hypertonicity)</td><td>• 하지의 폄(extension)과 공중 앉은 자세(air sitting)<br>• 손가락 벌림<br>• 주먹 쥠<br>• 몸통이 둥글게 됨<br>• 혀의 돌출(extension)</td><td>• 부드럽고 조절된 움직임</td></tr>
<tr><td>과도한 굽힘</td><td>• 몸통 및 상하지에 나타남<br>• 산만한 움직임</td><td>• 운동 조절을 통해 자신을 조절함</td></tr>
</table>

## 11.7 미숙아의 자세

### 1. 개요

| | |
|---|---|
| 치료적 자세 | • 신경 근육의 발달 및 구조적 배열에 도움을 줌 |
| 자궁 내 태아의 자세 | • 머리 및 팔 다리는 중앙을 향해 구부린 자세를 유지함 |

### 2. 자세

| | |
|---|---|
| 미숙아의 자세 | • 펴져있는(flattened)듯한 자세를 취하는 경향이 있음<br>• 침대 위에서 몸통, 골반, 팔 다리가 모두 펼쳐져 있음<br>– 중력, 미성숙, 질병, 약화, 낮은 근 긴장, 원시반사, 신경운동 조절의 미성숙 등이 원인이 됨 |

<table>
<tr><td>미숙아의 자세</td><td>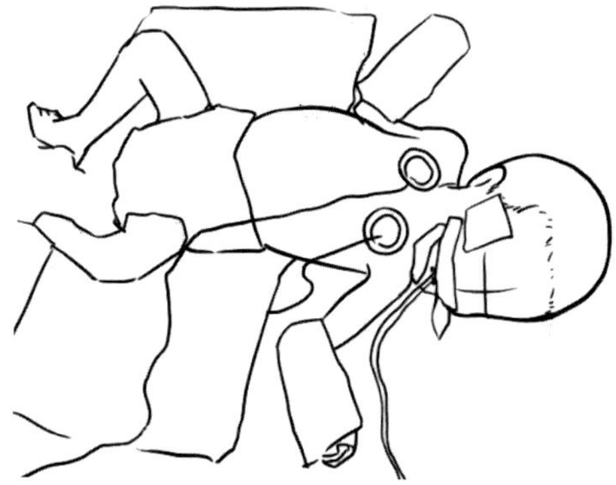<br>그림 11-8 미숙아의 저긴장 자세. 치료적 자세 없는 'W' 모양의 팔, 개구리 모양의 다리, 비대칭적 머리는 변형을 초래함</td></tr>
<tr><td>치료적 자세</td><td>① 개요<br>• 미숙아를 위해 굽힘, 쌓여짐, 정중선 유지 등이 필요함<br>② 치료적 자세의 효과<br>• 활동 의존성(activity-dependent) 발달<br>– 중추신경계의 발달은 임신의 마지막에 일어남<br>→ 피질층의 형성, 신경로의 조직화 및 전문화 등<br>• 자궁 내에서의 신경발달이 이루어짐<br>– NICU 환경보다 훨씬 더 많은 신경발달이 이루어짐<br>• 굽힘(flexion)과 대칭(symmetry) 자세의 강화<br>– 자궁 내에서 강화됨<br>• 태아의 능동적 폄(extension)의 발달<br>– 자궁의 벽으로 인해 폄 자세에서 굽힘 자세로 다시 돌아오게 됨<br>• 치료적 자세 없는 신생아<br>– 늘어짐(flat), 비대칭적 머리 자세가 나타남<br>– 하지가 벌림(abduction) 및 바깥돌림 상태가 나타남<br>– 자발적으로 정중선으로 모임 및 굽힘 자세로 돌아가지 못함<br>• 신경 행동의 조직화(neurobehavioral organization)<br>– 치료적 자세는 휴식과 신경행동 조직화를 촉진함<br>– 아동은 보다 편안해지며, 보다 관리하기 쉬워짐<br>• 비정상적 신체정렬<br>– 시간이 지남에 따라 근 골격계의 변화를 촉진하며, 자세로 인해 변형을 유발하게 됨<br>– 미래의 운동발달, 놀이기술, 사회성 등에 영향을 미칠 수 있음</td></tr>
</table>

<table>
<tr>
<td>치료적 자세</td>
<td>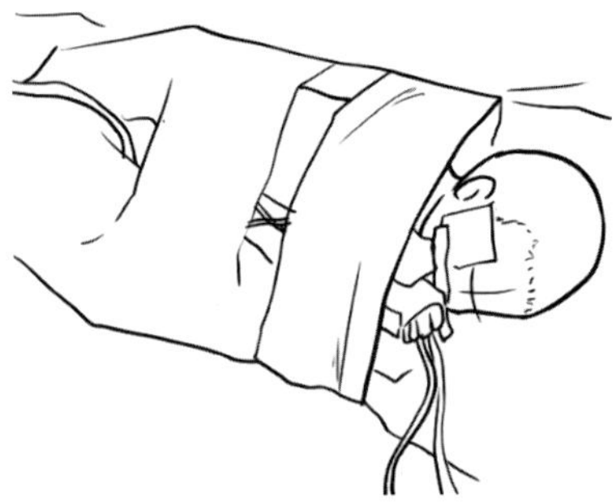<br>그림 11-9 치료적 자세. 정중선 방향과 굽힘 방향으로 팔다리가 위치함</td>
</tr>
</table>

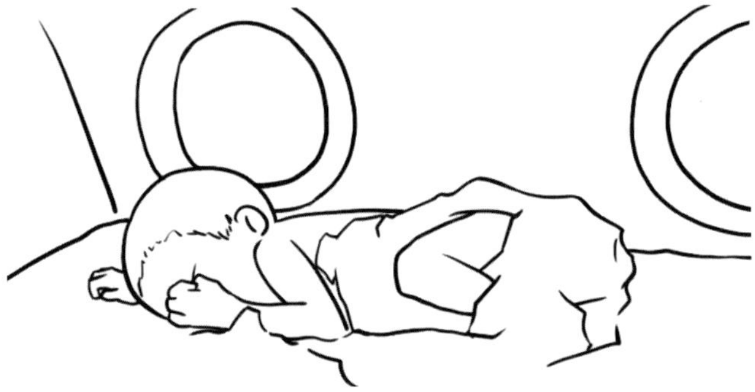

**그림 11-10** 미숙아의 운동 전략. 조명으로부터 자신을 보호하려고 사지를 끌어당기며, 손을 얼굴에 둠

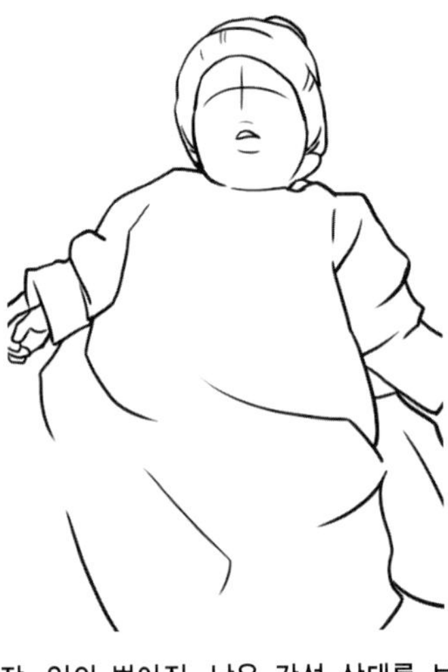

**그림 11-11** 이완된 근 긴장, 입의 벌어짐, 낮은 각성 상태를 보이는 미숙아(스트레스 상태)

## 11.8 기타

### 1. 신경 발달을 촉진하는 근거 있는 치료
(Evidence-based potentially better practices to support neurodevelopment in the NICU)

| | |
|---|---|
| 개요 | • 발달 지지 간호(Developmentally supportive care)<br>– 환경 수정(environmental modification), 제공하는 간호 실행의 변화(changes in caregiving practices), 가족 참여(family involvement) 등을 증가시키기 위한 노력에 적용되는 총괄적 용어<br>• 수면(sleep)<br>– 초기 두뇌(early brain)와 감각계 발달에 절대적으로(absolutely) 중요함<br>– NICU에서 영아수면(infant sleep)을 촉진하는 것은 치료사 및 모든 간호사에게 우선시되는 사항임 |
| 임신(gestation) 23주의 영아 | • 통제(containment)와 신체 굴곡 제공<br>• 긍정적인 입 자극(positive oral stimulation) 제공<br>• 비영양적 빨기(non-nutritive suck) 촉진<br>• 부드러운 접촉, 손 쥐기(hand grasping), 얼굴 자극 제공<br>• 고통스럽고(painful) 부정적인 자극의 감소<br>• 엄마의 냄새에 노출(exposure)<br>• 유해한 냄새에 최소한의 노출<br>• 소음방지<br>• 주위 빛에 노출되는 것을 최소화함<br>• 직접적인 빛에 노출되는 것을 피함<br>• 정상적인 영아 수면 주기(sleep cycles)를 유지하는 전략을 개발함<br>• 수면을 촉진하는 간호 수행에 가족 참여를 증가시킴<br>• 응급(non-emergent)의 경우가 아니라면 수면 방해를 최소화함<br>• 수면주기를 교란(disrupt)시키거나 방해할 수 있는 진정제나 다른 약물에 노출되는 것을 최소화함 |
| 임신(gestation) 31~32주 영아 | • 영아 마사지<br>• 피부 대 피부 간호(skin to skin)<br>• 엄마의 목소리를 청취할 수 있도록 노출<br>• 주기성 조명(cycled lighting) : 최소 1~2시간<br>• 좀 더 복잡한 시각 자극 제공 : 37주 이후(임신기간)<br>• 낮 수행(implementation)을 통한 중재 제공이 강조됨 |

## 2. 신경 운동 발달과 중재(Neuromotor development and interventions)

| | |
|---|---|
| 반사 검사<br>(complete reflex test) | • 어리거나 급성 질환이 있는 NICU 영아에게는 극도의 스트레스가 됨<br>• 초기 평가와 달리 불필요한 검사가 될 수도 있음 |
| 근력<br>(muscle tone) | • 나이와 근력<br>　– 나이가 들수록 근력이 증가됨<br>　– 하지에서 머리방향(feet to head)으로 증가됨<br>　– 사지에서 몸통방향(extremities to trunk)으로 증가됨<br>• 능동적인 근육장(active muscle tone)<br>　– 자발적인(sponataneous) 움직임에서 관찰됨<br>　– 영아의 잡기(righting)반응에서 관찰됨<br>• 근긴장 평가의 중요 변수들<br>　– 수태 후 연령(PCA : postconceptional age)<br>　– 각성상태 |
| 자세와 움직임의 형태(posture and movement patterns) | • 자궁에 있는 태아(a fetus in the womb)<br>　– 굽힘 자세로 머리와 사지는 중심선(midline) 방향으로 웅크리고 있음<br>　– 굽힘(flexion)과 대칭(symmetry)은 신경발달로 인해 더 강화됨 |

## 3. 식사(Feeding)

| | |
|---|---|
| 모유 수유에 대한 조언(a word about breast feeding) | • NICU 영아를 위한 최적의 영양형태가 됨<br>• 엄마들은 모유압축기로 모유를 짜낼 수 있음<br>　– 저장 후 영아에게 제공할 수 있음 |
| 젖병수유<br>(bottle feeding) | • NICU 아동은 퇴원을 위해 구강 수유(oral feeding)를 반드시 성취해야 함<br>• 위절개술(gastrotomy)<br>• 구강 수유(oral feeding) 성취에 어려움이 있거나, 지속되는 병이 있는 경우에 시행함 |
| 비영양 빨기<br>(non-nutritive sucking) | • 비영양 빨기(NNS) 또는 마른(dry) 빨기라고도 함<br>• 30주 이하의 영아에게 나타나는 조직화되지 못한 형태의 빨기<br>　– 영양 빨기 전 단계에 나타나는 형태임<br>• 비영양 빨기(NNS)의 장점<br>　– 모유수유로 빠르게 이행될 수 있음 |

<table>
<tr>
<td>영양 빨기의 형태<br>(nutritive sucking patterns)</td>
<td>• 빨기와 삼키기는 호흡과 협응을 이루어지는 상태를 의미함<br>• 조직화된 빨기 형태를 가진 영아<br>– 빨기와 삼키기를 호흡과 협응할 수 있음<br>– 음식을 안전하게 섭취할 수 있음<br>• ‘빨기–삼키기–호흡하기’ 협응의 촉진 요소<br>– 안전한 자세지지<br>– 자극의 감소<br>– 느리게 흘러나오는 젖꼭지의 사용<br>– 호흡 중지 시간허용에 대한 속도조절<br>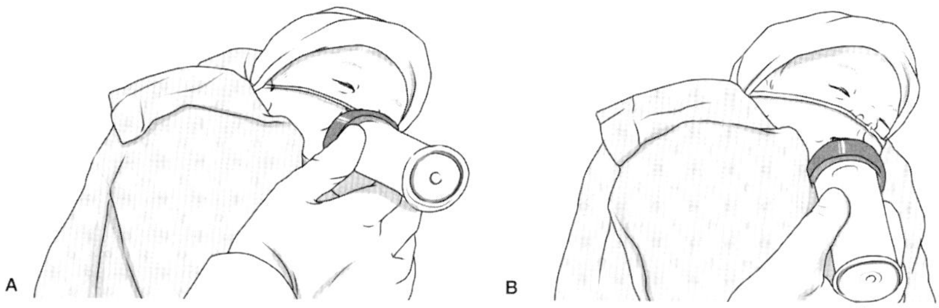<br><br>그림 11-12 A. 변형된 옆으로 눕기 자세로 젖병 빨기의 한 형태(transitional sucking)<br>B. 영아에게 호흡 시간을 제공하기 위해 보호자가 외부적으로 젖병의 위치를 조절하고 있는 형태</td>
</tr>
<tr>
<td>젖꼭지로부터 빨기<br>(stripping from the nipple in nutritive sucking)</td>
<td>• 액체는 빨기(음압)와 압축(양압)의 결합에 의해 빠져 나옴<br>• 빨기(sucking) 동작<br>– 영아가 턱을 아래로 내리면서(lowering) 구강을 크게 벌림<br>– 젖꼭지 주변에 입술을 붙임<br>– 인두(nasopharynx)를 폐쇄(close)하기 위해 물렁입천장을 거상함<br>• 압축(compression) 동작<br>– 혀와 아래턱에 의해 앞위턱뼈(premaxilla) 잇몸과 입천장에 대항하여 젖꼭지 압착<br>– 혀의 반복적인 꿈틀 운동(peristaltic movement)을 통해 액체가 젖꼭지로부터 흘러나옴</td>
</tr>
</table>

OCCUPATIONAL THERAPY

12

C·H·A·P·T·E·R

# 쓰기 전 기술 및 쓰기 기술 (Prewriting and Handwriting Skills)

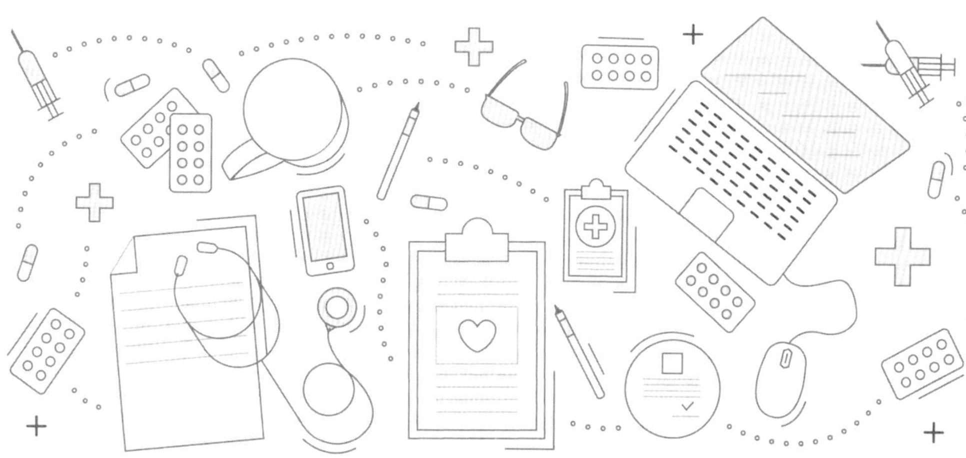

OCCUPATIONAL THERAPY

**꼭! 알고 넘어가기!!**

- 아동의 쓰기 발달을 이해한다.
- 전형적인 쓰기 형태를 학습한다.
- 쓰기 기술에 필요한 중재방법을 학습한다.

## 12.1 개요

| | |
|---|---|
| 아동의 주요 작업 | • 일상생활, 학습, 공부, 놀이, 사회적 참여 |
| 취학 연령 아동의 학습 | • 학업에 필요한 읽기, 쓰기, 계산, 문제 해결 등이 요구됨 |
| 쓰기란? | • 생각, 감정, 의견 등의 의사소통 도구가 됨<br>• 운동 기능 외에도 많은 기능들이 요구됨(문제 해결, 언어 사용, 읽기, 사고 과정 등) |
| 기능적 쓰기 | • 학생 : 학교의 쓰기 과제 수행<br>• 성인 : 수표 서명, 일정 기입, 약도 메모, 식료품 목록 작성, 기록 및 메시지 등 |
| 쓰기 문제에 따른 결과 | • 교사는 알아볼 수 없을 정도의 내용에 낮은 점수를 줌<br>• 손으로 쓰는 속도가 느리면 작문이 제한됨<br>• 동급생들보다 늦게 과제를 끝내게 됨<br>• 쓰기 후 다시 읽기에 문제가 발생됨<br>• 나중에는 글씨쓰기를 회피할 수도 있음 |
| 작업치료사의 역할 | • 치료적 조망<br>– 상호작용, 학교 환경, 학교에서의 작업적 요구 등에 중점을 둠<br>• 평가 및 중재<br>– 따라쓰기(near-point copying), 받아쓰기 등을 통해 문제를 파악함<br>– 글자의 간격 또는 글자의 형성을 파악함<br>– 관련 교과목, 물리적 환경, 지리적 환경 등을 파악함<br>– 개인의 문화적, 시간적, 정신적, 신체적 환경을 고려함<br>– 쓰기 과제와 관련된 경험을 파악함 |

# 12.2 쓰기 과정(The writing process)

## 1. 아동의 쓰기 발달(Preliteracy writing development of young children)

| | |
|---|---|
| 쓰기 | • 수년의 연습이 필요한 복잡한 기술<br>• 아동들은 종이에 낙서로 쓰기를 시작함<br>  – 약 생후 1년에 손바닥 쥐기를 이용해 빈 종이에 낙서를 함 |
| 글자 습득 단계<br>(Tan-Lin의 연구) | • 1단계 : 낙서와 조절, 선 점<br>• 2단계 : 기호의 구분, 직선<br>• 3단계 : 원형 대문자, 대문자 및 소문자<br>• 4단계 : 숫자 및 단어 |

## 2. 학령기 아동의 쓰기 발달(Writing development of school-aged children)

| | |
|---|---|
| 과정 | • 시각적 인식(visual perception)<br>• 청각적 과정(auditory processing)<br>• 시각 운동 통합(visual motor integration) |
| 아동의 쓰기 발달 | (see table below) |

| 수행 과제 | 연령 레벨 |
|---|---|
| 종이에 낙서하기 | 10~12개월 |
| 종이에 수평선 및 수직선 표시하기 | 2년 |
| 수직선, 수평선, 원 그리기 | 3년 |
| X표, 우측사선, 정사각형, 좌측 대각선, 좌측 사선, 일부 글자 및 숫자 쓰기 | 4~5년 |
| 자기 이름 쓰기, 대부분의 대소문자 쓰기 | 5~6년 |

## 3. 쓰기 준비(Handwriting readiness)

| | |
|---|---|
| Donague와<br>Lamme의 분석 | • 쥐기 지도를 시작하기 전 아동에게 필요한 기능들<br>  – 소 근육(small muscle) 발달<br>  – 눈과 손의 협응(coordination)능력<br>  – 쓰기 도구를 잡는 능력<br>  – 원과 선 등 기본적 선을 매끄럽게 그리는 능력<br>  – 형태를 인식하는 것을 포함하는 글자의 지각(유사성과 차이점을 구별함)능력<br>  – 좌우식별, 글자와 단어의 이해, 인쇄체 언어에 대한 적응능력 |

<table>
<tr><td>쓰기와 관련된 수행 요소들</td><td>• 운동감각<br>• 운동 계획<br>• 눈과 손의 조절<br>• 시각적 운동 통합<br>• 손 조작<br>• 기타</td></tr>
<tr><td>쓰기 준비를 촉진하는 활동들</td><td>
<table>
<tr><th>쓰기 준비</th><th>활동들</th></tr>
<tr><td>손동작 조절 및 분리된 손가락 움직임의 촉진</td><td>• 엄지, 검지, 중지 끝 사이에 실리콘 플라스틱 찰흙(silly putty)이나 찰흙 공굴리기<br>• 핀셋으로 작은 물체(예 건포도) 집기<br>• 엄지손가락을 이용해 지퍼 백(Ziploc bag) 잠그기<br>• 엄지, 검지, 중지로 작은 치약 튜브 뚜껑 열기<br>• 손바닥에 있는 키를 손가락 끝으로 들어올리기</td></tr>
<tr><td>그림 그리기의 촉진</td><td>• 면도용 크림, 모래함, 페인트를 이용한 그리기(선과 모양을 그림)<br>• 칠판에 선과 모양을 그려 완성하기<br>• 사람, 집, 나무, 차, 동물 등의 그림 그리기와 색칠하기<br>• 단순한 그림과 미로 완성하기</td></tr>
<tr><td>좌우 구별의 촉진</td><td>• '호키 포키(hokey-pokey)' 놀이하기<br>• 물체를 좌우측으로 돌려 좌우 개념 훈련하기<br>• 칠판 위의 두 점을 선을 그어 좌우로 연결하기</td></tr>
<tr><td>인쇄체에 대한 이해의 향상</td><td>• 아동이 제시한 기준으로 그림 분류하기<br>• 아동이 좋아하는 주제(예 특정 장소, 좋아하는 음식)에 대해 책 만들기</td></tr>
</table>
</td></tr>
</table>

## 4. 연필 잡기의 과정(Pencil grip progression)

| | |
|---|---|
| 초보적 잡기의 특징 | • 도구를 한 손으로 잡음<br>• 손 전체로 잡기 또는 손가락 뻗어 잡기를 함<br>• 손바닥은 아래를 향함<br>• 어깨를 이용해 연필을 움직임 |
| 성숙한 잡기의 특징 | • 엄지, 검지, 중지 및 약지의 끝 마디로 연필을 안정화 시킴<br>• 손목은 폄 자세를 유지함<br>• 위로 향한 아래팔은 테이블 위에 놓임 |

| 성숙한 잡기의 종류 | 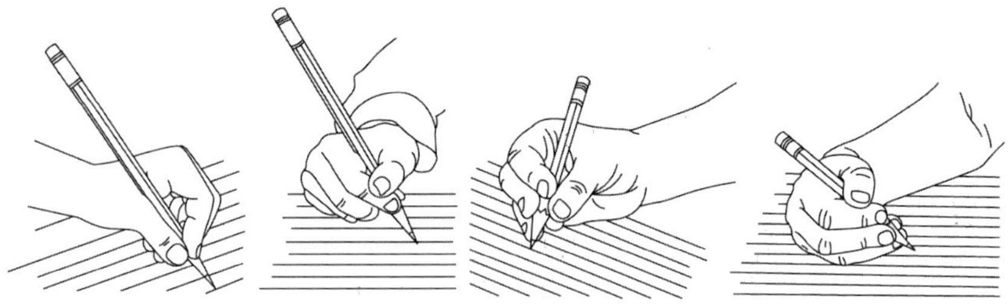<br>A B C D<br>**그림 12-1** 초등학생의 성숙한 연필 잡기. A, 동적 삼각 구도(dynamic tripod). B, 측면 삼각 구도(lateral tripod). C, 동적 사각 구도(dynamic quadropod). D, 측면 사각 구도(lateral quadrupod) |
|---|---|

## 12.3 쓰기 평가(Handwriting evaluation)

| 작업 프로파일 (Occupational profile) | • 아동의 배경을 알 수 있도록 제작됨<br>• 부모님, 교사의 면담을 통해 얻을 수 있음 |
|---|---|
| 면담(Interviews) | • 아동에게 중요하고 의미 있는 것을 치료사에게 알려줌<br>• 담당 교사는 치료사와 정보를 공유할 수 있음<br>• 필요한 질문들<br>– 학생의 관심은 무엇인가?<br>– 아동의 쓰기 작업이 또래아이들과의 차이점이 무엇인가?<br>– 어떤 쓰기 방법을 사용하였으며, 얼마나 오래 사용하였는가?<br>– 학생의 교과 과정은 무엇인가?<br>– 서투른 쓰기의 원인은 무엇인가?<br>– 학생이 쓰기 작업을 가장 잘 할 때는 언제인가?<br>– 쓰는데 방해 받는 것은 무엇인가?<br>– 글쓰기를 향상시키기 위해 어떤 시도를 하였는가?<br>– 학생 포트폴리오(portfolio)는 글쓰기 발달이 가능한가?<br>– 선생님에 대한 관심을 높이기 위한 다른 작업은 있는가? |

## 1. 작업수행 분석(Analysis of occupational performance)

| | |
|---|---|
| 쓰기평가의 내용 | • 문서 샘플 검사하기<br>• 교사, 부모, 다른 팀 등과 아동의 결과 논의하기<br>• 아동의 교육 기록 및 임상 기록 검토하기<br>• 자연스러운 환경에서 직접 관찰하기<br>• 실제로 쓰기를 평가하기<br>• 쓰기와 관련된 기능 및 가능성 평가하기 |

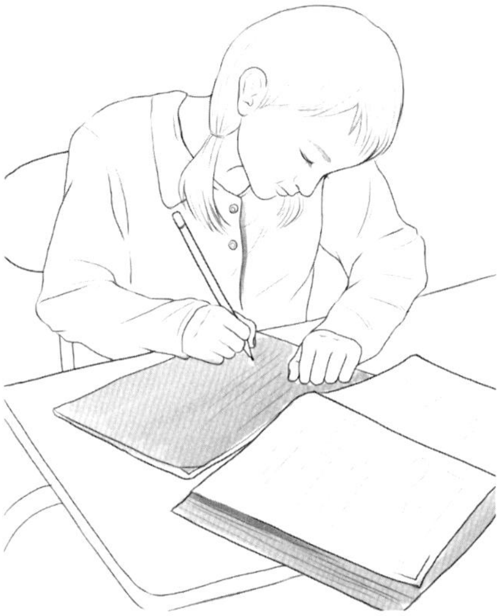

**그림 12-2** 쓰기 평가를 수행 중인 아동

# 12.4 쓰기 수행 평가(Measuring Handwriting Performance)

| | |
|---|---|
| 쓰기 영역<br>(Domains of handwriting) | • 다양한 쓰기 영역을 평가함<br>  – 어떤 작업에서 어려움을 겪고 있는지를 결정할 수 있음<br>• 내용<br>  – 숫자와 알파벳 쓰기<br>  – 대소문자 쓰기<br>  – 베끼기(copying) |

| | |
|---|---|
| 글자의 이해<br>(Legibility) | • 글자 이해의 본질적 목적<br>  – 아동이 쓴 글을 아동, 부모 또는 교사가 읽을 수 있는지의 여부를 보기 위해<br>• 글자 이해에 영향을 주는 5가지의 요소(Alston)<br>  – 부적절한 서체<br>  – 글자를 빼놓고 읽거나 첨가해서 읽기<br>  – 부적절하게 글자를 둥글게 만들기<br>  – 불완전한 글자 완성(closure)하기<br>  – 부정확하게 위/아래로 튀어나온 글자 |
| 쓰기 속도<br>(Writing speed) | • 쓰기 속도가 느릴 경우<br>  – 시간이 더 오래 걸림<br>  – 수행의 어려움을 느낌<br>  – 좌절감을 느끼게 됨<br>• 쓰기 숙제의 양 또는 과제의 복잡성이 증가할 경우<br>  – 쓰기 속도가 느려짐<br>  – 속도를 조절할 수 있는 능력이 필요함 |
| 인간공학적 요소<br>(Ergonomic factors) | • 쓰기 자세<br>• 상지(upper-extremity)의 안정성 및 운동성<br>• 연필 잡기 형태 |

## 12.5 쓰기 평가(Hand writing assessments)

| | |
|---|---|
| 개요 | • 표준화된 평가 도구<br>  – 객관적으로 측정할 수 있는 점수를 제공함<br>  – 아동의 진행 상황을 점검하는 데 도움을 줌<br>  – 전문가들 사이의 명확한 의사소통에 도움이 됨<br>• 평가도구의 사례<br>  – 아동 쓰기 평가 척도(Children's handwriting Evaluation Scale), 덴버 쓰기 분석, 미네소타 쓰기 테스트 등 |

| 쓰기 수행을 제한하는 요인들 (Factors restricting hand writing performance) | • 글을 만들어내는 아동의 능력(child's ability to produce text)을 방해하는 요소들<br>– 수행 기술<br>– 클라이언트 요소<br>– 수행 패턴<br>– 문맥 요인 |
|---|---|
| 임상적 추론 (reasoning ability) | • 아동 스스로 글을 쓰려는 노력을 관찰함<br>• 읽을 수 없는 쓰기, 왜곡된 점 등을 검사함<br>• 쓰기로 인한 아동의 의사소통 방해 요소를 확인함 |



## 12.6 수기 중재(Handwriting intervention)

### 1. 교정(Remedial) VS 보상적 접근법

| 교정 | • 특정 영역에서 학생의 기능적인 기술을 확립시킴 |
|---|---|
| 보상 | • 환경적 수정(modification)을 통해 기능을 향상시킴<br>• 사례 : 컴퓨터, 맞춤법 프로그램, 단축키, 단어예측 프로그램 등의 사용 |
| 기타 | • 일반적으로 교정과 보상적 기술이 동시에 사용됨 |

### 2. 협력적 중재 제공을 위한 치료 모델(Models of practice to Guide Collaborative Service Delivery)

| 작업치료사의 수행 내용 | • 중재 기술의 사용, 활동의 수정, 교실 환경에 대한 중재<br>• 교사 및 기타 주변 사람들과의 협력<br>• 의사소통 기술 향상을 위한 치료적 전략 수행<br>• 쓰기 문제를 가진 아동 및 주변 사람들에 대한 교육 및 훈련<br>• 중재 프로그램의 단계화 및 세밀한 관찰 |
|---|---|
| 신경학적 발달 (neurodevelopmental) 모델 | • 근육의 탄력을 조절하는 자세 수행하기<br>– 'hippity-hop' : 공에 앉아 있는 동안 점프하기<br>– 트램폴린(trampoline) 위에서 점프하기<br>• 교실에서의 활동<br>– 의자의 양쪽 측면 위에 손을 올려두고 'popcorn ride(튕기기)' 실시하기<br>– 학교 의자를 이용해 그림과 같이 팔굽혀펴기 수행하기 |

<table>
<tr><td>신경학적 발달<br>(neurodevelopmental)<br>모델</td><td>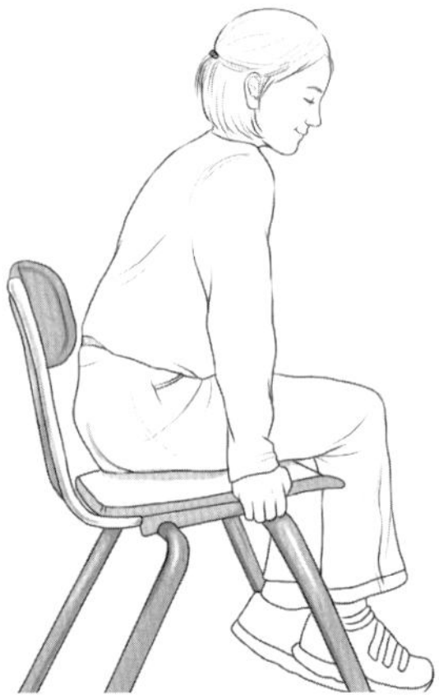<br>그림 12-3 학교 의자로 팔 굽혀 펴기를 하고 있음<br>• 쓰기 활동 전의 자세 및 활동<br>– 근육의 탄력도를 감소시킴<br>– 느리고 율동적인 악기의 비트에 따라 흔들기<br>– 안락한 쿠션의자 안으로 깊숙이 앉아 있기<br>– 몸을 나른하게 만드는 시각적 이미지(imagery) 운동에 참여하기<br>• 쓰기 활동 참여를 위한 준비 자세<br>– 그림과 같이 요가 자세(런던 브리지) 취하기<br>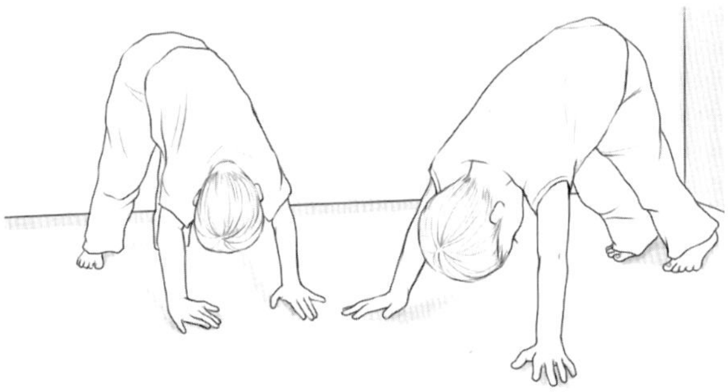<br>그림 12-4 요가 게임에 참여 중인 어린이들<br>• 새로운 운동 기술을 학습함<br>– 인지(cognitive), 연합(associative), 자동(autonomous)</td></tr>
<tr><td>감각운동<br>(sensorymotor)<br>모델</td><td>• 다양한 감각을 제공함<br>– 정보를 보다 효율적으로 통합할 수 있음<br>• 사례 : 여러 가지 쓰기 도구의 결과<br>– 펠트 펜을 사용할 때 쓰기 능력이 향상됨<br>– 분필, 유성 펜 등의 사용 시 더 많은 힘이 발생됨</td></tr>
</table>

<table>
<tr><td>감각운동<br>(sensorymotor)<br>모델</td><td>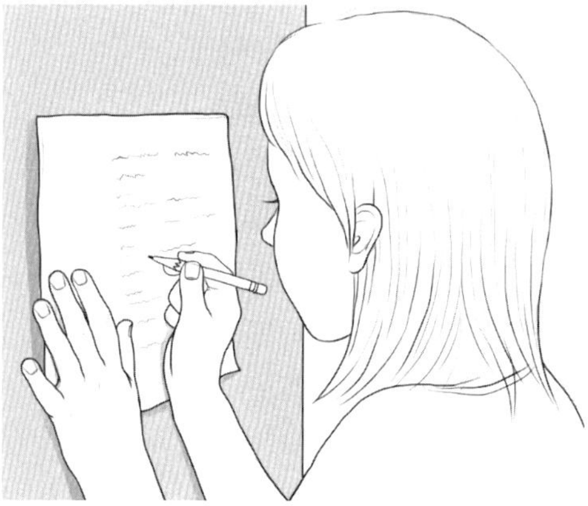<br>그림 12-5 아동이 수직면에서 과제를 수행하고 있음</td></tr>
<tr><td>생체역학적<br>(biomechanical)<br>모델</td><td>① 개념<br>• 환경에 따른 변화가 강조함<br>② 자세<br>• 앉은 자세가 강조됨<br>• 대안적인 자세로 선 자세와 엎드려 누운 자세를 권장할 수도 있음<br>• 학교에서 앉아 있는 자세를 중점적으로 다룸<br>③ 종이의 위치<br>• 아래팔 아래에 종이 놓기<br>• 쓰는 손의 아래팔과 나란히 놓이도록 종이를 비스듬하게 놓음<br>• 왼손잡이 학생의 경우 종이를 왼쪽으로는 비스듬하게 놓음<br>④ 연필 쥐기<br>• 넓은 원통형의 연필을 이용하는 것이 유리함<br>– 쓰기 시 근 긴장과 근 피로를 줄여줄 수 있음<br>• 다양한 보조도구 및 전략을 이용할 수 있음<br>– 쓰기도구를 쉽게 다룰 수 있도록 도움<br>⑤ 필기도구<br>• 교실에서 이용할 수 있는 도구만을 고려해야 함<br>• 아동 스스로 다양한 필기도구들을 선택할 수 있어야 함<br>– 어떤 필기도구가 가장 효율적이며 편안한지를 결정할 수 있음<br>⑥ 종이<br>• 환경에 따라 다양한 형태의 종이를 이용할 수 있음<br>– 일반적으로 초기에는 폭이 넓은 줄 노트를 이용함<br>– 쓰기 실력이 향상되면 폭이 좁은 줄 노트를 사용하기 시작함</td></tr>
</table>

<table>
<tr><td>정신사회적<br>(psychosocial)<br>모델</td><td>① 정신사회적 접근의 초점<br>• 자기조절(self controls)<br>• 극복기술(coping skills)<br>• 사회적 활동(social activities)<br>② 사회적 행동이 서툰 아동의 문제<br>• 눈 마주침의 어려움<br>• 부적절한 신체 접촉<br>• 타인에 대한 인사성 부족<br>• 언어 및 비언어적 단서에 대한 인지 부족<br>③ 사회적 관계를 개선시키는 기술들<br>• 집단에 대한 경험 제공하기<br>• 타인에게 인사하기<br>• 목소리의 톤과 성량 조절하기<br>• 부정적 피드백 받아들이기<br>• 개인 공간 유지하기<br>• 사과 주고 받기(accepting apologies)<br>④ 사회적 행동을 강화시키는 능동적 전략들<br>• 아동들 간의 신뢰와 응집력을 개발함<br>– 멤버들을 위한 로고, 이름 등을 만들어 주고 악수하기<br>• 명확하고 합리적인 규칙을 세워야 함<br>• 치료사는 일관적이고 친절하게 대해야 함<br>• 자연스러운 환경을 제공하며, 선택의 기회를 제공하며, 책임감 부여함</td></tr>
<tr><td>기타 사례</td><td>• 쓰기에 적절한 각도에 알파벳을 부착함<br>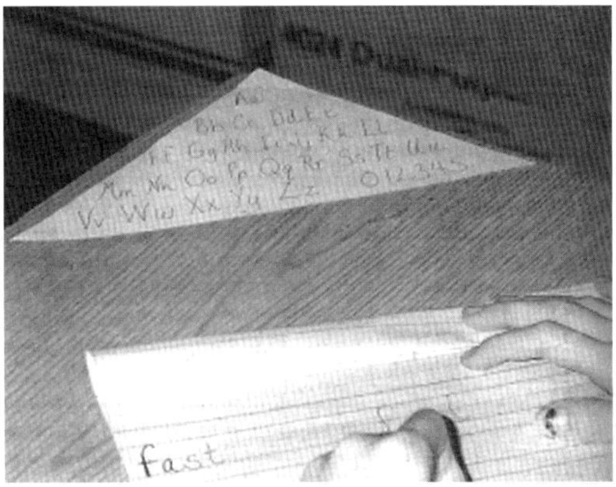<br>그림 12-6 알파벳 쓰기</td></tr>
</table>

OCCUPATIONAL THERAPY

13

C·H·A·P·T·E·R

# 수단적 일상생활 활동(IADL)과 지역사회 참여

꼭! 알고 넘어가기!!

- IADL의 정상 발달을 이해한다.
- IADL 기술의 확립과 중재방법들을 이해한다.
- IADL 관련 평가도구들을 이해한다.

## 13.1 IADL 발달

### 1. 청소년 후기(16~18세, Late adolescence)

| | |
|---|---|
| 청소년 후기 (Late adolescence) | • 자율성이 증가함<br>• IADLs과 지역사회 참여의 폭이 한층 넓어짐<br>• 많은 시간을 집밖에서 보내게 됨<br>• 음식 준비와 설거지하는 것을 돕고 자신의 세탁물을 관리함 |
| 신체적 기술 수준 | • 신체장애를 지닌 많은 청소년들의 IADLs과제와 지역사회 참여 기회가 제한되기도 함<br>• 보상과 환경 수정을 통해 많은 부분 가능해질 수 있음 |
| 행동적 문제 | • 확신의 부족, 의존성, 저하된 사회성 등<br>– 신체 장애인이 지역사회에서 활동을 수행하는 데 있어 영향을 받음 |
| 어린 나이에 후천적 뇌 손상을 지닌 청소년들 | • 종종 인지, 행동, 또는 IADL과 지역사회 참여와 관련된 사회성 기술이 손상됨<br>• 기억하고, 문제를 해결하며, 과제를 시작하고, 완수하며, 과제에 지속적으로 집중하고, 타인과 상호작용하는 데 있어 더 많은 도움을 필요로 함<br>• 후천적 뇌손상을 경험한 청소년들은 타인과의 상호작용과 집중이 필요한 대중교통 수단을 이용하기 위한 특별 지도와 도움을 필요로 할 수도 있음 |
| 자폐 스팩트럼 (autism spectrum disorder, ASD) | • 타인과의 상호작용이 요구되는 과제는 수행하기 어려움<br>– 건강관리에 도움이 필요한 것처럼 타인과 관련된 과제에서 더 많은 어려움을 드러냄<br>• 팀 스포츠와 같은 레저활동에 참여하고, 자원봉사 활동을 하며, 상점을 이용하는 것은 ASD를 지닌 청소년들에게는 도전적인 과제임<br>• IADL 과제와 지역사회 활동에 참여하는 것은 많은 장애 청소년들에게 어려운 문제임 |

※ 청소년 후기에 기대되는 IADLs과 지역사회 참여에 관한 가이드라인

| 수단적 일상생활활동과 지역 사회의 참여 : 청소년 후기(16~21세) | |
|---|---|
| 식사 준비와 설거지 | • 화력을 사용하는 조리 음식과 불을 사용하지 않은 음식을 계획하고 준비한다.<br>• 식기세척기에 그릇을 넣고 뺀다.<br>• 가스레인지, 오븐, 토스트기, 믹서기, 전자레인지, 식기세척기를 안전하게 작동한다. |
| 의사소통 수단 이용 | • 전화, 문서, 컴퓨터(웹캠, 이메일)를 통해 친구와 연락한다. |
| 지역사회 이동 | • 운전면허증을 취득할 수 있다.<br>• 다른 사람의 도움 없이 대중교통 수단을 이용한다. |
| 쇼핑과 금전 관리 | • 예산을 세우고 은행 업무를 본다.<br>• 필요한 물품을 구매한다. |
| 건강관리와 유지 | • 성숙한 건강관리자로 전환된다.<br>• 의약품을 관리하는 책임이 주어진다.<br>• 혼자서 다음 진료를 예약한다.<br>• 병력을 기록한다. |
| 안전과 응급상황 대처 | • 소화기 작동법을 안다.<br>• 화제 또는 응급상황에 대해 대처할 수 있다. |
| 가사 유지와 관리 | • 주택 선정에 관련해 조사한다.<br>• 부대 서비스와 지원되는 주거 옵션에 관해 조사한다.<br>• 가옥을 수리한다(예 전구를 갈고 퓨즈를 갈아끼움). |
| 지역사회의 참여 | • 비공식적인 레저 활동과 레크레이션 활동을 또래와 함께 계획한다.<br>• 레저 또는 운동 흥미에 적합한 지역사회의 청년/성인 대상 프로그램에 참여한다.<br>• 지역사회에서 파트타이머로 또는 자원봉사자로 일한다. |
| 의복관리 | • 자신의 의복을 스스로 세탁한다.<br>• 필요한 대로 의복을 수선한다. |
| 수행기술 | • 운동과 감각 기술이 잘 발달되어 있거나 적응되었으며, 필요시 수정할 수 있다.<br>• 심리적, 사회적, 인지적 기술이 좀 더 중요하다.<br>• 자신의 일과에 대해 더 많은 책임감을 가지게 된다. |

## 2. 청소년 초기(12~15세, Early adolescence)

| 청소년 초기<br>(Early adolescence) | • 타인을 돌보고, 자신의 세탁물을 관리하며, 화력을 사용한 간단한 음식을 조리하고 간식을 준비하는 것과 관련된 책임감이 증가됨<br>• 기술의 발달로 의사소통과 지역사회 참여의 기회가 더욱 확대됨<br>• 학교프로그램은 청소년의 독립성뿐 아니라 서로 도우며 일하는 능력이 수립되도록 구성되어 있음 |
|---|---|

| | |
|---|---|
| **장애 청소년 (신체적 장애/지적장애)** | • IADLs과 지역사회 참여와 자율성을 증진시키기 위해서는 더 많은 연습과 기회가 필요함<br>• IADL과 지역사회 과제에 대해 타인에게 부탁하거나 도움을 청하는 것이 어려움<br>• 인지/행동과 사회 기술의 저하가 자율성 발휘를 방해할 수 있음<br>• 여가 및 레크리에이션 활동에 참여하고자 하는 의지도 저하되어 있음 |
| **TBI 및 ASD를 지닌 청소년** | • 의사소통 장애와 강직(rigidity)의 문제<br>– 자원봉사 활동을 수행하거나 레크레이션 활동을 위한 교통수단 이용이 어려움<br>• 안전에 대한 인식 부족과 타인의 요구에 대한 이해가 어려움<br>– 어린 형제나 타인을 돌보는 것이 어려움<br>• 사고의 유연성이 부족하며, 한 방향만을 고집하는 성향이 강함<br>– 단체 하이킹과 같은 레크레이션 활동 시 타인을 힘들게 만들 수 있음 |

**※ 소년 초기에 기대되는 IADL과 지역사회 참여에 대한 가이드라인**

| 수단적 일상생활활동의 보상적 접근 | | |
|---|---|---|
| **클라이언트가 지니고 있는 일반적 난제** | • 보상적 전략 | • 적응 |
| **신체적 문제** | | |
| **관절 가동 범위의 감소** | • 제한된 자세에 맞추어 적절히 취하도록 한다.<br>• 과제를 변화시킨다.<br>• 도움 또는 상호 의존을 제공한다. | • 수표사용<br>• 안정된 좌석을 이용하여 기울어진 책상을 이용 한다.<br>• 인터넷뱅킹을 이용한다.<br>• 공동명의 통장을 이용한다. |
| **근력, 지구력 또는 기능적 이동성의 저하** | • 작업 단순화/에너지보존기법을 적용한다.<br>• 시간을 소단위로 나누어 작업하도록 시간을 관리한다.<br>• 최신의 에너지 절약 도구를 사용한다.<br>• 에너지를 최대한 아끼기 위해 과제를 세심히 계획한다. | • 쇼핑<br>– 스쿠터나 카트를 이용한다.<br>– 쇼핑시간을 최대한 줄이고 하루 중 가장 좋은 시간대를 결정한다.<br>– 리처나 다른 보조도구를 이용한다.<br>– 직불카드를 이용하여 요금을 지불한다.<br>– 쇼핑 항목을 계획하고 상점에서 가장 효율적인 노선을 결정한다. |
| **손 기능의 저하** | • 손잡이를 두껍게 한 도구나 보조 도구를 사용한다.<br>• 유니버셜 커프 또는 다른 손잡이 대용품을 이용한다.<br>• 미리 잘려진 또는 조제된 재료 또는 에너지 절약 도구를 구입한다. | • 음식 준비<br>– 적절한 도구를 사용한다.<br>– 필요한 경우 물품을 들어 올리지 않고 옆으로 밀어 움직인다.<br>– 미리 조리된 식품을 구입한다. |

(계속)

| 인지적 문제 | | |
|---|---|---|
| 안전 의식 저하 | • 안전과 관련된 규칙을 엄격하게 적용하며 의식을 강화시킨다.<br>• 주방에서 음식을 자를 때 안전 장갑과 같은 도구를 사용하도록 한다.<br>• 버디 시스템(사고를 방지하기 위해 둘씩 짝짓기 방식)을 이용한다.<br>• 안전 계획을 수립한다. | • 버스 이용<br>– 지시를 따르도록 한다.<br>– 친구와 함께 이동한다.<br>– 승차 전 버스가 완전히 멈추었는지 확인하는 버스 에티켓을 익히도록 한다.<br>– 안전과 관련된 요구사항에 대해 운전자에게 알린다.<br>– 비상연락 전화를 가지고 다니도록 한다. |
| 판단력과 의사결정력의 어려움 | • 계획 수립을 위한 개요 또는 조직적 체계를 제시한다.<br>• 결정에 대한 결과에 대해 역할 놀이를 실시한다.<br>• 행동하기 전 마음속으로 숫자를 세는 등 전략을 통해 충동성을 감소시킨다.<br>• 금전 사용에 대한 예산을 수립한다. | • 야외활동<br>– 소풍을 계획한다.<br>– 필요한 비용에 대해 예산을 세운다.<br>– 낯선 사람의 성희롱과 같은 현실적 시나리오로 역할놀이를 한다(집단 프로그램을 이용함).<br>– 성적 관심과 신체 이미지에 대해 토론한다.<br>– 결단력을 위해 현실적 시나리오로 적용한다. |
| 전반적인 인지력 저하 | • 과제를 단순화한다.<br>• 지시를 간략화하거나 사진 등을 이용한다.<br>• 필요한 정보를 반복적으로 제공한다.<br>• 소단계로 정보를 나누어 제시하고, 이를 클라이언트와 함께 연습한다. | • 요리<br>– 미리 조리된 식품을 선택한다.<br>– 그림을 이용하여 지시를 간결화 한다.<br>– 서랍마다 사진을 붙여 주방의 정리정돈을 유지하도록 한다.<br>– 과제를 소단계로 나누어 소그룹 형태의 활동을 한다. 필요한 개념을 강화시킨다. |
| **심리사회적 문제** | | |
| 사회적 의사소통에 참여하기 어려움 | • 할 이야기에 대해 미리 각본을 써서 사용한다.<br>• 역할 놀이를 실시한다. | • 영화 관람<br>– 영화 제목을 말하고 티켓을 구입하는 각본을 만들어 연습한다.<br>– 팝콘을 요청하고, 잡담을 자제하여 금전을 관리하는 활동을 연습한다. |
| 행동적 격발 | • 일과를 구조화한다.<br>• 긍정적인 행동 지지를 사용한다.<br>• 긍정적 행동을 강화한다.<br>• 심리이완기법을 적용한다. | • 금전관리<br>– 미리 정해진 주간 계획에 따라 재정상태를 검토한다.<br>– 격분하지 않고 재정을 검토할 수 있는 행동 강화체계를 마련한다.<br>– 이완을 위해 심호흡법을 실시한다. |
| 불안 | • 시간 전에 미리 준비한다.<br>• 역할 놀이를 실시한다.<br>• 심리이완기법을 적용한다.<br>• 필요하다면 감각다이어트를 적용한다. | • 몸 단장<br>– 면도(얼굴, 다리), 탈취용품/화장품을 사용한다.<br>– 일상적인 과정을 수립한다.<br>– 면도 전 촉각 브러싱을 적용한다.<br>– 단장하는 동안 상상요법을 적용한다. |
| 과도한 친근감 또는 경박한 행동 | • 적절한 한계를 익히기 위한 집단 프로그램을 이용한다.<br>• 긍정적 행동을 강화한다.<br>• 올바른 행동에 대해 역할 놀이를 실시한다.<br>• 의복에 대해 미리 점검한다. | • 댄스파티 참여<br>– 프로그램을 검토한다.<br>– 의복을 계획한다.<br>– 안전과 적절한 행동을 강화하기 위한 사회적 실화를 들려준다.<br>– 클라이언트의 수준에 맞는 성교육을 실시한다. |

## 3. 아동 중기(6~11세, Middle adolescence)

| 구분 | 내용 |
|---|---|
| 아동중기<br>(Middle adolescence) | • IADL과 지역사회 참여와 관계된 내용을 공식적으로 학습할 기회가 많지 않음<br>• 방과 후 활동, 지역사회활동, 학교활동, 가족활동<br>　– 미래의 독립적 지역사회 활동을 자연스럽게 준비해 나아갈 수 있음<br>　– 선택과 문제 해결의 기회를 제공하며, 자기결정권 및 사회적 기술을 개발할 수 있으며, 수행 역량을 발전시키는 기술과 흥미를 습득함<br>• 대부분 가족과 집안 내에서의 일상적 활동을 수행함<br>• 자전거를 타는 등의 일상적이고, 즉흥적 활동뿐 아니라 스포츠나 음악과 같은 공식적이고 계획된 지역사회 활동들도 포함됨 |
| 신체적/인지적/사회적 기능에 문제가 있는 경우 | • 장애 아동이 활동에 참여하기 위해 필요한 기술들을 습득하기 어렵게 함<br>• 다양한 환경 속에서 자신이 배운 것을 일반화하기 위해 특정 인지행동 전략들이 필요함 |

※ 아동 중기에 기대되는 IADL과 지역사회 참여 활동에 대한 가이드라인

| 수단적 일상생활활동과 지역사회의 참여 : 아동 중기(6~11세) | |
|---|---|
| 식사 준비와 설거지 | • 감독 아래 식기세척기에 그릇을 넣고 뺀다.<br>• 자신의 간식을 준비한다.<br>• 식탁을 차리고 깨끗이 치운다. |
| 의사소통 수단 이용 | • 전화, 이메일을 통해 친구와 연락한다.<br>• 전화에 응답하고 메시지를 전한다. |
| 지역사회 이동 | • 자전거를 타거나 롤러브레이드, 스쿠터를 이용하여 이웃집을 다닌다.<br>• 친구집, 비디오 상점 등을 가기 위해 부모님과 함께 교통수단을 준비한다.<br>• 감독 아래 대중교통 수단을 이용한다. |
| 쇼핑과 금전 관리 | • 저축성 예금을 가지고 있을 수도 있다.<br>• 가족 또는 보호자와 함께 쇼핑한다.<br>• 슈퍼마켓 선반에 있는 물건을 찾는다. |
| 건강 관리와 유지 | • 필요한 경우규칙적으로 약을 복용한다.<br>• 알레르기, 천식, 간질 등과 같이 판명된 건강문제에 대해 관리한다. |
| 안전과 응급상황 대처 | • 도움을 청할 곳 또는 안전한 곳을 말할 수 있다.<br>• 식품, 화제, 낯선이 등에 대한 안전의식을 지니고 있다. |
| 가사 유지와 관리 | • 자신의 물건을 치우고, 진공청소기를 이용하여 자신의 방을 치우고 청소한다.<br>• 쓰레기를 치우고 분리수거를 돕는다.<br>• 학교와 방과 후 활동에 필요한 물품을 준비한다. |
| 지역사회의 참여 | • 도움 하에 친구와 함께 레저 활동, 취미, 영화감상 등을 한다.<br>• 방과 후 프로그램, 지역센터 활동에 참여할 수 있다.<br>• 친구 또는 이웃을 방문한다. |
| 수행 기술 | • 운동 계획과 감각 운동 기술이 지속적으로 발달하고, 점차 정교해지며 문제 영역이 나타날 수 있다.<br>• 일상적인 활동을 규칙적으로 수행하기 시작한다. |

### 4. 유아기(3~5세, Preschool)

| | |
|---|---|
| 유아기 | • 보호자 또는 부모의 감독 아래 가정과 지역사회 활동이 이루어짐<br>• 가족과의 연계는 IADL과 지역사회 참여를 발전시킬 수 있는 근본이 됨<br>• 자유로운 놀이 활동을 통해 얻는 것<br>– 아동의 자신의 흥미를 발전시킴<br>– 무언가를 선택하는 능력의 개발<br>– 어떻게 나누어 쓰는지에 대한 방법의 개발<br>– 자신의 차례를 어떻게 기다려야 하는지에 대한 인식의 습득 |
| 장애아동의 연령과 기능적 능력 | • 아동과 청소년기의 IADL 및 지역사회 활동 참여에 많은 영향을 미침<br>• IADL 및 지역사회 참여<br>– 운동 및 처리 기술의 발달을 초래함 |

## 13.2 지역사회 참여와 관련된 개인적/환경적 영향 (Personal and environmental influences on IADL and community participation)

### 1. 개인적 영향(Personal influences)

| | |
|---|---|
| 개요 | • 활동 참여에 영향을 미치는 아동과 청소년의 내적 요인<br>– 흥미, 선호도, 동기 |

### 2. 환경적 영향(Environmental influences)

| | |
|---|---|
| 아동의 외적 요인 5가지 | ① 자연, 인공환경(물리적 환경)<br>② 지지 및 사회적 관계(사회적 환경)<br>③ 태도, 가지, 신념(문화적 환경)<br>④ 보조공학<br>⑤ 서비스 체계 및 정책 |
| 자연과 인공 환경 (물리적 환경) | ① 환경과 물리적 요인들의 예<br>• 소음, 채광, 온도, 지대, 군중 등<br>② 가정 내의 여러 장소나 물건으로의 접근성<br>• 가족 활동에서 아동과 청소년들의 참여를 지지함<br>③ 지역사회의 건물<br>• 신체장애 아동과 청소년들의 참여를 지원함 |

<table>
<tr>
<td>자연과 인공 환경<br>(물리적 환경)</td>
<td>
• 경사로나 엘리베이터가 없는 복층 건물은 방해 요인이 됨<br>
④ 환경<br>
• 신체적/감각적/인지적/지적 장애를 지닌 아동들에게 잠재적 장애물이 됨<br>
• ADHD, ASD, 지적장애를 지닌 아동들<br>
– 폭발적 행동, 불안, 공격을 유발할 수 있음<br>
• 신체 장애인의 균형, 이동성, 의사소통을 방해할 수 있음<br>
– 사회 참여를 제한함<br>
• IADL 참여를 위한 사회적 환경<br>
– 장소에 따라 매우 다양함(예 학교, 집, 지역사회, 직장, 집)<br>
⑤ 지지 및 사회적 관계(사회적 환경)<br>
• IADL 및 지역사회 활동의 참여에 영향을 주는 아주 특별한 요소임<br>
• 가정에서의 지지<br>
• 가족 구성원으로서의 참여에 긍정적 영향을 줌<br>
• 아동에게 집안일을 배울 수 있도록 기회를 제공함<br>
• 과제 수행의 모델링이 될 수 있음<br>
⑥ 일반 아동과 함께 하는 지역사회 프로그램<br>
• 긍정적 요인<br>
– 장애인의 지역사회 참여를 지지함<br>
• 부정적 요인<br>
– 사회적 낙인, 괴롭힘, 무시 등이 장애 아동들에게 또 다른 장벽을 만들 수 있음<br>
⑦ 보조공학(assistive technology)<br>
• 장애아동과 청소년의 IADL 및 지역사회 활동을 지원하기 위해 자주 사용됨<br>
• 보조공학 및 온라인 정보<br>
• 타인과 연락할 수 있는 기회를 제공함<br>
• 여러 가지 관련 정보들을 온라인상에서 얻을 수 있음<br>
• 장애 지원 단체의 웹사이트에서 멘토링을 제공함<br>
⑧ 장애 아동과 청소년의 통합을 촉진하는 서비스 체계<br>
• 사례<br>
– 보조도구와 대중교통 수단 서비스 프로그램<br>
– 통합 사후 관리(aftercare)<br>
– 레크리에이션 프로그램<br>
• 서비스와 관련된 정책/규칙/규범<br>
– 장애인들이 최상의 사회 참여를 할 수 있는 접근성과 가능성을 제공함
</td>
</tr>
</table>

# 13.3 IADL 및 지역사회 참여에 관한 평가 (Evaluation of IADL and community participation)

- IADL 및 지역사회 참여에 관한 평가
  - 다양한 방법을 조합하여 실시됨
    → 관찰, 면접, 도구/질문지, 수행측정, 흥미 체크리스트, 의무기록 검토 등

## 1. 팀 평가(Team evaluations)

| | |
|---|---|
| 팀 평가가 시행되는 경우 | • 학교에서 청소년의 전환 계획을 수립 할 때<br>• 의료적 문제로 인한 입원 이후 학교로 돌아오고자 할 때 |
| 팀 평가의 개요 | • 의료시설 또는 정신과 시설에서 시행됨<br>• 의료 재활 시설의 평가 사례<br>– 학교나 집으로 돌아가기 위해 필요한 IADL 평가<br>– 지역사회 참여에 대한 평가<br>• 지역사회 체계 서비스의 한 부분이 됨 |
| 팀 구성원 | • 아동, 보호자, 작업치료사, 물리치료사, 언어치료사, 의사, 간호사<br>• 위탁 양육시설에서 자란 청소년들<br>– 사회복지사, 양부모, 입양된 아동, 소아과의사, 작업치료사 |

## 2. 결과 측정(Measurement of outcomes)

| | |
|---|---|
| The Vineland Adaptive Behavior Scales Ⅱ (VABS Ⅱ) | • 가정(IADL)과 지역사회 기술을 측정하기 위해 가장 많이 사용하는 표준화 도구<br>• 그 개인에 대한 정보를 제공하며, 시간의 흐름에 따른 변화 추이도 평가할 수 있음 |
| VABS | • 지적 장애인 및 ADHD 아동들에게 주로 사용됨 |
| The Assessment of Motor and Process Skills(AMPS) | • 표준화된 도구<br>• 아동의 진전에 대한 변화 민감도가 높음 |
| The Children and Adolescent Scale of Participation (CASP)과 Life Habits Questionare(LIFE-H) | • 가정, 학교, 지역사회에서의 참여를 측정하는 도구<br>• 래쉬 분석(Rasch analyses)을 바탕으로 사회 참여의 제한 정도를 연속선상의 정보로 제공함<br>• 연령대에 따른 정보를 제공 받을 수는 없음<br>• 관점의 차이를 비교하기 위해 넓은 대상 범위를 지님<br>– 아동 또는 청소년뿐 아니라 보호자 및 교사를 통해서도 평가할 수 있음 |

<table>
<tr><td rowspan="2">The Children and Adolescent Scale of Participation (CASP)과 Life Habits Questionare(LIFE-H)</td><td>CASP</td><td>① 개요<br>• TBI 아동을 대상으로 한 프로그램 결과를 측정하기 위해 사용됨<br>② 구성<br>• 학교, 집, 지역사회에서 아동과 청소년의 참여 정도를 측정하는 20개의 항목으로 구성<br>③ 활동의 예<br>• 가정에서의 집안일, 책임감, 기대치 등<br>• 이웃 또는 지역사회에서 친구와 함께하는 사회적 활동, 쇼핑 등<br>④ 평가<br>• 가족 또는 보호자는 아동의 참여를 같은 연령의 일반 아동과 비교함<br>• '연령 기대치에 맞게 수행함'에서부터 '전혀 수행할 수 없음'에 이르는 4점 척도로 구성됨<br>⑤ 기타<br>• TBI 아동이 퇴원 이후 자신의 집, 학교, 지역사회로 복귀하여 통합하고자 할 때 지속적인 중재 관심사를 어디에 두어야 할지를 밝히는 데 유용함</td></tr>
<tr><td>LIFE-H</td><td>① 개요<br>• 신체장애, TBI, 발달장애를 지닌 5～13세 아동들의 사회 참여에 대한 정보를 얻을 수 있음<br>② 측정<br>• 참여의 정도<br>• 정상발달을 보이는 또래에 대한 기대치와 비교하여 요구되는 도움의 정도와 만족도를 측정함<br>• 10점 척도로 결과를 나타냄</td></tr>
<tr><td>The Children Helping Out : Responsibilities, Expectation, and Supports(CHORES)</td><td colspan="2">① 개요<br>• 가정일과 여러 IADLs의 참여에 관한 정보를 제공함<br>• CHORES의 가정일<br>• 가사일 뿐만 아니라 타인을 돌보는 것도 포함됨<br>② 가정일<br>• 자기관리<br>– 결과가 주로 개인에게 영향을 미치는 것<br>예 자신의 옷을 정리하거나 자신이 먹을 음식 준비하기<br>• 가족 관리<br>– 결과가 주로 타인에게 영향을 미치는 것<br>예 애완견을 돌보고 식사 준비하기</td></tr>
</table>

| | |
|---|---|
| The Children Helping Out : Responsibilities, Expectation, and Supports(CHORES) | ③ CHORES의 점수<br>• 시간경과에 따른 개인의 변화를 알아볼 수 있음<br>• 변화 측정<br>– 수행하게 된 과제의 수<br>– 가정일을 수행할 때 필요한 도움의 정도 |
| Canadian's Occupational Self Assessment(COSA) | ① 개요<br>• 집, 학교, 지역사회에서의 활동참여에 대한 중요성과 적성에 대한 아동의 관점을 측정함<br>② 점수<br>• 얼굴 그림과 별로 표시된 4점 척도로 구성됨<br>• 자신의 적성과 자신이 생각하는 활동의 중요성에 대해 점수를 매김<br>③ IADL 항목의 사례<br>• 허드렛일 하기<br>• 자신을 위한 물건을 구입하기 위해 금전을 이용하기 |
| Transition Daily Rewards and Worries Questionnaite (TDRWQ) | • 어른의 세계로 옮겨가고 있는 청소년의 관심사와 보호자의 신념을 측정하는 도구<br>• 4가지 하위 단계를 통해 28가지 항목을 측정함<br>– 긍정적 미래에 관한 태도, 지역사회의 자원, 경제적 독립 정도, 가족 관계<br>• 부모나 보호자는 '매우 그렇다'에서 '매우 그렇지 않다'에 이르는 5점 척도로 각 항목들을 평가함 |

## 13.4 중재 계획 및 실행(Intervention planning and implementation)

| | |
|---|---|
| 중재의 방향 | • 긍정적인 사회적 경험을 위한 자기결정권을 증진시킴<br>• 일상적인 생활에서 긍정적인 자존감을 촉진 및 강화시킴<br>• 심리사회적 기술과 지역사회 참여를 기반으로 하는 중재 |
| 성인으로 전환하기 시작하는 청소년들 | • 작업치료의 목표<br>– 독립적인 삶으로의 전환<br>• 전환 계획<br>– 도움을 받던 가정환경에서 지역사회로 옮겨가는 연속적인 과정이 내포되어야 함<br>– 장애 청소년 및 위험 요인을 지닌 청소년들을 위해 일반 학생보다 더 세심한 계획 및 중재와 지원이 필요함 |

| | |
|---|---|
| 학교 작업치료사의 역할 | • 자기 관리 또는 기능적 이동의 문제를 지닌 아동들<br>– 독립적인 삶을 위해 필요한 기술들을 습득할 수 있는 기회들을 조성해줌<br>• 작업과 정체성 간의 중요한 연관성을 이해시킴<br>• 평생 장애를 안고 살아가야 하는 청소년들을 위한 역할<br>– 긍정적인 장애 정체성을 형성시킴<br>– 안전하고 독립적인(또는 상호의존적인) 작업 참여를 이끌어냄 |

## 13.5 중재 모델과 전략(Intervention models and strategies)

| | |
|---|---|
| 클라이언트 중심의 중재 (Client-Centered intervention) | • 자기결정권의 강화를 통한 독립성의 증진<br>– 중재 계획, 문제해결, 선택결정 단계에 클라이언트를 포함시킴<br>• 청소년 및 가족과 함께하는 협력적인 결정을 기본으로 함<br>– 작업 수행의 증진을 이끌어낼 수 있는 유합 관계를 형성할 수 있음<br>– 아동 또는 청소년과 함께 하는 프로그램 영역에서 적용할 수 있음 |
| 적응/보상 (Adaptation/ Compensation) | • 장애인들의 IADL과 지역사회 참여를 위해 자주 사용됨<br>• 환경, 과제, 또는 사람의 적응/보상을 통해 이루어짐 |
| 콘텍스트리즘 (Contextualism) | • 자연스러운 물리적, 사회적 환경을 강조하는 이론<br>– 클라이언트 스스로 관찰하고, 모방하고, 연습할 수 있는 기회를 제공하므로 아동의 발달을 향상시킬 수 있음<br>• 자연스러운 환경을 통해 이루어지는 접근들을 의미함 |
| 지지적 환경 (Supported inclusion) | ① 가정<br>• 작업치료사의 역할<br>– 가족 레저와 가정 내 활동에 장애 아동을 포함시킬 수 있는 방법에 대해 가족들과 상의함<br>– 가족들에게 도움을 제공함<br>→ 가족들이 아동의 수준에 맞는 기술들을 사용할 수 있음<br>→ 적절한 시기에 관련 기술들을 성취해야 하는 인식을 제공함<br>• 가정에서 학습되는 기술들<br>– 일반전화와 휴대전화를 이용하기, 건강 및 금전 관리하기, 타인에게 접근하고 안전한 상호관계를 유지하기, 대중교통 수단 이용하기 등 |

<table>
<tr><td>지지적 환경<br>(Supported inclusion)</td><td>② 지역사회<br>• 작업치료사의 역할<br>– 작업치료사는 아동과 청소년의 지역사회 참여 증진을 주장해야 해야 함<br>– 아동이 전화를 사용하는 법, 금전 관리, 대중교통 수단의 이용법 등을 가족과 교사들에게 인식시켜주어야 함<br>– 학교와 지역사회에서 점진적이고 계획적인 활동들을 통해 청소년들의 신체적, 인지적, 사회적 기술을 증진시킴<br>• IADL과 지역사회 참여 활동<br>– 요리, 설거지, 쇼핑, 양육, 그리고 대중교통 수단 이용과 같이 복잡하고 동적인 활동들<br>– 클라이언트에게 의미 있는 환경 내에서 적용되어야 함<br>– 사교적이고 의미있는 과제를 선택하고, 사회화의 중요성에 부합하는 활동들이어야 함</td></tr>
<tr><td>클라이언트<br>중심의 환경/경험<br>(Client-centerd<br>Ecological/Experiential)</td><td>• 작업치료사는 성인기에 접어드는 장애 청소년과 그 가족들을 지원하기 위한 포괄적 체계 프로그램을 사용해야 함<br>• 자기 결정권의 증진이 필요함<br>– 생활 기술, 사회 기술, 그리고 학업을 통해 촉진됨<br>– 화장, 장신구, 유행에 걸맞는 복장 갖추기 등을 통해 IADL 기술 및 자기강화(self-empowerment)를 증진시킴<br>– 학내 활동, 레크레이션, 스페셜 올림픽, 스포츠, 육상 활동 등을 통해 기술, 사회 참여, 그리고 사회화를 증진시킴</td></tr>
<tr><td>능력과 성공의 초점<br>(Focus on ability<br>and success)</td><td>① 자신의 손상에 대해 익숙한 클라이언트<br>• 자신의 장점과 능력을 강조하는 것이 청소년 시기가 매우 중요함<br>② 주요 전략<br>• 어려워하는 것으로부터 환경을 변화시켜 줌으로써 성공을 유도함<br>• 안전하고 신체적으로 간단한 과제로 IADL을 시작함<br>• 유사한 장애를 지닌 청소년을 스스로 비교하면서 용기를 얻을 수 있음<br>• 청소년기에 장애에 대한 정체성과 자존감이 수립됨</td></tr>
<tr><td>성적 관심 및<br>신체상 통합<br>(Incorporation of<br>sexuality and<br>body image)</td><td>① 청소년의 성장<br>• 청소년들은 신체적, 심리적 발달을 겪게 됨<br>• 작업치료사는 성인으로 성장하는 과정을 긍정적으로 지지해주어야 함<br>• 외모에 대한 관심을 인식하고 받아들여야 함<br>– 아동과 청소년들에게 자부심을 북돋아주어야 함</td></tr>
</table>

| | |
|---|---|
| 성적 관심 및 신체상 통합 (Incorporation of sexuality and body image) | ② 기타<br>• 남녀는 서로 다른 옷 입기와 몸단장의 차이가 있고, 새로운 개인위생의 욕구를 지니게 됨<br>• 장애 청소년들 역시 일반 청소년들과 동일한 호르몬의 변화를 경험한다는 것을 이해해야 함<br>• 작업치료사는 청소년들의 전형적 발달 측면과 작업적 수행 영역에 대한 조언을 제공해야 함 |
| 긍정적 미래에 대한 멘토링과 역할 모델링 (Mentoring and role-modeling a positive future) | ① 개요<br>• 독립적인 삶에 대한 희망적 미래를 제시함<br>• 직업프로그램을 통해 긍정적인 미래를 심어줌<br>② 장애 청소년들<br>• 지역사회 내에서 자신의 일을 통해 성공한 역할 모델을 보여줌<br>• 가족들과 함께 일터나 그룹 홈 방문을 통해 긍정적인 미래를 심어줌<br>③ IADL 및 지역사회 참여 기술의 개발<br>• 장애에 대한 관점과 긍정적 자존감을 증진시키는 데 유용함<br>• 유사한 장애를 지닌 청소년들의 자신감을 증진시킴<br>• 장애 아동들에게 긍정적인 역할 정체성을 심어줄 수 있는 활동을 개발해야함 |
| 장애를 지닌 청소년을 위한 통합 프로그램 구성하기 (Inclusive programming for youth with disabilities) | • 장애 아동 및 청소년들의 통합 활동<br>– 유사한 능력을 지닌 이들과 접할 수 있는 기회를 갖도록 다양한 환경을 제공함<br>• 장애에 대한 정체성을 바르게 인식할 수 있음 |
| 사회 기술 훈련 (Social skills training) | • 목적<br>– 지역사회 내에서의 참여와 의사소통을 증진시킴<br>– 사회적 참여가 부족한 아동의 능력(예 의사소통 기술, 문제 해결, 감정 인식)을 개발함 |
| 지원 단체 (Support groups) | • 비슷한 연령과 장애를 지닌 참가자들로 구성된 단체는 전략적으로 매우 유용한 환경이 됨<br>• 지역사회 연계를 형성하는 단체는 장애 청소년이 성인기로 전환하는 시기에 매우 중요한 요소가 됨<br>• 부모, 교사, 치료사, 지역사회 기관으로 구성된 네트워크는 장애를 지닌 클라이언트가 성인기로 접어드는 과정에 촉진제 역할을 함 |

OCCUPATIONAL THERAPY

14

C·H·A·P·T·E·R

# 기타

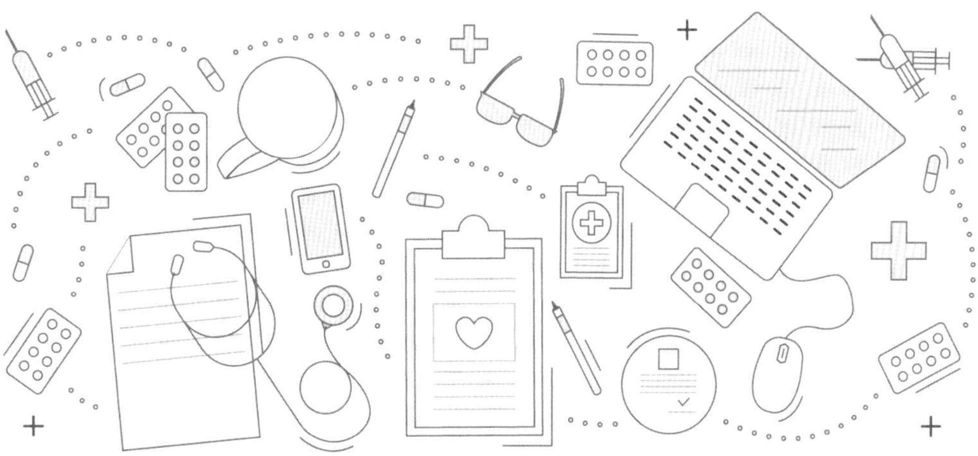

꼭!
알고 넘어가기!!

- 아동의 놀이 유형을 이해한다.
- 행동 수정 기법을 학습해야 한다.
- 행동 증가 기법을 이해해야 한다.

## 14.1 아동의 놀이

### 1. 평행 놀이(parallel play)

| 평행 놀이 | • 심리발달의 개념에서 시작됨<br>• 교류 없이 옆에서 노는(playing side by side) 아동을 의미함<br>• 2~3세 아동들에게 나타남 |
|---|---|
| 나이와 놀이 | • 더 어린 아동들의 경우 혼자 노는 경향을 지님<br>– 단독놀이(solitary play)<br>• 나이가 더 많은 아동들은 다른 아동들과 교류하며 놀이를 함<br>– 협동놀이(cooperative play) |

### 2. 놀이 유형(by parten)

1) 놀이를 통해 사회적 수준의 발달을 설명함
2) 사회적 놀이발달의 유형을 보여줌
3) Parten이 6가지 사회적 놀이 발달을 정의함

| 비몰입 행동<br>(Unoccupied behavior) | • 0~1.5세 아동에게 나타남<br>• 비참여 행동이라고도 함<br>• 아동이 놀이를 하는 것처럼 보이지 않고 일시적으로 일어나는 흥미로운 일에 집중함<br>• 유아와 어린 학령전기 아동들에게 일반적이지만 모든 연령에서 나타나는 현상임<br>예 – 누워서 모빌을 바라보기<br>– 누워서 자신의손 응시하기<br>– 장난감 만지작거리기<br>– 가만히 앉아 그냥 주변을 둘러보는 행동 |
|---|---|

| | |
|---|---|
| **방관자적 행동**<br>**(Onlooker behavior)** | • 1.5~2세 아동들에게 주로 나타남<br>• 친구들이 노는 것을 관찰하는 행동을 말함<br>• 아동은 다른 아동들이 노는 것을 지켜보면서 말을 걸거나 질문이나 제안을 하지만 그 놀이에 참가하지는 않음<br>• 아동은 일어나는 모든 것을 듣기 위해 놀이집단에 가까이 있음<br>• 대부분 유아에서 전형적이지만 낯선 환경에 있을 때는 나이든 아동에게서도 나타남<br>예 – 놀이에 직접 참여하지 않으며 친구들의 놀이 행동을 지켜봄 |
| **단독놀이**<br>**(Solitary play)** | • 2~2.5세 아동에게 나타남<br>• 다른 아동과 함께 같은 공간에 있지만 서로 다른 놀이감을 가지고 놀고 사회적 상호작용을 거의하지 않는 놀이 형태임<br>예 – 옆에서 놀고 있는 친구와 그 놀이에 관심을 가지지 않고 대화도 없이 자신의 놀이에만 몰두함<br>– 아동은 혼자서 주위의 다른 아동이 사용하는 것과는 다른 장난감을 가지고 놈<br>– 다른 아동이 하는 것에 관계없이 자신의 행동만을 수행함<br>• 유아에게는 일반적이지만 그 환경에 친숙하지 않은 나이든 아동에게도 나타남 |
| **평행놀이**<br>**(Parallel play)** | • 2.5~3.5세 아동들에게 나타남<br>• 같은 공간에서 서로 비슷한 놀이를 하지만 서로간의 상호작용은 없이 자신의 놀이를 하는 형태임<br>• 함께 같은 공간에 있는 것을 의식하고 좋아하지만 놀이를 통한 교류는 하지 않음<br>• 아동은 독립적으로 놀지만 선택한 그 활동이 자연스럽게 다른 아동들과 섞임<br>• 주위의 아동과 비슷한 장난감을 가지고 놀지만 가까이에 있는 아동의 활동에 영향받으려고 하지 않음<br>• 다른 사람들이 있는 것을 알지만 서로 간섭하지 않음<br>• 전형적으로 유아기 동안에 일어남<br>예 – 함께 블록놀이를 하지만 자신의 놀이에만 몰두함<br>– 같이 있지만 자신이 원하는 것을 만드는 것에만 집중함 |
| **연합놀이**<br>**(Associative play)** | • 3.5~4.5세 아동에게 많이 관찰되는 놀이 형태임<br>• 학령전기와 초기 학령기에 일반적임<br>• 친구들과 함께 같이 놀면서 대화하고 장난감을 빌려줌<br>– 장난감을 공유하며 친구의 놀이에 참여함<br>• 사회성이 발달된 놀이유형임<br>• 일의 구분이 없고 집단 목표나 활동에 관한 조직이 없음<br>– 함께 어울여 노는 놀이를 의미함 |

| | |
|---|---|
| **연합놀이**<br>(Associative play) | 예 - 블록놀이를 함께하여 집 만들기<br>- 놀이동산 함께 꾸미기<br>- 다른 아동과 함께 놀고 그들이 노는 것에 관해 이야기하기<br>- 놀이 재료를 빌려주고 빌리기<br>- 서로 유사한 물건들을 가지고 따라하기 |
| **협동놀이**<br>(cooperative play) | • 4.5세 이상의 아동들에게 흔히 나타나는 놀이의 형태<br>- 학령기 아동들에게 전형적으로 나타남<br>• 목적을 달성하기 위해 조직화된 잡단에서 놀이를 함<br>- 어떠한 활동을 목표로 정하여 각자 역할분담을 하며 조직적으로 놀이가 진행함<br>- 함께 어울려 조직화된 놀이를 하며, 공통된 관심사로 역할분담, 목표, 리더 등이 있음<br>예 - 무엇을 같이 만들거나 형식적인 게임놀이를 함께하기<br>- 규칙적인 게임 속에서 다른 팀과 경쟁하기<br>- 무엇을 만들기 위해 각자의 역할 분담하기<br>- 연극활동과 같은 역할 분담 |

## 14.2 행동치료(행동수정) 기법

### 1. 행동 감소 방법

| | |
|---|---|
| **벌** | • 원치 않는 행동을 소거시키기 위해 치료자가 사용하는 조작적 조건화의 중재전략<br>• 바람직하지 않은 행동의 결과에 대해 불쾌하거나 혐오스런 자극을 제공하는 것<br>• 스키너<br>- 벌은 그것이 암시하는 것처럼 그렇게 효과적인 것은 아니라고 믿음<br>- 단지 반응 경향을 감소시킬 뿐이라 믿음<br>• 벌이 소거되면 행동은 다시 일어남<br>• 부정적인 면<br>- 분노나 우울증 같은 부정적인 정서반응을 일으킬 위험이 따르기도 함<br>• 바람직한 벌의 사용<br>- 벌을 사용하려면 긍정적 강화와 결합시켜 사용해야 함 |

<table>
<tr><td>소멸</td><td>• 과거에 유지되어 왔던 행동을 제거하기 위해 강화를 시키는 절차임<br>• 사례<br>– 수업에 지장이 생겨 특정 아동이 손을 들어도 무시하고 지명을 하지 않기<br>→ 아이는 관심을 끌기 위해 당분간 더 심하게 행동을 하더라도 지속적으로 무시하게 되면 마침내 관심을 끄는 행동을 포기하게 됨<br>• 효과적인 소멸<br>– 일반적으로 잘못된 행동에 대해서 무시하면서 대체적 행동에 대해서는 보상하는 등의 방법을 쓸 때 효과적임<br>– 적절한 상황만 조성되면 복합적으로 여러 잘못된 행동을 감소시킬 수 있음<br>예 자기 비하 행동, 자기 과시 행동, 남의 험담을 하는 행동, 논쟁, 언어적 학대, 불평불만 등의 행동이 동시에 감소될 수 있음</td></tr>
<tr><td>타임아웃(격리)</td><td>• 긍정적 강화로부터 격리하는 기법<br>– 긍정적 강화의 기회가 부정된다면 목표행동의 빈도가 감소될 것이라는 가정<br>• 예 교실에서 파괴적인 아동<br>– 강화인자(다른 사람이나 또는 즐거움)가 제공되는 상황에서 분리시킴<br>– 소란을 피우는 아동을 다른 아동으로부터 격리시킴<br>→ 복도로 내보냄, 구석에 서있게 함 등<br>• 잠시만 적용해도 극적인 효과를 거둘 수 있음<br>• 다른 기법보다 덜 혐오적이지만 주의깊은 관심과 부모, 교사 등의 일관성 있는 관심이 필요함<br>• 기타<br>– 공격성, 난폭성, 그리고 자기파괴 행동을 관리하는 데 유용하게 사용할 수 있음</td></tr>
<tr><td>반응대가</td><td>• 잘못된 행동이 일어날 때 종전에 보상했거나 것을 상실하게 만드는 것<br>• 소거와의 차이<br>– 소거는 행동이 발생하면 보상을 주지 않고 취소하는 데 반해서 반응대가는 이미 주어진 보상을 박탈하는 기법임<br>• 바람직한 행동이 일어날 경우에는 박탈된 보상을 다시 되돌려 줄 수 있음<br>• 조그마한 양의 보상을 주는 경우도 있음<br>예 한 차례의 잘못을 저질렀을 때 휴식시간 중 2분을 뺌<br>• 토큰방법이나 점수 방법을 혼용하는 것이 바람직함<br>– 바람직하지 못한 행동 때문에 휴식 시간을 활용하지 못하지만 다른 행동을 잘했을 때 토큰을 받아 상쇄한다든지 하는 경우</td></tr>
</table>

| | |
|---|---|
| 차별적 강화(DRO) | • 행동특성에 따른 차별적 강화<br>- 행동의 특성에 따라 어떤 행동을 선별적으로 강화하는 것을 말함<br>• 예 아동이 화를 내고 옆의 아이를 때리는 행동이 30분 간격으로 일어남<br>- DRO절차는 또다시 다른 아이를 때리는 행동이 일어나기 전 20~30분 사이에 강화를 함<br>- 만약 30분 내에 때리는 행동이 다시 일어나지 않을 경우 칭찬을 함<br>→ 즉시 강화를 해주고 또 다른 간격을 설정해야 함<br>• 대상<br>- 잘못된 행동을 감소시키는 데 효과적인 방법<br>- 자해행동, 과잉행동, 싸움을 하는 행동, 손가락 빠는 행동, 크게 소리치는 행동, 파괴적 행동 등에 효과적임 |

## 2. 행동 증가 방법

| | |
|---|---|
| 가르침 | • 언어적 지시나 학습, 그리고 기술 등을 의미함 |
| 상황변화 | • 행동이 일어난 상황은 행동에 지대한 영향을 줌<br>- 상황에 따른 아동행동의 변화와 차이를 인식해야 함<br>• 예 교회에서의 행동과 놀이터에서의 행동은 다른 아이<br>- 부모와 교사들은 상황 변화에 따른 아동의 행동 변화의 범위가 다양하며 이러 행동변화 과정에 가정과 학교환경이 매우 중요하다는 것을 인식해야 함 |
| 모델링 | • 아동들의 행동변화는 타인의 행동을 관찰함으로써 이루어지는 경우가 많음<br>- 이러한 모델링은 아동들이 행동을 모방함으로써 이루어지는 데 바람직한 행동이든 바람직하지 못한 행동이든 간에 아동의 행동은 모델링의 대상을 통해 습득하게 됨<br>• 모방 행동을 하기 쉬운 경우는 모델의 행동을 모방하는 경우<br>- 보상을 받을 수 있는 경우<br>- 모델의 행동을 지각함으로서 강화를 받을 수 있는 경우<br>- 처벌을 회피할 수 있는 경우<br>- 자신과 모델이 유사하다고 느끼는 경우 |
| 토큰법 | • 스키너의 강화원리를 포함함<br>- 조작적 조건화의 원리를 적용시킨 행동주의의 기법<br>• 직접적으로 강화인자를 쓰는 대신에 후에 내담자가 원하는 다양한 물건과 교환할 수 있는 토큰을 보상으로 제공하는 것<br>- 토큰이라는 강화인자를 갖고 적응행동을 발달시키려는 목적을 가짐 |

| 토큰법 | • 칭찬이나 다른 무형의 강화인자를 쓸 수 없을 때의 행동수정에 적용됨<br>• 토큰 사용을 통한 이득<br>– 토큰은 적절한 행동과 보상간의 지연을 감소함<br>– 토큰은 어떤 행동을 변화시키는 강력한 동기인자로 작용함<br>– 토큰은 긍정적 강화인자임<br>– 토큰은 번 토큰은 어떻게 사용할까 하는 것을 생각할 기회를 줌<br>– 토큰은 치료자와 내담자의 도덕성을 증가시킴<br>– 토큰은 사회적 강화를 측정하는 데 사용<br>– 토큰은 제도와 제도 밖의 삶 사이의 틈에 다리를 놓아줌 |
|---|---|

정상 아동발달 지표

| | 대운동/자세 | 소운동/도구사용 | 식사/구강 | 언어 | 인지 | ADL | | |
|---|---|---|---|---|---|---|---|---|
| | | | | | | 옷입기 | 화장실 | 기타 |
| 1개월 | • equal movement<br>– 사지의 유사한 비대칭적 움직임<br>• 눈동자의 정중선 통과<br>• 턱을 들지 못함<br>• 고개를 돌리지 못함<br>• 척수수준의 반사들<br>• ATNR | • 쥐기 반사<br>• 주먹을 꼭 쥐고 있음<br>– 얼굴 가까이 손을 가져감 | • 부모 품에서 식사<br>– 애착형성, 눈 마주침<br>• 혀<br>– 앞뒤 움직임<br>• 턱<br>– 큰 열기닫기<br>• 반사<br>– 빨기반사 | • 작은 음성 만들기 | • 종/딸랑이 소리에 반응하기<br>• 목소리에 반응하기 | 〈만 1세〉<br>• 옷 입기에 협조할 수 있음<br>• 신발, 양말을 벗을 수 있음<br>• 팔을 소매에 넣으며 다리를 바지에 넣을 수 있음 | 〈만 1세〉<br>• 젖거나 더럽혀졌을 때 불편감을 호소함<br>• 규칙적인 배변행동을 형성하게 됨 | |
| 2개월 | • 머리를 좌우로 돌림<br>• body on head<br>– 정위반응이 나타남<br>– 턱을 바닥에서 들어 올림<br>• 척수수준의 반사들<br>• ATNR | • 두 손을 가슴으로 모음<br>– 주먹 쥔 상태 유지 | – 포유류반사<br>– 구토반사<br>– 기침반사<br>– 기타 반사<br>• 빨기삼키기<br>– 2~3회 빨고 삼키기 | • 단모음 발성<br>– 아, 우 등 | • 사회적 미소가 나타남 | 〈만 2세〉<br>• 단추가 풀어진 코트를 벗을 수 있음<br>• 신발 끈이 없는 신발 또는 풀려진 신발을 벗을 수 있음<br>• 바지 벗기를 도울 수 있음<br>• 셔츠의 팔 구멍을 찾을 수 있음 | 〈만 1.5세〉<br>• 변기에 앉아있을 수 있지만 감독이 필요함(짧은 시간) | |
| 3개월 | • 배로 누운 상태(prone)<br>– 가슴/머리를 들어올림<br>– 무릎 굽힘이 나타남<br>• 가슴을 지지해 선 자세<br>– 무릎 굽힘이 나타남<br>• 척수수준의 반사들 소멸<br>• ATNR | • 딸랑이를 손으로 잡고 있을 수 있음<br>• 느슨한 주먹 쥐기가 나타남<br>• 자신의 손을 응시함 | • 식사 종류<br>– 액체식사 | • 옹알이 하기 | • 말하는 상대방 응시하기<br>– 눈, 얼굴 보기 | | 〈만 2세〉<br>• 규칙적인 소변이 가능함<br>〈만2.5세〉<br>• 낮에 실수를 하는 경우도 있지만 규칙적으로 화장실을 사용할 수 있음<br>• 배변실수가 드물게 발생됨<br>• 화장실을 이용하고 싶을 때 타인에게 요구할 수 있음<br>• 변기 오르기에 도움이 필요할 수도 있음 | |
| 4개월 | • 구르기가 나타남<br>– 등쪽에서 측면으로<br>• 앉기 자세 유지 가능<br>– 등은 휘고, 머리는 아래로 쳐짐<br>– 팔의 지지가 나타남<br>• 'pull to sit' 가능<br>– 양팔을 잡고 당기면 머리 처짐 없이 당겨짐<br>– 누운자세 → 앉기자세<br>• ATNR | • 일반적으로 강한 주먹 쥐기는 사라짐<br>• 수분동안 딸랑이를 흔들고 놀기<br>• 손빨기가 나타남<br>• 손가락 가지고 놀기<br>• 장난감 보고 손뻗기 | • 혀<br>– 상하 움직임<br>• 턱<br>– 물기와 놓기<br>– 리듬 있음<br>• 빨기삼키기<br>– 20회 이상 빨고 삼키기<br>• 식사 종류<br>– 단일음식<br>– 연한음식<br>– puree<br>– fomula | • 크게 웃기<br>• 자발적으로 음성 만들기 | • 화난 목소리에 두려워 함<br>• 사물을 따라 눈을 움직임<br>• 자신의 손을 주의깊게 응시하기<br>• 소리나는 방향으로 머리돌리기<br>• 익숙한 사람에게 음성내기, 손뻗기 | 〈만 2.5세〉<br>• 허리에 고무줄이 있는 바지를 벗을 수 있음<br>• 양말 올리기를 도울 수 있음<br>• 앞이 열린 코트나 셔츠를 입을 수 있음<br>• 큰 단추를 풀 수 있음 | | |
| 5개월 | • 가슴/머리 들기 가능<br>– 아래팔 지지를 통해<br>• 머리의 흔들림 사라짐<br>• 등의 휨 없이 앉기 | • 적목 잡고 유지하기<br>– 손에 적목을 놓아주면 잡고 유지함 | | • 높은 단음조 내기<br>– 꺅, 꽥 등 | • 간지럼에 크게 웃기 | | | |

| | 대운동/자세 | 소운동/도구사용 | 식사/구강 | 언어 | 인지 | ADL 옷입기 | ADL 화장실 | ADL 기타 |
|---|---|---|---|---|---|---|---|---|
| 5개월 | • 앉은 상태에서 장난감 쥐기 가능 | | | | • 첫 번째 적목을 잡고 두 번째 적목 응시하기 | 〈만 3세〉<br>• 최소 도움으로 풀오버(pullover) 셔츠를 입음 : 앞이 막힌 형태의 상의<br>• 끈이 없는 신발을 신을 수 있음<br>• 양말을 신을 수 있음(뒤집어 신을 수 있음)<br>• 독립적으로 바지를 내릴 수 있음<br>• 트랙을 따라 재킷의 지퍼를 올리고 내릴 수 있음<br>• 풀오버 셔츠를 벗기 위해 도움이 필요함<br>• 앞쪽의 큰 단추를 채울 수 있음<br><br>〈만 3.5세〉<br>• 옷의 앞면을 찾을 수 있음<br>• 앞에 있는 스냅(snap) 또는 후크(hook)를 채울 수 있음<br>• 재킷의 지퍼를 올리고 내리며, 지퍼를 분리시킬 수 있음<br>• 벙어리장갑을 착용할 수 있음<br>• 3~4개의 단추를 연속해서 채울 수 있음 | 〈만 3세〉<br>• 독립적으로 화장실에 갈 수 있음<br>• 뒤처리(닦기)에 도움이 필요할 수 있음<br>• 옷을 잠그기 어려울 수 있음, 또는 옷을 다루는 데 어려움이 있을 수 있음<br><br>〈만 4~5세〉<br>• 독립적으로 화장실을 사용할 수 있음<br>– 휴지사용하기<br>– 물 내리기<br>– 손 씻기<br>– 옷 입기 등 | |
| 6개월 | • 향상된 배/가슴/머리 들기<br>– 손과 팔을 모두 이용<br>• 향상된 구르기<br>– 배쪽에서 등쪽으로 가능<br>• 높은 의자에 앉기 가능<br>• 완전한 체중지지로 서기<br>– 지지된 상태로 세울 경우 선 자세를 유지 | • 바닥의 건포도를 긁어 잡음<br>– 손바닥 쥐기(palmar grasp)<br>• 팔 뻗기가 가능함<br>• 손가락을 사용해<br>• 장난감 잡고 빨기 | • 혀<br>– 강한 움직임<br>– 조절된 움직임<br>• 턱<br>– 최소 움직임<br>– 안정성 증가<br>• 식사 종류<br>– 액체 및 퓌레 형태<br>• 주둥이 컵 사용 시작 | • 거울 속 자신을 보고 웃고 소리내기 | • 타인 구별하기<br>– 낯선 사람 반응<br>– 울기, 찡그리기 등<br>• 장난감 빼앗기면 울기/찡그리기 | | | • 손잡이 컵 들어올리기 |
| 7개월 | • 한 손으로 체중지지하기<br>• 지지 없이 앉아 있기<br>• ATNR 소멸 | • 적목을 반대 손으로 옮길 수 있음<br>• 손가락을 사용해 먹기 | | | • 거울 속 상에 반응<br>– 두드리기, 웃기 등 | | | • 손가락으로 음식 먹기 |
| 8개월 | • 손사용 없이 앉아 있기<br>– 양손에 장난감 쥐기<br>• 배밀이<br>– 팔을 이용해 몸을 앞으로 당김 | • 두 개의 적목을 동시에 잡을 수 있음<br>• 두 개의 적목을 잡고 충돌(bang)시킬 수 있음 | • 혀<br>– 강한 빨기<br>– 조절된 움직임<br>• 턱<br>– 대각선 움직임 시작<br>• 식사 종류<br>– 부드러운 음식<br>– 으깬 음식<br>– 녹을 수 있는 단단한 음식<br>– 진한 퓌레<br>• 주둥이 컵 사용 | • 두 음절 결합<br>– 다다, 마마<br>• 바, 나, 카 등 단음절 발성 | • 소음 만들기 행동 반복하기 | | | |
| 9개월 | • 스스로 앉기<br>– 주변 사물(의자, 탁자 등)을 이용해 앉기 가능<br>• 가구 잡고 서있기(5분) | • 엄지를 이용한 잡기가 나타남<br>• 엄지와 검지를 사용한 집기가 나타남<br>– lateral prehension | | • "싫어" 표현하기<br>– 고개 흔들기<br>• 소리 흉내<br>– 혀소리<br>– 입술소리 | • 이름에 반응하기<br>– 고개돌리기, 눈마주치기, 웃기 등<br>• 언어적 요구에 반응<br>– 바이바이, 잼잼 | | | |
| 10개월 | • 네발기기<br>– 손과 무릎으로 기기<br>• 한 손만 잡고 서있기<br>• 지지 없이 앉기<br>– 선 자세 → 앉은 자세 | • 검지를 이용한 탐색이 나타남<br>• 스푼으로 컵 때리기 | | • 언어적 요구에 반응하기<br>– 바이바이<br>– 곤지곤지<br>• "안돼"에 반응하기<br>• 부모 부르기<br>– 마마, 빠빠 | • "안돼"에 멈춤<br>• 책속에 그림 보기 | | | • 모자와 신발을 벗을 수 있음<br>• 도움 받아 옷 입기 |
| 11개월 | • 가구 따라 걷기<br>– 가구를 잡고 걷기<br>• 지지된 상태로 걷기<br>– 한(양) 손을 잡고 걷기<br>• 지지 없이 몇 초 서있기<br>– 잡았던 손을 제거함 | • pincer pinch의 사용<br>– 엄지와 검지로 건포도 잡기 등<br>• 크레용 잡기 가능 | • 젖병에서 컵으로 이동<br>• 식사 종류<br>– 부드러운 고기<br>– 다진 음식들<br>– 쉽게 씹는 음식들 | | • 고리를 얻기 위해 고리에 달린 줄 당기기 | | | |
| 12개월 | • 지지 없이 3걸음 걷기<br>– 잡았던 손을 제거함 | • 컵에 적목 넣기 가능<br>• 종이 위에 낙서하기 | | • 단순 지시 따르기 | • 노래 또는 리듬에 음성으로 반응하기 | | | |

<table>
<tr><th rowspan="2"></th><th rowspan="2">대운동/자세</th><th rowspan="2">소운동/도구사용</th><th rowspan="2">식사/구강</th><th rowspan="2">언어</th><th rowspan="2">인지</th><th colspan="3">ADL</th></tr>
<tr><th>옷입기</th><th>화장실</th><th>기타</th></tr>
<tr><td>12개월</td><td>• 네발기기 속도의 증가</td><td>– 손바닥으로 연필잡기</td><td></td><td>• 부모 외 두 단어 더 말하기</td><td>• 2개 적목 탑 쌓기<br>• 단순 지시 따르기</td><td>• 신발이나 벨트를 잠글 수 있음<br>• 옷 입기에 감독이 필요함</td><td></td><td></td></tr>
<tr><td>1.5년<br>(18개월)</td><td>• 독립적인 걷기<br>• 난간 잡고 계단 오르기<br>• 한 손 잡고 계단 오르기</td><td>• 2~4개 적목 탑 쌓기<br>• 막대기로 장난감 가져오기<br>• 시범 없이 자발적으로 낙서하기<br>• finger to palm 이동 기술 사용<br>• 숟가락 사용 시작(흘리면서 먹기)</td><td>• 가족 식사에 참여<br>• 혀<br>– 혀 끝 들기<br>• 일반 컵으로 흘림 없이 먹기<br>• 부드러운 고기, 생야채, 생과일 섭취 가능</td><td>• 책 속의 그림 지적하기<br>• 응얼거리기<br>• 물건이름 말하기<br>– 컵, 책, 공 등</td><td>• 둥근 큰 폼 블록 끼워 넣기<br>• 원하는 물건 요구<br>– 손가락으로 요구<br>– 발성으로 요구<br>• 간단한 도구 사용<br>– 막대기, 탁자 등</td><td>〈만 4세〉<br>• 독립적으로 풀오버 종류의 옷을 벗을 수 있음<br>• 신발이나 벨트를 풀 수 있음<br>• 재킷의 지퍼를 채울 수 있음<br>• 정확히 양말을 착용할 수 있음</td><td></td><td>• 끈을 풀어주면 신발을 혼자 벗음<br>• 도움 없이 양말 벗기<br>• 과도한 흘림 없이 컵으로 먹기<br>• 가사일 흉내내기</td></tr>
<tr><td>2년<br>(24개월)</td><td>• 제자리 뛰기<br>• 점프하기<br>– 낮은 곳으로 점프하기<br>• 달리기</td><td>• 5~6개 적목 탑 쌓기<br>• 가위 사용 시작<br>• 구형쥐기 가능<br>• 용기 뚜껑 열기<br>• 숟가락 사용(흘림 없이 먹기)</td><td></td><td>• 20개 이상 단어 말하기<br>• 두 단어로 말하기<br>• 신체 4부분 말하기</td><td>• 막대기로 장난감 자져오기<br>• 그림책 보며 책장 넘기기<br>• 책 안의의 그림 지적하기</td><td>• 신발을 신을 수 있지만 끈 묶기에 도움이 필요함<br>• 신발 끈을 펠 수 있음<br>• 옷의 앞뒤를 구별할 수 있음</td><td></td><td>• 부분적으로 신발 신기<br>• 사탕 껍질 벗기기</td></tr>
<tr><td>2.5년<br>(30개월)</td><td>• 뒤로 걷기<br>• 앞쪽으로 공 던지기</td><td>• 수직선 따라 그리기<br>• 수평선 따라 그리기<br>• 십자가(+) 따라 그리기<br>• palm to finger 이동 기술 사용<br>• simple rotation 기술 사용<br>• 가위로 직선자르기(6")</td><td>대부분의 음식 섭취 가능</td><td>• 물건의 이름 말하기 및 정의하기<br>• 질문에 간단히 답하기<br>– 예) 이 열쇠로 뭘 하지? "차", "문"</td><td>• 적목으로 기차 만들기<br>• 2개 숫자 따라하기<br>– 오팔, 이삼 등<br>• 8개 적목 탑 쌓기<br>• 자신의 이름 정확히 말하기<br>– 성과 이름</td><td>〈만 4.5세〉<br>• 고리가 있는 벨트를 맬 수 있음</td><td></td><td>• 장난감 치우기에 참여하기(돕기)</td></tr>
<tr><td>3년</td><td>• 한 발로 2~3회 뛰기<br>• 독립적인 계단 오르기</td><td>• 원따라 그리기<br>• 가위로 직선자르기</td><td></td><td>• 위치 전치사 3개 이해하기<br>– ~위, ~아래, ~속, ~앞<br>• 노래 낭송</td><td>• 10개 적목 탑 쌓기<br>• 3개 적목으로 다리(bridge) 만들기</td><td></td><td></td><td>• 도움 없이 코트 입기</td></tr>
</table>

| | 대운동/자세 | 소운동/도구사용 | 식사/구강 | 언어 | 인지 | ADL | | |
|---|---|---|---|---|---|---|---|---|
| | | | | | | 옷입기 | 화장실 | 기타 |
| 4년 | • 한 발로 2~3초 서있기 | • 동그라미 보고 그리기<br>• 엄지척 만들기 및 흔들기<br>• complex rotation 사용<br>• 가위로 종이 자르기<br>• 십자가(+) 보고 그리기<br>• 가위로 원자르기 | | • 아동의 말을 50%이상 알아들을 수 있음 | • 4가지 색 말하기<br>• 위치 전치사 4개 이해하기<br>• 사람을 3부분(part) 이상 그리기 | | | • 주전자로 컵에 정확히 물 따르기<br>• 끈 묶기가 없는 신발 신기<br>• 낮 시간에 대변 실수 없음 |
| 5년 | • 한 발로 4~5초 서있기 | • 사각형(ㅁ) 보고 그리기<br>• 가위로 사각형 자르기<br>• shift 사용<br>– 연필 고쳐 잡기 | | • 반대말 하기<br>– 차다/뜨겁다<br>– 크다/작다 | • 다섯까지 숫자 세기 | • 매듭을 풀고 묶을 수 있음<br>• 감독 없이 옷을 입을 수 있음 | | |
| 6년 | • heel to toe 보행<br>– 한발씩 좁은 보폭으로 선을 따라 걷기<br>• 한 발로 6초 서있기 | • 마름모(◇) 보고 그리기<br>• 지우개 연필 돌리기<br>• 글씨쓰기가 가능 | | | • 사람그리기<br>– 6 부분(part) 이상<br>• 간단한 덧셈과 뺄셈이 가능 | • 뒤에 지퍼가 있는 옷을 입을 수 있음<br>• 리본 묶기를 할 수 있음<br>• 뒤의 단추를 잠글 수 있음<br>• 뒤의 스냅을 잠글 수 있음 | | 감독하에 독립적인 목욕하기 |

3

V·O·L·U·M·E

2024

합격 선배들의 맥 one pick!

# 퍼시픽 작업치료사 국시대비 개념서

# OCCUPATIONAL THERAPY

## 아동작업치료

발 행 2024년 4월 30일

편저자 작업치료 국시연구회

발행인 이 웅 현

발행처 **퍼시픽북스**

서울시 중구 충무로 29 아시아미디어타워 501호

TEL. 02-2272-7766(代) / FAX. 02-2272-7166

E-mail : papu77@daum.net

ISBN 979-11-6375-451-0



정가 Volume 3 **17,000원**

2024 OCCUPATIONAL THERAPY